医学人文社科系列教材

健康心理学

朱丽莎　编著

UHAN UNIVERSITY PRE
武汉大学出版社

图书在版编目(CIP)数据

健康心理学/朱丽莎编著.—武汉:武汉大学出版社,2014.12
医学人文社科系列教材
ISBN 978-7-307-14779-9

Ⅰ.健…　Ⅱ.朱…　Ⅲ.健康心理学—医学院校—教材　Ⅳ.R395.1

中国版本图书馆 CIP 数据核字(2014)第 263861 号

责任编辑:胡　艳　　责任校对:汪欣怡　　版式设计:韩闻锦

出版发行:**武汉大学出版社**　(430072　武昌　珞珈山)
(电子邮件:cbs22@whu.edu.cn 网址:www.wdp.whu.edu.cn)
印刷:湖北省荆州市今印印务有限公司
开本:787×1092　1/16　印张:12　字数:280 千字　插页:1
版次:2014 年 12 月第 1 版　2014 年 12 月第 1 次印刷
ISBN 978-7-307-14779-9　定价:28.00 元

前　言

健康心理学是一门正在快速发展并有着强大生命力的综合性、边缘性学科，近年来已引起社会各界的广泛关注。健康心理学是研究心理、社会、行为因素对人类心身健康的影响及其作用规律的科学。它 1978 年产生于美国，其理论主要来源于医学心理学、行为科学、心身医学等。健康心理学以现代医学的生物、心理、社会模式作为指导思想，认为心身疾病的产生和发展与心理、社会、行为因素有着密切的关系。健康心理学的任务或使命就是要揭示心理健康的形成、发展和变化的规律；研究缓解心理应激的应对策略，提高心理应对能力；减少和消除对心身健康有害的各种危险因素；降低医疗保健费用；研究病后的心理功能的康复方法，探讨如何维护和增进人们的心身健康，培养健全的人格或个性。

在我国，随着社会节奏的加快、竞争的加剧，人们的心理负荷也日益加重，这种超负荷的心理压力以及某些不良的生活行为方式已成为人们生命中最大的隐形杀手。健康心理学也正是顺应现实社会的迫切需要应运而生的一门前沿性的新学科。当前，愈来愈多的人已开始认识有关健康的新概念，即不仅仅只重视躯体健康，还应关注心理健康和社会环境的良好适应。在促使人类的健康观从单一的躯体健康模式向整体健康模式转化的巨大社会系统工程中，健康心理学将义不容辞地扮演着重要的角色。这也就是说，健康心理学的理论知识和原则对于人们建立良好的生活行为方式、提高社会生活质量、维持和增进心身健康，具有重要的指导价值和现实意义。

健康心理学作为一门新兴学科，在我国目前还很年轻，无论是在教学、研究上，还是在实际应用上，都是刚刚迈步。为了让更多的人重视心理健康，并建立维护和促进心理健康的新理念，笔者编著了这本书。全书共有十四章，主要涉及情绪、意志与健康，个性与健康，应激与健康，焦虑、压力与健康，心理障碍与健康，心身疾病与健康，人类行为与健康，不同年龄阶段与健康，环境适应与健康，残疾人群与健康等内容。本书的宗旨是希望更多的人群心身获益，故而在写作过程中，力求言简意赅、大众化、通俗化，让那些缺乏医学基础、心理学背景的读者也能轻松地领悟，以便于自学。本书既可供高等或中等学校的护理学专业、医疗专业、教育学专业、心理学专业、管理学专业的学生作为教材使用，也可用于所有社会人群在维护和完善自身心理健康时作为参考。书本附有七个简易的量表及答案，操作方便，以利于广大读者大体地了解自身的心理状况。由于健康心理学的理论体系颇不成熟，可供参考的书籍和科研成果十分有限，书中难免会存在不足和缺憾，恳请同行和广大读者给予批评与指正。

作　者

2014 年 8 月

目　录

第一章 绪 论

健康心理学是应用心理学的原理、原则、知识与技能来维护与增进人类身体或心理健康的学问。它是一门新兴的综合性前沿学科，形成和发展于医学心理学、行为科学等学科的基础上，在与相关学科的协作和实践过程中，已经越来越显示出其造福于人类的重要作用和功能。

第一节 健康心理学的形成与发展

一、健康心理学的形成过程

健康心理学这门学科的真正兴起，是以 1978 年美国心理协会正式将健康心理学看成一个分支(第 38 分支)作为标志的，但有关健康心理学的思想和相关研究，则可以追溯到更为遥远的年代。关于维护和注重人类的心身健康，具有渊远流长的思想根源。我国古代的《黄帝内经·序言》中强调："圣人不治已乱，治未乱，不治已病，治未病。"认为"恬淡虚无，真气从之，精神内守，病安从来。"《黄帝内经·灵枢》中还指出："故智者之养生也，必顺四时而适寒暑，和喜怒而安居处，节阴阳而调刚柔。如是，则避邪不至，长生久视。"通过修身养性达到健康而延年益寿的目的。

古希腊医生希彼克拉特很早就注意到保护健康的心理因素方面。阿拉伯医学的主要代表人物阿维森纳，特别重视精神活动对机体健康的影响，他把情感列为保护健康所必需的六项内容之一(其他五项为阳光和空气、食物和饮料、运动和安静、睡眠和兴奋、新陈代谢)。千变万化的情绪生活，使人生不得安宁，善于调节和控制情绪与心理健康密切相关。人们还注意到人际关系对健康的影响。早在两千多年前孔子就说过："有朋自远方来，不亦乐乎。"古罗马的西塞罗在他所著的《论友谊》一书中，也把友谊列为有利于保护健康的因素。这些都表明，人们早已认识到健康对社会和谐和心理平衡的依赖关系。

当代心理健康运动是从如何正确认识精神病和给精神病患者以人道主义的待遇开始的。法国大革命后，P. Pinel 医生对全人类的"自由与和平"充满希望，在他所管辖的精神病院中迈出了解放病人的一大步。他在 1792 年指出，要使精神病人容易康复，除了让他们不受束缚外，还应安排其从事有益的劳动或其他活动，耐心地倾听他们痛苦的心声。一般认为，在倡导心理健康的历史上，Pinel 是起点。1908 年美国学者比尔斯(C. Beers)出版一本题为《一颗失而复得的心》的书，这本书在当时引起很大的反响，于是，一场心理健康运动飞速发展起来。1908 年 5 月成立了"康涅狄格州心理卫生协会"，这是全世界的第一个心理健康组织。这个组织的发起人除比尔斯本人外，还有大学教授、医生、心理学家、精神病学家、教会牧师、审判官、律师、社会工作者以及康复的精神病患者及其家庭。该组织的工作主要有以下内容：(1)保持心理健康；(2)防止心理疾病；(3)提高精神患者的待遇；(4)普及关于心理疾病的正确认识；(5)与心理健康有关的机构合作。经比尔斯和同行们的不懈努力，于1909年2月成立了“美国全国心理卫生委员会”。1930年5月5日，在华盛顿召开了第一届国际心理卫生大会，到会的有53个国家的3 042名代表，中国也有代表参加，大会产生了国际心理卫生委员会。国际心理卫生委员会的宗旨是：完全从事于慈善的、科学的、文艺的、教育的活动，尤其关心世界各国人民的心理健康的保持和增进，注重心理疾病、心理缺陷的研究、治疗和预防以及全人类幸福的增进。

确切地说，健康心理学形成于20世纪70年代后期，并首先受到预防医学的高度关注。可以说，健康心理学是医学由生物医学模式向“生物—心理—社会医学”模式转化的产物。在健康心理学作为一门学科形成的过程中，美国扮演了重要的角色。美国从节约医疗保健经费开支、降低发病率的目的出发，率先开始了对健康心理学的研究。1976年，美国心理学会讨论了心理学在人类健康中的重要作用，除了强调心理学在心理健康中的作用外，还指出心理学应当研究有损人类健康或导致疾患的心理与社会行为因素，探讨预防和矫正不良行为以及帮助人们学会应对社会的紧张刺激。随后，成立了一个由心理学家组成的健康研究小组，并于1978年8月正式成立了健康心理分支，成为美国心理学会的第38分支，而且创办了《健康心理学》和《行为医学》杂志。

由于健康心理学的研究及其实践工作直接关系到人类的健康、社会的进步、个人的幸福，所以对欧洲各国也产生了强大的影响。不仅已成立欧洲健康心理学会，而且比利时、德国、英国、荷兰等国家也纷纷建立起为数众多的国立健康心理学机构。近年来，澳大利亚政府直接提供研究资金开展健康行为和健康教育的工作。在南美和北美各国已制定出公众健康法规。一些发展中国家也已制订出有关计划。

我国从20世纪30年代起，就有许多有识之士受国际心理健康运动的影响，深刻认识到心理健康的意义和重要性，于1936年4月在南京正式成立了“中国心理卫生协会”。该协会主要是由教育学家、心理学家、医生、社会学家以及其他社会知名人士共同的力量而促成的。翌年，由于抗日战争爆发，致使心理健康的研究和实践工作被迫停顿。抗日战争胜利后，于1948年曾在南京开过一次局部的心理卫生代表会议。随后，由于种种原因，直到1979年冬在天津召开的中国心理学会第三届代表大会上，才提出重建“中国心理卫生协会”的倡议。经过陈学侍、宋维真、王效道三位前辈多方面的积极努力和活动，中国心理卫生协会终于在1985年3月恢复。1985年9月27日在山东泰安举行了中国心理卫生协会的成立大会。国家领导人李先念、邓颖超还专门为大会题词。李先念的题词为：“社会各界都应当关心人民群体的心身健康，为心理卫生事业做出应有的贡献。”邓颖超的题词为：“发展我国的心理卫生事业，提高人民身心健康水平。”

健康心理学这门年轻的学科正在不断地发展和完善，它正面临着许多亟待解决和探讨的问题。在中国，健康心理学已逐渐引起医学界、教育界、心理学界及社会各界人士的广泛重视。

二、中国心理健康的现状

心理健康的发展是健康心理学学科发展及完善的重要基础。然而，从我国心理健康研究目前的发展状况来看，健康心理学的发展道路将是曲折的。

(一)职业化问题

心理健康工作从诞生到形成一种社会性职业，无论是美国或欧洲，它所经历的时间通常是20~30年。而我国的心理健康工作从20世纪80年代中期的复苏到形成职业化的状况，只经历了10年左右的时间，可以说，其发展速度是相当惊人的。这种快速职业化发展的状况，一方面是由于社会需求量太大，另一方面则是由于心理健康工作者压抑已久的奉献精神和热情。这种“快速”所获得的成绩是应该充分肯定的，但是，这种“快速”也带来许多现实问题和负面效应。

1. 职业社会化的水平问题

我国心理健康工作就其广度来看，已涵盖社会现实生活的许多层面，不仅各种治疗机构广泛地建立起心理咨询与心理治疗科室，就连许多社区中的集体组织和个体也开设起心理咨询室或心理咨询中心。内容、形式多样化的心理咨询、心理治疗服务和活动已渗透到不同职业的社会群体，如铁路、交通、煤炭、石油、军队、学校等，都设有自己的心理健康机构。

我国当今迅猛发展的经济所导致的社会竞争日益加剧的紧迫感、危机感，要求针对不同职业群体的特点和不同人群的心理特点，创造和设计出有指向性的心理保健措施。当然，我国的心理学、教育学和医学等学科的专家和学者在健康心理学的学科发展和心理健康事业的促进中，已做出许多的努力和贡献：(1)对不同年龄阶段的人群，开展老年、儿童、青少年、大学生、中小学生以及妇女等专项心理健康工作；(2)将工作扩展到监狱、部队等特殊领域；(3)根据国家的国策要求，开展计划生育中的心理健康工作。从上述情况可知，我国的心理健康事业的社会化水平涉及面很广泛，但遗憾的是，工作深度尚显不足。就目前的现状来看，调查研究工作多为定量分析，定性的研究并不多见。其结果是心理健康干预工作的针对性、指向性不强，比如儿童、少年、独生子女、大学生等的心理障碍问题虽说是当前工作的重点，但由于缺乏可靠的、科学的定性分类和诊断手段，故而使矫正指导工作的成效不大。

2. 从业人员的社会地位与资格问题

随着社会节奏的加快、竞争的加剧，社会对心理咨询与心理治疗方面的从业人员的需求量迅速增长。为顺应社会的需求，各教育机构为社会培养了大量的心理咨询、心理治疗方面的人才。这些人才有的来自医学领域、教育领域，有的来自工会系统、组织人事系统、妇联系统、共青团系统等。随着社会公众对心理健康这一新领域认识的加深和理解，一个新的名称——心理医生被广泛地使用和认可。由于国家对心理健康的高度重视，故而卫生部在制定三级甲等医院的指标时，要求必须设临床心理科或心理咨询科。这种由政府职能部门做出的决定，使得“心理医生”获得了正式的“户口”。这样一来，心理健康从业人员的社会地位总算得到了社会的认可。但接踵而来的资格认定又是一件伤脑筋的事情：心理医生资格究竟如何认定？由谁认定？凭什么认定？目前，国内心理咨询师的评审工作尚需进一步科学化、规范化。心理咨询师的资格评定应着重综合考虑五个方面的因素，即：心理学理论、实践知识的掌握水平或程度；从事心理咨询、心理治疗工作的时间或年限；是否从事心理学、教育学、医学专业的工作；是否取得有关心理健康教育方面的实际成果；适当考虑学历、学位、职称。心理咨询师资格的认定工作是一项严肃的工作，必须认真地对待，既要考虑评审所定的条件和原则，又要结合被评审者的实际情况，有弹性地、灵活地加以解决。如有的被评审者的学历、学位、职称并不高，但却做了多年的实际工作，让很多人身心受益，在社会上产生很大影响，对于这种特殊情况，我们就要具体分析、具体看待、具体解决。对于那些知识与能力不足的人员，则应说服和动员他们去接受进修补课、继续教育。

3. 社会效益与经济效益的科学评价困难

30 多年前，人们往往对"心理卫生"、"心理健康"等名词和概念感到陌生。随着社会经济、文化教育的进步和发展，人们大多已认识和理解了这些名词和概念的内涵。现在各行各业，只要有人的地方就摆脱不了心理健康的问题。无论是医学界、教育界、党政界，还是在工、青、妇组织的日常工作中，都无不涉及心理健康的问题。可以说，心理健康工作已经取得较大的社会效益。社会效益的直接性反映在使心理障碍者从痛苦的深渊中走出，重塑自我形象；社会效益的间接性反映在让这些心理障碍者以新的乐观、自信的良好心态回到工作岗位或家庭中去，从而促进社会的稳定和安宁。心理健康工作的蓬勃发展，其社会效益是显而易见的。但如何对其进行科学的评估、精确的计算，则是一个大难题。正是由于没有科学有效的评价方法对心理健康工作的社会价值进行估算，所以其经济效益也难以评定。

4. 组织建设与交流沟通

应进一步理顺心理健康工作的职业化，使之向科学化、规范化方向发展。应建立一种学术交流组织，让从业者能够经常性地进行学术经验的交流、沟通，从而提高心理健康工作的职业化水平。

(二)强烈的社会需求与相对软弱的应对能力

人们追求心理健康，已变为越来越强烈的社会需求。这种强烈的社会需求，是促进心理健康事业发展的客观动力，也是摆在心理健康工作者面前的迫切任务。我国目前的发展状况是：广泛而强烈的社会需求和应对能力有限的极大反差。这种反差现状具体表现在两个方面：一是干预度不足；二是人员工作水平亟待提高。

以学校健康教育为例，目前无论是大学生，还是中小学生，出现心理健康问题的人数比较多。特别是 2004 年在云南发生的"马加爵"事件，触目惊心，令人忧思。学生群体中的心理健康问题出现高比例的现象，一方面是由于教育界贯彻执行党的教育方针有失偏颇，另一方面则是由于子女的教育方式存在某些问题。面对这一社会现实，心理健康工作必须负起义不容辞的责任。然而，与强烈的社会需求相比较，心理健康事业无论在理论上，还是在实际方法与手段方面，无论从人力、物力方面，还是从资金投入方面，都显得力不从心。20 世纪 80 年代中期以后，有许多心理健康工作者对大、中、小学生心理健康问题开展了大量的工作，付出了许多的精力、时间和热情，并对青少年犯罪等问题也做了不少的研究、调查和探讨。但总的来看，这类工作多半是定量分析，定性的工作做得较少。因此，要找出科学的系统的解决措施和办法，从当前情况来看，还存在差距和困难。

另外，目前从事心理健康的人员总体来看业务水平不高。究其原因，还是由于我国在这方面起步太晚。1985年我国才恢复中国心理卫生协会，中国心理卫生协会的恢复可以看成是中国心理健康事业发展起步的一个重要标志。从那时起，从事心理健康工作的职业队伍才开始逐渐壮大起来。但队伍的来源主要是临床医学界和教育界，当然还有不少其他专业的人员涉足于心理健康领域，真正心理学界的人员数量很少。但可喜的是，非心理专业改做心理健康工作的人员对这项工作怀着极大的热情和兴趣，潜在的能量很大，而且在某些方面，其素质比专业人员还要高，如果注重继续教育，其心理专业基础知识的不足的状况是一定能得到弥补的。

(三)在协调职业化和供需矛盾上，中国心理卫生协会应当肩负起重要责任

(1)超越卫生界。打破教育界和心理学界的学科限制，组织全国有关专家或专家组，获得国家人事部认可，严谨、认真地去完成心理医生资格认证工作，为职业化奠定基础。

(2)应竭尽全力地组织广大心理健康工作者，将心理健康科学知识、干预手段和操作方法商品化，并作为“商品”在社会流通领域中按等价交换原则，实现自身的使用价值，创造经济效益。

(3)应成为专业继续教育工作的倡导者、组织者和实践者。联合有关单位，为培养合格的心理健康工作者尽最大努力，使心理健康工作的职业化逐步过渡到正规化。

(4)应以学术交流的方式，组织全国有关单位共同商讨，齐心协力地将各层面上的工作引向纵深，采取行之有效的预防和矫治措施，将心理健康工作从一般宣传、讨论渐渐向指导干预过渡。

(5)继续开展科普宣传，使心理健康观念渐渐深入人心。将心理保健措施通过科普形式传达给每个公民，使各年龄段、各种职业的人群都知道心理健康的重要性，以保证心理健康工作的职业化长盛不衰。

三、健康心理学的未来趋势

健康心理学已经创立20多年了，虽说其发展的步子迈得不够迅速，但也做了许多有关健康和疾病关系的研究和探讨，尤其是对于人们正确理解心身疾病的含义及本质做出了重要的贡献。在21世纪，健康心理学的发展将随着国际、国内的政治、经济、文化教育等形势的变化而进一步变化和发展，并继续成为人们所关注的重要课题。

(一)健康心理学是一个重要的学科

就我国目前的情况来看，健康心理学已逐渐形成一个学科，从业人员正在日益增多，专业队伍也在逐渐壮大之中。有些专家认为，健康心理学这门学科前景远大、生命力强、研究范围广泛，在不久的将来，有些专业术语，如医学心理学，可能会被健康心理学取代而渐渐消失。

(二)医学工作者和心理学工作者之间的相互依赖关系将会逐渐增进

尽管医学和心理学对某些问题(如执业、自主性、收费和对病人的主要责任等方面)尚存在很大的分歧，但在20多年来相互合作的融合、协调过程中已有了很大的改善，并在患者的治疗过程中，各自发挥着重要的作用。在未来的发展中，健康心理学家的培训将

增加医学和生理学的相关内容，以使健康心理学家懂得必要的医学基础知识以及与心理学关系密切的神经生理学等知识。另外，在医疗环境中的心理学家将学习科研设计课程和心理学相关的人文社会科学知识。

(三)随着健康心理学的深入发展，特殊人群将会备受关注

健康心理学在关注广大公众健康的同时，还得更加关注儿童、老年人、妇女和少数民族等特殊群体的健康问题。目前，儿童、老年、妇女和少数民族等人群独特的健康问题已成为许多杂志和专业书籍的重要关注点。健康心理学在这些方面的理论和实践成果对于政府相关的政策和法规的制定和实施将起着重要的参考作用。20多年来，由于健康心理学的广泛影响，使广大社会公众对脂肪瘤、艾滋病和肿瘤等慢性非传染性疾病的关注程度也逐渐提高。

(四)创设新型、科学的评估方法和增进干预效果

新型的评估方法不再是只局限在量表测量的纸张上，而是要有各种技术的复杂设备。这些复杂的技术设备可以用于人们在临床上或其他环境中进行心理状况的测量。有些设备还能用来处理流行病学和病因学研究中遇到的复杂问题。由于某些传统的测量不能有效地用于处理一些特殊问题，故而将会被新型的评估工具所取代。在诊断决策上，心理学工作者将越来越重视把生物医学和心理社会资料相结合。随着医学技术的进一步发展和进步，心理学工作者将会越来越主动地协助患者了解和接受新技术、新方法和新设备的使用。

此外，我们还应注重科学地评估各种干预项目实施后的效果，进而有效地完善相应的措施，如有关对科研经费支出的承诺、实施与监督机制等。这些工作效率将直接影响各干预项目在实施进程中的效果。

第二节 健康心理学的指导思想

健康心理学的指导思想是生物心理社会医学模式，它坚持从生物、心理和社会多个方面研究个体或群体的健康状况及疾病的原因、病理过程及相应的干预措施。

一、生物医学模式

随着解剖学、组织学、胚胎学、生理学、细菌学、生物化学、病理学及遗传等学科组成的生物学体系的形成，人们最初从生物学的观点来认识生命现象以及健康与疾病的关系。生物医学模式也正是建立在生物学观点的基础上的。有两种理论支持生物医学的观点：一是二元论，二是还原论。二元论认为躯体和精神存在着精密的分工，疾病具有微观的生物学基础，即疾病的产生必然可以在躯体上面找到病理变化，倘若未找到，那只能说是现有科学技术尚没有深入到足够的微观层次，并不是不存在这种病理改变。还原论则认为疾病具有微观的物理和化学基础，疾病的治疗最终都归结于采用物理和化学的方法来进行。

生物医学模式在医学的发展中所起的重要作用是必须高度肯定的。在基础医学方面，建立了基因理论，确定了生物学病因，认识了人体的免疫机理等。在临床医学方面，发现

了抗菌药物，实现了外科手术的无菌化，解决了外科手术中的疼痛、失血和感染等问题。由于明确了许多烈性传染病的病因，故而使许多高发病、高死亡性疾病得到控制和消灭。在公共卫生方面，通过公共卫生手段和国家的宏观政策调控，人们的饮用水、居住环境、食品卫生、垃圾处理等问题有了较大的改善。另外，人们的期望寿命明显提高，婴儿的死亡率大幅度降低，这些都是生物医学模式的重大贡献。

然而，生物医学模式的最大缺陷在于忽视了人的社会性，没有看清人是生物性与社会性的统一体。正是这一缺陷，限制了生物医学模式对于健康和疾病的全面而系统的认识。由于人是社会的人，人一生都在努力地适应各种不断变化的社会环境。人们在社会适应过程中所遭遇的各种问题均会反映于其心身两个方面。为此，人类的健康问题不能仅仅只从人的生物性角度去考虑。

二、生物心理社会医学模式

随着社会的进步和现代科技的发展、生物医学模式已不能适应现代医学发展的要求，并逐渐凸显出其局限性。尤其是随着癌症、心血管疾病、糖尿病等这类与心理、社会因素关系密切的慢性非传染性疾病的发病率和死亡率的增高，单纯从生物性角度已无法对疾病的产生和发展做出全面而科学的解释。

1977 年，美国纽约州 Rochester 大学精神病学和内科学教授恩格尔(Engel)提出生物心理社会医学模式(BPS 模式)。BPS 模式的内涵是：对健康和疾病的了解不仅包括对疾病的生物医学认识，还包括了解患者(心理因素)、了解患者所处的环境(社会因素)和帮助治疗疾病的社会医疗保健体系(社会体系)。恩格尔的 BPS 模式可以说是对生物医学模式的补充、完善和发展。恩格尔提出以下几种看法对 BPS 模式进行了支持：(1)许多医学实验只是显示了疾病产生的潜在可能性，而不能显示出疾病的存在情况、演变发展情况。有些患者虽说身上带有某些病原体，但其自身却毫无自觉症状。一个人是否会生病，或在检验出自身带有病原体后，能不能仍然保持健康，这和个体的体质、心理状态及对疾病的态度等密切相关。(2)大量的疾病(例如感冒)都与生活中压力的产生、紧张程度、持续时间有关。(3)只治疗身体症状并不一定能使人康复，也就是说，在治疗过程中，还应考虑补充心理社会学的治疗方法。(4)治疗期间的心理社会环境，包括医患关系、亲属关系、配偶关系、同事关系等都会影响治疗和康复的效果。恩格尔在当时还得出更有说服力的证据来支持他的观点。

经过 30 多年的研究和探索，越来越多的事实说明，疾病的发生是诸多不同因素共同作用的结果。目前，对人类健康威胁最大的因素主要是环境因素、生活方式以及行为模式。许多研究成果证实，癌症、心血管疾病、糖尿病等慢性非传染性疾病的病因，大约 1/3 与生物学因素有关，1/2 与心理、社会因素有关。人们越来越清楚地认识到单纯的生物医学模式下形成的对疾病的认识和观念，已不能满足当今人类对疾病实质的认识和探索。生物心理社会医学模式，从生物、心理、社会的多学科、多层次、多角度出发，运用当前的高科技手段，对疾病的病因、病理机制、严重程度以及发展趋势重新进行了全面的审视，为人类在这一领域的研究开辟了更为广阔的前景。

三、生物心理社会医学模式对医学领域的影响作用

(一)重新审视医学目的

生物心理社会医学模式引起人们对医学目的的重新思考，创新的成果层出不穷，如急救医学、移植医学、新的器械和手术方法、新的治疗与诊断方法、新药的开发等都取得了惊人的成就。在医学实践中，人们逐渐自觉地从生物心理社会的整体角度去考虑治疗、护理、预防等问题。依据生物心理社会医学模式，新的医学目的是：预防疾病和损伤，促进和维持健康；解除由疾病引起的疼痛和痛苦；对疾病的照料和治疗，对不治之症的照料；避免早死，追求安详死亡。

新的医学目的让许多医学工作者明白临床医学必须与预防医学相结合。作为患者的个体，他往往是群体中的一员。他既会受到所在群体(单位、家庭或班级)的影响，同时他自己也会对所在群体产生相应的作用。因此，我们首先要建立从人群着眼，从个体入手的思想；注重建设良好的群体文化和氛围，使个体在群体中感受到温暖、安全和有归属感，从而使快节奏生活所带来的精神压力和不良的情绪能得以宣泄或释放。同时，每个身心愉悦、健康的个体又会促进群体的良好发展。如此一来，群体与个体之间的双向影响就形成了良性循环，进而有利于社会的和谐发展。为此，临床医生不仅要注意个体的发病情况，还应注意降低群体乃至更大社会环境对个体疾病的发生、发展的影响。如目前精神疾患的患者越来越多，倘若不采取积极的措施减轻整个社会的影响因素，患病人数是很难减少的。因此，我们要从思想上高度重视临床医学和预防医学的结合，既要预防疾病，又要促进和维持健康。

半个世纪以来，临床医学技术日新月异，发展迅猛，大部分感染性疾病和营养缺乏性疾病都能得到治愈，有些慢性非传染性疾病如冠心病也可以用高科技手段给以控制。然而，科学总是走在自然现象之后，现在依然有许多慢性非传染性疾病难以得到根治。因此，我们要重视对患者的照料，对于不能治愈的疾病，要尽可能减少患者的痛苦，并设法提高他们的生活质量和延长其寿命。

(二)扩大卫生服务的范围

生物心理社会医学模式对卫生服务的影响，主要表现为四个“扩大”：

1. 从治疗服务扩大到预防服务

将医疗服务工作纳入到预防的轨道，使卫生工作由医疗型向预防保健型过渡。将预防保健的思想贯穿于疾病斗争的全过程之中，建立三级预防的思想。三级预防是指：一级预防，在疾病未发生之前采取有效措施以防止疾病的发生；二级预防，在疾病发生初期，做到早期发现、及时治疗；三级预防，在患病后做好疾病的治疗和康复工作，以防止残疾。

2. 从技术服务扩大到社会服务

医师应注重掌握医学知识和人文科学知识，还应培养和提高自己的科学研究能力。除诊治疾病外，要主动通过社会医学诊断，发现居民的健康问题，并分析和寻找对居民健康不利的各种危险因素，有的放矢地进行健康教育与健康促进。尤其要重视改变人们的不良生活习惯和行为方式，促进居民的心理健康，积极开展心理咨询与心理治疗工作。根据社会医学的诊断结果，及时向有关部门提出有效进行防治的政策建议。

3. 从院内服务扩大到院外服务

医院由传统的封闭式院内服务，逐步向院外开展社会服务。对于街道(乡镇)医院和区级医院，要注重发挥贴近居民的优势，克服专科力量的不足、技术设备和服务设施水平低的劣势，改建为社区医院，设立社区卫生服务站，根据居民不断增长的卫生服务需要，适应疾病谱的转变，培训社区卫生服务人员，深入社区开展以预防、医疗、保健、康复、健康教育、计划生育“六位一体”的社区卫生服务，向居民提供适宜、方便、快捷的全科性的初级卫生保健服务，如建立家庭病床，建立以家庭为单位的居民健康档案，开展慢性病防治，组织人群的自我保健活动，并在社区医院和大医院之间建立专业联系，建立双向转诊制度。

4. 从生理服务扩大到心理服务

过去传统的生物医学模式只注重人的生理和病理变化，而忽视心理和社会因素对人健康的影响。现代医学模式要求卫生服务的整体性，既要关心人们的躯体健康，也要重视其心理健康和社会的良好适应。要积极开展心理卫生工作，对普通人群和患者进行心理调适服务，帮助其缓解社会生活事件和工作紧张所带来的压力。要把心理服务放到重要的位置上来，加强心理护理和心理康复工作的力度，从而使心理服务的内容和措施得到不断丰富和完善。

(三)促进医学教育的变革

在传统的生物医学模式的影响下，过去的医学教育计划，主要是从生物医学的角度来设计，不论是教学、科研，还是人员培训，所涉及的领域往往是疾病的发生病因及发病机制、疾病的诊断、治疗及康复技术等。大量研究表明，影响人群健康的主要因素不完全是单纯的生物学因素，还有心理、社会因素。为此，过去的医学增长率计划必须补充、完善和变革。

20多年来，世界卫生组织以及国际医学教育界都提出目前的医学教育必须实施改革的意见。尤其是1988年在爱丁堡召开的世界医学教育会议，通过了具有深远影响的爱丁堡宣言。宣言指出：“医学教育的目的是培养促进全体人民健康的医生。”要促进全体人民的健康，这就要求医学生不仅会处理患者个人的疾病问题，还应学会对人群的健康促进技能。这样一来，按以往所学习和掌握的知识面就显然不够。故而医学院学生还必须具备心理学、社会学、行为科学、健康教育、卫生管理、社区卫生及预防医学等方面的知识，了解生活方式对健康的影响以及健康与经济的相互关系。在医学教育计划的设计与实施过程中，要始终贯穿生物心理社会医学模式的指导思想。不论是卫生技术人员，还是卫生管理人员，都应树立整体医学和大卫生观念，了解心理社会因素对人群健康的重要影响，了解人群健康状况及医学面临的重要社会卫生问题。

(四)对临床医学的影响

生物心理社会医学模式自1977年恩格尔提出至今，已过去30几年了，在这些年的临床实践中，该模式不论是在疾病的诊断、制定治疗方案以及处理医患关系等方面，都体现出重要的实际应用价值和深远的社会意义。

按照生物心理社会医学模式的观念，在诊断人们的健康或疾病时，应从生物、心理、社会三个角度去考虑。既要考虑三个方面的单向作用，也要考虑三个方面的相互影响及作用。同时，也只有对这三个方面进行全面评估后，才能得到有关健康与疾病诊断的系统而准确的信息，要达到科学评估的目的，应要求包括健康心理学专家在内的多学科专家共同参与健康或疾病的诊断过程。在制定病人的治疗方案时，同样要考虑生物、心理和社会三个方面，既要关心患者的整体健康状况，也要重视每个患者特有的治疗目标，所制定的治疗计划既要有针对性和指向性，也要注意全面性和广泛性，这样才能同时处理多个方面的问题，如患者的组织器官损伤、异常的心理表现及社会功能恢复等。这种涉及面广的工作，显然只有多学科专家小组才能胜任。另外，在建立良好的医患关系方面，生物心理社会医学模式最能体现其独特的作用，这是因为生物心理社会医学模式要求每个医务工作者不仅要以最佳的方式去处理患者身体上的疾患，同时还应尽可能地去满足患者心理上的需求，促使其尽快恢复功能。并且，要经常站在患者的角度为患者着想，体验患者的内心感受，以极大的热情给予其心理安慰与关怀，从而建立起和谐的医患关系。这种和谐的、合作良好的医患关系将有利于缩短患者的疾病康复时间。

第三节 健康心理学与相关学科

健康心理学作为一门新兴的学科，在心理学学科体系中有着重要的地位，形成了自己独特的风格，以及特定的研究任务、原则和内容，但它最终还是属于一门交叉性学科，与许多学科相互联系、相互渗透。与健康心理学关系最为密切的学科，主要有心身医学、行为医学、预防医学、社会医学和医学心理学等。

一、心身医学

心身医学(psychosomatic medicine)是研究精神和躯体相互关系的科学，主要研究心身障碍、心身疾病的病因、病理、诊断和防治。

以往人们对于健康的理解，仅仅是指身体的无病状态，只要身体(肉体，包括组织器官、细胞)没有疾病就称为健康。后来人们逐渐认识到，很多疾病的发生不单纯是身体本身的因素，而是与社会的、心理的、情绪的变化等多种因素有关。心身医学认为人体的身心状况是紧密联系在一起的，因此在疾病的诊断和治疗上必须同时考虑这两个方面的因素。具有一定临床经验的医师往往能够理解和领悟到患者希望治愈疾病的强烈意愿，在疾病后期的恢复阶段所起到的强大影响和作用。同时，医生和患者之间的相互依赖关系也是非常重要的，医生对于患者的态度有时比药物还要有效。

由于人们对“心”的不同认识以及其不可计量性，在现代科学中，“心”一直是一个难以深入进行研究的领域。所以，长期以来现代医学在疾病的治疗上很难涉足于“心”的一面，往往只是局限在身体的组织、器官、细胞及分子方面。即使是在心身医学的发源地美国，在几年前还会有人嘲笑精神因素会引起疾病这种看法。但随着大脑生理学、神经化学和免疫学的发展和进步，越来越多的理论和实验证明心身医学理论的正确性和客观科学性，如人在情绪激动时可以引起血压升高，是典型的精神因素导致人体客观病理变化的例证。此外，情绪郁闷可以引起胃部不适、食欲不振，现已证明是情绪郁闷导致胃黏膜充血的结果。这些都说明了人的身体状况是受社会、精神因素影响的。

心理医学概念的形成，是基于众多学者在心理、躯体、社会文化，以及神经心理和心理生理等多方面研究的结果。除了弗洛伊德的精神分析学说外，巴甫洛夫、坎农(Cannon)等的生理学研究为心理生理学提供了方法与理论，其他精神病学家、临床医学家、神经内分泌学家、心理学家也在各自的领域中创造出众多的成果。各种不同学术观点的相互影响和渗透、先进科学技术的发展和应用，均促进了心身医学理论的不断丰富、更新和完善。

二、行为医学

行为医学(behavior medicine)是综合行为科学和生物医学科学知识的一门新兴的多学科交叉性学科，它主要研究有关健康和疾病的行为科学和生物医学科学的知识与技术，研究行为与疾病关系，研究行为障碍和行为有关疾病的预防、诊断、治疗和康复。

行为医学的发展是近三十年来的事情，尽管它的历史不长，但却越来越显示出其重要作用，行为医学是研究行为因素在人体健康和疾病发生中的作用规律的一门学科，也是行为科学在医疗实践中的具体应用。行为医学不同于医学心理学，它的研究重点不是人的内在活动、人的意识及心理活动过程，而是人的外部行为。行为医学也不同于社会医学，社会医学着重研究社会因素对医学发展的影响，而行为医学则是研究与健康相关的各种行为本身。行为医学研究的是与医学相关的行为，所以它必然要从行为科学中吸收其基本理论、研究方法和操作技巧，但它把注意力集中在与医学相关的行为上。从这个意义上来说，行为医学是行为科学与医学交叉所形成的一门新兴的学科。但从更广泛的意义上来说，医学心理学、社会医学以及生物医学和行为医学的关系也非常密切，如心理学中的学习理论、条件反射理论均是行为医学在探讨和解决人类疾病的诊断治疗、康复和预防的重要理论依据。此外，与医学有关的心理学各个专业，诸如心身医学、临床心理学、神经心理学、生理心理学等，都是行为医学发展的重要来源。同时，行为医学的发展也不断更新和充实了医学心理学的理论和实践内容，社会医学也一样，其学科理论和行为医学相互影响、相互交叉和渗透，形成相辅相成、不可分割的关系。

三、预防医学

预防医学(preventive medicine)是从医学中分化出来的一个独立的学科。它以人类群体为研究对象，应用生物医学、环境医学与社会医学的理论，采用宏观与微观相结合的方法，研究疾病的发生与分布规律以及影响健康的各种因素，制定预防对策和措施，达到预防疾病、促进健康和提高生命质量的目的。

过去，预防医学重点强调如何增进人群健康，如何预防疾病。但随着社会的进步、经济的不断发展，预防医学的概念和内容也随时间和空间的变化而不断得到丰富和拓展。现在，预防医学的研究已不仅局限于疾病的预防和健康的增进，而且非常重视提高生命质量和延长寿命。随着科学的进一步发展，人们生活的进一步变化，人类的健康还将受到新的未知因素的挑战，预防医学的研究内容和研究范围也会不断地随之演变和发展。

预防医学现已涉及多层次和多因素，而且其中许多因素，如心理因素、自然因素和社会因素等难以客观定量，人体健康的正常和异常之分界模糊，分支学科间存在着交叉和融合。此外，医学服务一方面从治疗扩展到预防，另一方面从生理扩大到心理，这是当前世界医学发展的趋势。

四、社会医学

社会医学(social medicine)是研究社会因素与健康及疾病之间相互联系及其规律的一门科学，是医学与社会科学之间相互渗透而发展起来的，它综合了生物医学与社会科学的研究方法及成就，具有交叉学科的性质。

社会医学重视社会因素对人群健康及疾病的影响，重视那些主要由社会因素引起的疾病，如社会病、意外伤害、精神病、性病及艾滋病的发生、发展及流行规律，重视社会病的病因研究及制定社会防治策略。社会医学通常以群体为研究对象，应用社会调查的方法，研究社会卫生状况，了解卫生问题，发现重点保护的人群及重点防治的对象，找出危害人群健康状况的主要危险因素，从而采取科学的防治措施。

总的来说，社会医学是从社会角度研究医学和卫生问题的一门边缘学科，它研究社会因素，包括政治、经济、法律、教育、社会保障、环境保护、行为生活方式以及卫生服务等众多因素与个体及群体健康的相互作用及其规律，制定相应的社会卫生措施，保护和增进人群的身心健康，提高生活质量与环境质量，充分地发挥健康的社会功能，提高人群的健康水平。

五、医学心理学

医学心理学(medical psychology)是研究心理因素与健康和疾病关系的科学。医学心理学是心理学和医学的交叉学科。因此，医学心理学的学科性质既是自然科学也是社会科学，既是理论学科也是应用学科。

医学心理学的研究对象是影响正常人和病人心身健康的各种心理学问题，如消极情绪、不良人格、不良行为是影响心身健康的主要心理问题，也是医学心理学的研究对象和重点。

医学心理学主要研究和探讨心理、行为因素对人体健康的影响及其机制；心理行为因素引起心身疾病发生的机制及其对疾病全过程的影响规律；研究个体通过改善自己的心理、行为来调整人体的心理活动和躯体生理活动，以达到健身、预防和治疗疾病、康复的作用；研究各种心理测验及量表以评估心理健康和研究各种心理治疗方法的有效应用；此外，医学心理学还研究和探讨改善医患关系的方法和病人心理。

第四节　健康心理学的研究任务、原则和方法

一、健康心理学的研究任务

健康心理学是运用心理学知识和技术探讨和解决有关保持或促进人类健康、预防和治疗躯体疾病的心理学分支。它主要研究心理学在矫正影响人类健康或导致疾病的某些不良行为，尤其是预防某些不良行为在各种疾病发生中所发挥的特殊影响和作用功能，探求运

用心理知识改进医疗与护理制度，建立合理的保健措施，节省保健费用和减少社会损失的途径，以及对有关的卫生政策提出建议。

1961 年世界心理卫生联合会出版的《国际心理卫生展望》中提出的任务是："在生物学、心理学、医学、教育学和社会学等最广泛的方面，使居民的心理健康达到尽可能高的水平。"这一纲领与以下几点进展有着密切的关系：(1)生物医学的长足进步，为精神病、神经症的预防与治疗提供了生物学和理化的手段；(2)社会学和心理学的长足进步，提供了从心理、社会因素方面的研究途径，而且这种进步和发展也为生物医学模式转化为生物、心理、社会医学模式提供了理论科学依据；(3)尤其是生物、心理、社会医学模式的应运而生，表明了人们对世界认识的不断深化，生物、心理、社会医学模式的提出是和科学的系统论观念相一致的。从系统论的观点来看，不能只从个体的躯体方面探讨个体的健康与疾病，还应看到一个人在生育、成长、生活过程中家庭、社会、民族、文化等方面的影响。

近 50 多年来，随着疾病谱和死亡谱的不断变化，人们越来越注意到心理、社会因素对人的健康和疾病的重要影响和作用。人们已清楚地看到理化因素、生物因素对人的威胁已降居次要地位，而高血压、冠心病、癌症和神经症、精神病的发病率明显增加。上述慢性非传染疾病主要是由于心理、社会因素所导致。因此，健康心理学任重而道远。在 21 世纪，健康心理学在提高人类健康水平、生存质量，延长人类寿命的基础上要做好下面几项工作：

(1)研究心理健康形成、发展和变化的规律。

(2)研究减少或缓解应激水平的应对方法，提高心理应对能力。

(3)研究预防、矫正不良行为以及与心理社会因素关系密切的疾病的预防措施和方法；减少或消除致病的危险因素或有损健康的行为，降低发病率与死亡率，减少医疗保健费用。

(4)研究如何处理疾病治疗过程中的心理问题，如建立良好的医疗关系，培养患者在医疗过程中的依从性和互动性。

(5)研究病后心理功能的康复方法。

(6)研究并为心理健康工作及个体、群体维护和增进心理健康提供心理健康理论原则和方法，从而促进心理健康，培养健全的人格和良好的群体气氛，提高人们对社会生活的适应和改造能力。

(7)研究如何改进社会健康与医学保健机构的管理，提供良好的保健环境。

(8)提高专业队伍的理论水平。

(9)增加医学的认可程度。

(10)参与政府决策。

(11)拓展研究领域和建立科学有效的评估体系。

二、健康心理学的研究原则

健康心理学主要研究影响人的身体健康以及致病的心理因素，引导人们改变不良行为和生活方式，通过采用科学的心理干预措施来维护与增进身体或心理健康。因此，健康心理学的研究应遵循如下原则：

(一)遗传和环境共同作用的原则

一个人身心的发育和发展取决于遗传和环境两个方面的共同作用。健康心理学的研究既要考虑先天的生物性遗传因素对人的心理健康的潜力影响作用，又要考虑后天的学习、教育、实践等环境因素对人的心理健康的可塑性变化和发展的影响效应。从系统的观点出发，健康心理学的研究要注意兼顾遗传和环境两个方面，即注意在了解遗传因素的基础上，有效发挥环境的积极作用。

(二)环境和人和谐一致的原则

心理健康的维护和保持很大程度上取决于人与环境的和谐一致关系。社会不是静止不变的，而是处于不断地动态发展之中。社会的不断变化的现象是一种客观存在，它不以人的主观意志而转移。因此，人类应当学会主动、及时地调整自己和所处的社会和自然环境之间的关系，使之保持在和谐一致状态，从而使人的潜能最大程度地发挥出来。

(三)个体与群体双向影响性的原则

个体生活在群体之中，受到群体的影响。群体由个体所构成，群体中每个个体又相互影响、相互作用，从而形成相应的群体个性。也就是说，个体会受到群体的影响，同时群体也会影响其中的每个个体。因此，健康心理学在研究个体心理健康的过程中，还要考虑到群体的健康水平，通过创造温暖、和谐及健康的群体氛围，更好地促进个体的心理健康。

(四)心身统一的原则

人的生理和心理是统一的整体，身体健康有利于心理平衡和有效地适应环境，心理健康则有利于强身健体、减少躯体疾病的发展。因此，健康心理学研究应确立这种心身统一的思想观念，加强研究如何通过培养人的良好心理素质去增强躯体生理功能，提高整体健康水平。

(五)保护性和预防性相结合的原则

健康心理学在研究过程中，要加强注意研究对象的心理体验和内在感受，避免使之产生恐惧、紧张、焦虑等不良的情绪反应，应巧妙而科学地创设令人愉快和轻松的研究程序。在进行实验或调查时应遵循自愿原则，尊重被研究对象的合理要求并为其保守有关的秘密。

三、健康心理学的研究方法

健康心理学的研究方法主要包括个案法、观察法、调查法、实验法和测验法。

(一)个案法

个案法就是对某一案例进行深入细致的研究，以便全面了解情况，找出产生原因及影响因素，并力图找到治疗干预的切入点及一般性的、对其他案例具有指导意义的原则。个案资料的内容一般包括个人发展过程、个人经历、家庭及教育情况、职业及婚姻情况、工作及社会关系、生活中重要的生活事件及精神创伤、应对方式以及目前的心理活动状况等，有时还须了解当事人的经济状况、思想倾向、价值观念和社会地位等。资料的来源可以是研究对象本人，也可以是其亲友、同事等，必要时还可借助研究对象本人的书写资料，如书籍、日记等。

(二)观察法

观察法是社会科学和自然科学最常用的研究方法，是指研究者有目的、有计划地对研究对象的行为、言语、仪表、表情、态度、举止的观察与分析(客观观察法)和研究对象对自己的心理进行观察和分析(主观观察法或内省法)，以研究其心理行为规律的方法。观察法的价值在于观察所得的材料是直接从生活中得来的，更接近实际。但观察法带有很大的主观性，这就要求研究者必须具备丰富的经验和知识以及较强的分析判断能力，而且还要求研究者注意配合应用其他研究方法，从而防止主观性和行为区分的偶然性。

(三)调查法

调查法是社会科学最常用的方法，健康心理学常用来研究心理、行为因素与健康和疾病的关系。调查法的形式有多种，如通信调查、电话调查、面对面的晤谈调查、调查表及各种问卷调查等。调查范围包括家庭、学校、工作单位以及所在社区情况等。在使用调查法的过程中，要注意被调查者对事情的了解程度，以及其与调查者相配合的认真性等，以免调查结果有误。

(四)实验法

实验法是指有目的地操纵自变量，并严格控制影响因变量的所有变量，根据实验要求和目的选择客观指标，使用计算工具来处理数据，从而对实验所得结果进行统计、分析、比较等，最后得出科学结论或解释的方法。在健康心理学的研究中，自变量主要是生理或心理上的变化，如情绪的变化就可以看成是一种自变量的变化；而因变量则是由于自变量的变化而引起相应变化的变量因素，如由于情绪(自变量)的影响所导致的内分泌激素(因变量)分泌的变化就是一个典型的例子。因变量受自变量的影响的情况如何，往往可以通过测量所获得。

(五)测验法

在健康心理学的研究过程中，测验法是常用的方法之一，主要包括心理测验和评定量表两种。

心理测验法是对人的心理行为进行客观的、标准化的定量测定的方法。心理测验法的特点是用统一标准的刺激，在标准的情景中对要研究的心理品质作出标准化的计量，如智力、记忆、个性测验等。

心理评定量表是指在自然生活中，被测个体对自己心理的自我评定(自评量表)或对他人行为的客观观察(他评量表)做出的量化的评估方法，如各种症状自评量表、生活事件量表等。

心理测验和评定量表这两种方法的共同特点是：简便易行、客观、定量，但受主观报告的真实性、测试条件和测验人自身素质的影响。

第二章 健康心理学的生理基础

我们要保持良好的身心健康状况，就有必要了解和掌握一些生理学方面的知识。

第一节 神经系统

一、神经细胞及其功能

神经系统和机体的其他器官一样，均由细胞组成。构成神经系统的神经细胞也被称为神经元，神经细胞是神经系统的基本结构单位、功能单位和营养单位，由细胞体、树突和轴突构成。神经细胞分为三类：传入神经细胞（感觉神经元）、传出神经细胞（运动神经元）、中间神经细胞（在感觉和运动神经细胞之间起联络作用的联络神经元）。

神经细胞（或神经元）具有接受刺激（信息）、传递信息和整合信息的功能。所谓接受刺激，就是把刺激的物理、化学能量转化为神经冲动；所谓传递信息，就是沿着神经纤维传递神经冲动，或从感觉器官传至神经中枢，或从神经中枢传至效应器官；所谓整合信息，就是对信息进行分析和综合。

二、外周神经系统及其功能

许多神经元的轴突聚集在一起组成神经纤维，构成一根神经。神经系统就是由遍布全身的神经（或神经纤维）所组成的。外周神经系统是联系感觉输入和运动输出的神经机构，它包括由 12 对脑神经和 31 对脊神经组成的躯体神经系统及自主（植物性）神经系统。

脑神经有 12 对，即嗅神经、视神经、动眼神经、滑车神经、三叉神经、外展神经、面神经、听神经、舌咽神经、迷走神经、副神经和舌下神经。其中有感觉的、有运动的神经，也有兼具感觉、运动机能的混合神经。

脊神经有 31 对，均由脊椎两侧的椎间孔发出，分为前、后两支，分管颈部以下身体相关部位的感觉和运动。

自主神经系统由交感神经和副交感神经组成，分布于心脏、呼吸器官、血管、胃肠平滑肌和腺体等内脏器官，调节、支配内脏器官的活动。自主神经系统一般不受意识的支配，经特殊训练，意识或意念可在一定程度和一定范围上调节自主神经系统的活动。交感神经和副交感神经系统的活动具有拮抗作用。交感神经系统的功能在于唤醒有机体，调动有机体的能量；副交感神经系统的功能则在于使有机体恢复或维持安静状态，使有机体储备能量、维持有机体的机能平衡。人在情绪状态下会有明显的生理变化。因此，自主神经系统的活动与情绪有密切的关系。

三、中枢神经系统及其功能

大量的神经细胞集中的地方，称为神经中枢。中枢神经系统包括脊髓和大脑。

(一)脊髓

脊髓由外周神经系统的脊神经胞体和神经纤维构成，是最低级的神经中枢。脊髓能向大脑传递神经冲动，或者把大脑发出的神经冲动传递到效应器官，也能完成一些简单的反射。

(二)脑干

脑干位于颅腔内与脊髓相连接的部位，包括延髓、脑桥和中脑三个部分。脑干是脑的最古老的部位，也是维持生命的基本活动，如呼吸、心跳、体温调节等生理活动的主要机构。延髓紧接脊髓，是上下行神经纤维的通道。从身体两侧来的神经纤维，经延髓的椎体交叉向对侧传导，使大脑两半球与身体两侧成为对侧传导和对侧支配的状况。此外，延髓中还有支配呼吸和心跳的中枢。脑桥在延髓之上、小脑之前，是神经纤维上下行的通道，也是联系大脑与小脑，以及两个小脑半球之间神经纤维的通道。中脑在脑桥之上，是上下行神经纤维的通道，也是瞳孔反射和眼动的中枢。脑干中还有一个十分重要的神经结构是脑干网状结构。脑干网状结构贯穿于脑干的大部分区域，是由许多散在的神经核团和上下行神经纤维纵横交织而构成的神经网络结构。脑干网状结构具有调节睡眠与觉醒的功能，它使有机体在一定刺激的作用下，使大脑皮质保持一定的唤醒水平和清醒状态，维持注意并激活情绪。

(三)间脑

间脑位于脑干之上，包括丘脑和下丘脑。丘脑是大脑皮质下感觉的较高级中枢，它在控制睡眠和觉醒中具有重要的作用。下丘脑是调节自主神经系统活动的直接中枢，对于调节内脏器官和内分泌系统的活动、激活情绪有着重要的功能。

(四)小脑

小脑位于延髓和脑桥的后方，是保持身体平衡、调节肌紧张、实现随意和不随意运动的机构。

(五)边缘系统

边缘系统由覆盖在脑干和间脑之上，并延伸到整个大脑皮层内的边缘叶，以及连接在边缘叶下边的杏仁核、下丘脑、脑下垂体所组成。边缘系统调节着脑干和下丘脑的功能，是整合情绪体验、调节内脏器官活动以及支配动物本能行为的重要机构。实验研究表明，边缘系统的海马结构与短时记忆有关。

四、大脑皮层的结构与功能

大脑由左、右两个半球组成，其外层是密集的神经细胞体，即大脑皮层；其内部是髓鞘化了的神经纤维，称为大脑白质。大脑表面有几个裂缝和许多沟，以沟和裂为界线，可把大脑皮层分为额叶、顶叶、枕叶和颞叶四个部分。大脑皮层的不同区域具有不同的机能。大脑大致可分为三个机能区：皮层感觉区、皮层运动区和皮层联合区。皮层感觉区分为视觉区(枕叶后端)、听觉区(颞叶的颞上回)和躯体感觉区(顶叶的中央后回)。皮层运动区位于额叶的中央前回。皮层联合并不直接与感觉过程和运动过程相联系，而是起着联络、综合作用的结构和机能系统，它在大脑皮层中执行着高级的心理功能。

不论是感觉，还是运动，身体各部位在大脑皮层上的代表区域都是倒置的，即脚在上、头在下。而且身体敏感的部位和灵敏的部位，在大脑皮质上所占的区域比较大；迟钝的、活动少的部位在大脑皮层上所占的区域比较小。由于延髓的椎体交叉，大脑两半球和身体两侧是对侧传导的关系，此外，大脑两半球的解剖结构基本上是对称的，但其功能又是不对称的，这种不对称性叫做“单侧化”。大脑两半球的分工和生活中用手的习惯有关。惯用右手的人，左半球言语功能(概念的形成、逻辑推理、数学运算等)占优势；惯用左手的人，右半球空间知觉(音乐、美术等)占优势。左、右手的分工形成后，右利手的人如果左半球受损伤，则其言语功能便会发生障碍，而且难以在右半球再建立起语言中枢。

第二节　内分泌系统

内分泌系统受自主性(植物性)神经系统的支配，主要由肾上腺、甲状腺、垂体腺、性腺、胸腺和胰腺所组成。各分泌腺之间有着互相支配、相互作用的关系。

一、肾上腺

肾上腺位于肾的上方，左右各一，左侧为半月形，右侧为三角形，包括肾上腺皮质和肾上腺髓质两个腺体。肾上腺皮质分泌肾上腺类固醇，与有机体的生理平衡及情绪行为有着密切的关系。肾上腺皮质的分泌功能受垂体腺的作用和调节。

肾上腺髓质分泌肾上腺素和去甲肾上腺素。这两种激素都属于儿茶酚胺类，其生理功能也大体相同。肾上腺素和去甲肾上腺素的作用与交感神经系统的作用或功能相似。

二、甲状腺

甲状腺是人体最大的内分泌腺，位于气管上端的两侧，分左、右两叶，它主要分泌甲状腺素。甲状腺素是一组含碘的氨基酸，是促进生长、发育，特别是神经系统、骨骼和生殖系统发育的重要物质。因此，如果在幼年时甲状腺机能低下，则可出现智力低下、反应迟钝、发育迟钝、性功能不成熟等问题，即呆小症。

甲状腺的功能除直接受垂体腺的调节之外，还间接受下丘脑的控制。下丘脑前部一些神经细胞可以合成促甲状腺释放激素，它可以促进垂体腺分泌促甲状腺素，而促甲状腺素可促甲状腺组织的增生和合成甲状腺素。

三、垂体腺

垂体腺是人体内最重要的内分泌器官，定位于丘脑下部，受丘脑控制。垂体腺有前叶和后叶之分。

前叶与人的生长速度和生长持续的时间有关，并影响其他腺体的活动；后叶与人的泌尿、血压、分娩和乳汁分泌有关。

四、性腺

性腺具有双重的生理功能，它既是主要的生殖器官(男性是睾丸，女性是卵巢)，能产生生殖细胞；又是重要的内分泌器官，能分泌男性激素或女性激素。性腺所分泌的激素除了促进和维持附性器官的发育成熟以及生殖功能外，还促进副性征(如男性的胡子、高大的体格、突出的喉头、低调的声音等，女性的宽大骨盆、发达的乳腺、高调的声音及丰满的皮下脂肪等)的出现以及生殖过程的进行。

性激素的分泌直接受下丘脑-垂体腺系统的调节，来自内外环境的刺激，它首先通过中枢神经系统，经下丘脑分泌促性腺素释放激素，改变垂体腺促性腺激素的分泌，进而对性腺的功能进行调节。任何原因造成的精神过度紧张，或生活规律的剧烈变化等均能使中枢神经系统受到影响，从而也影响性腺的正常活动。

第三节 免疫系统

根据医学研究显示，人体90%的疾病与免疫系统失调有关。免疫系统的结构繁多而复杂，其主要的淋巴器官由骨髓、胸腺组成，周围淋巴器官包括扁桃体、脾、淋巴结、集合淋巴结与盲肠，这些都是用来防堵入侵的毒素及微生物的关卡。

免疫系统是与神经系统、内分泌系统等一样的独立系统。它与其他系统紧密配合，相互制约，保证机体在复杂多变的内外环境中处于良好的生理平衡状态，维持身体健康。

一、免疫力

免疫力是机体防御外来细菌侵袭的能力。免疫力可分为自然免疫和人工免疫两种。一些自然免疫的能力是人生下来就具有的；同时自然免疫力也能通过生病而获得，如某人曾患过天花，那么这个人有很大的可能不再患天花，因为这个人已获得了免疫力。人工免疫则是通过各种接种获得的，例如，接种过百日咳、麻疹、小儿麻痹症等疫苗的儿童，对这些病就获得了免疫力，当然也就不会再患这类疾病了。

免疫力究竟是如何发挥其作用的呢？对侵入体内的每个细菌，机体的反应是不同的，有些是特异性的，有些则是非特异性的。

(一)特异性免疫力

特异性免疫力可以通过生病获得，也可以通过人工接种各种疫苗获得。特异性免疫力之所以可以预防疾病，主要是通过抗原-抗体反应起作用的。抗原是指一种外来物质，在一定刺激下，细胞组织中就产生了抗体。抗原与抗体可以进行化学结合，并且抗体还可以激活抗原。

特异性免疫力分为两种：细胞免疫和体液免疫，细胞免疫是细胞间发生的免疫。T细胞开始生长在红骨髓，在胸腺成熟，并由血液将其运送到淋巴(淋巴结、脾、扁桃体)，这些T细胞可以产生各种抗体来抵抗形形色色的抗原。细胞免疫在机体与真菌的抗争中，在对抗各种病菌、寄生虫、外来组织、癌细胞、病毒的感染中都具有极重要的意义。

引起体液免疫的主要淋巴细胞被称为B细胞。它也是由骨髓产生并运送到淋巴结、脾和扁桃体的。当这些细胞被某些抗原刺激时，它们就会产生并分泌相应的抗体到血液之中来抵消抗原。此外，体液免疫在减轻机体对细菌的感染和抵抗并未入侵到细胞的病毒感染中，也具有重要的作用。

（二）非特异性免疫力

非特异性免疫力主要是吞噬细菌、微生物的能力，往往通过炎症反应和解剖屏障反映出来。吞噬过程是指通过某种白细胞（被称为吞噬细胞）吞噬微生物的过程。当身体的某些部位遭感染时，白细胞就会大量产生在病灶周围，这样就有充分的力量去抵御侵入体内的细菌。

炎症反应是对感染的局部反应，在感染病灶内，毛细血管扩张并在局部释放一种叫做组织胺的化学物质。这就使毛细血管的渗透性增高，从而使血液中的白细胞离开毛细血管进入组织。而白细胞进入局部组织后，即可行使其吞噬细菌的功能。

解剖屏障反应是指可以阻止细菌从身体的某一部位进入到另一部位。如皮肤，对大多数的感染都具有一种特殊的解剖屏障功能；鼻腔、口腔等器官内的黏膜也是一种天然的解剖屏障。

（三）淋巴系统在免疫中的作用

淋巴系统是由遍及全身的毛细淋巴管、淋巴管、淋巴结、淋巴细胞以及其他进入淋巴管细胞之间的外来物质所组成的。这些外来物质在从淋巴管到淋巴结之间的转换中受到处理，也就是说，由淋巴细胞吸收过滤的微生物和外来物质，再由淋巴管将其储存并排放到血液中。

脾、扁桃体和胸腺也是淋巴系统的重要器官。脾可以产生 B 细胞和 T 细胞，并运走体内坏死的细胞。脾还可以对细菌起一个过滤作用，并且可以储存血液，以便在必要时提供给机体。咽部的扁桃体也是淋巴系统的一部分，其功能是过滤进入呼吸系统的微生物。胸腺是制造成熟 T 细胞的器官，还能产生激素；胸腺的功能还在于能够刺激 T 细胞和淋巴结，产生血浆细胞以及抗体。

二、免疫系统的疾病

（一）自身免疫病

免疫的一个重要特征是能分清“自我”和“非我”，只有“非我”的外物才能导致抗体或敏感淋巴细胞的产生。但有时却可能出现异常相反的情况，即抗体或敏感淋巴细胞失去了分辨自身和外物的能力，把自身的某些细胞和组织当做入侵的抗原而围攻之，这就是自身免疫性疾病。一般的咽炎、扁桃体炎本身不是什么大病，不过是一种细菌（酿脓链球菌）感染而已，人体被感染以后，免疫系统启动，抗体产生而将病菌消灭。这种病菌表面有一种抗原和心脏瓣膜上的一种物质的表面结构十分相似。细菌诱导产生的抗体能和细菌结合，也能围攻心脏瓣膜。等到细菌被消灭，炎症消退时，心脏已经受到不可修复的损害，使人患上风湿性心脏病，这就是一种自身免疫性疾病。风湿热、类风湿性关节炎、溶血性贫血等，也都是自身免疫性疾病。

（二）过敏

有些外物，如花粉、秋季枯草等，对某些过敏体质的人来说，会引起强烈的过敏反应。有些过敏反应来势迅猛，如青霉素、蜂毒、虾蟹类等引起的过敏反应，甚至致人死亡。

过敏反应是一种免疫反应，引起过敏反应的物质称为过敏原。花粉、青霉素等的某些成分对于敏感的人来说均是过敏原。过敏原与呼吸道黏膜接触或与皮肤接触，或被吞入消化道，都可引起过敏反应。

过敏反应主要是 IgE 大量增生。IgE 抗体是一种亲细胞抗体，能附着在肥大细胞和嗜碱性粒细胞表面，使这些细胞变为敏感细胞。肥大细胞是来自造血干细胞的一种结缔组织细胞，直径可达 15μm，细胞质中富含分泌粒。它们在皮肤下和呼吸系统、消化系统以及生殖系统的黏膜中最多。接受了 IgE 抗体的敏感肥大细胞再遇到过敏原时，过敏原即与肥大细胞上的受体结合，结果使肥大细胞分泌物增加。肥大细胞的分泌物主要是组织胺等，其结果导致毛细血管的渗透性增大，渗出液体增多，出现局部红肿、灼热、流鼻涕、流泪、打喷嚏等。服用抗组织胺药剂，上述症状可以缓解。

(三)免疫缺乏病

免疫缺乏病是一种与生俱来的疾病。婴儿降生后缺乏 B 细胞或 T 细胞，对任何外物没有反应能力，任何致病性的因子都可造成婴儿死亡。此病的病因之一是基因的活性发生了变化，即编码腺苷脱氨酶的基因失活，腺苷脱氨酶缺乏，腺苷累积过多，而腺苷是对淋巴细胞有毒的物质。目前对于这种先天性疾病尚没有解决的方法。

(四)艾滋病

艾滋病是一种获得性免疫缺乏性综合征，是 30 多年来在非洲、美国，后来又在欧洲出现的一种传染病，它现在仍在继续蔓延，亚洲各国也已发现，我国目前也有一定数量的患者。

法国马斯德研究所发现了此病的病原，即一种 RNA 病毒，被称为免疫缺乏病毒。其大小和感冒病毒、脊髓灰质炎病毒相似。这种病毒的表面有一层糖蛋白分子，其构象正好和助 T 细胞上的一种称为 T_4 的糖蛋白互补，因而两者结合，病毒得以进入助 T 细胞。但另外一些免疫细胞，如巨噬细胞和一些 B 细胞，甚至其他一些组织的细胞，如脑细胞，也可被人免疫缺乏病毒侵入。后者使有些艾滋病患者产生严重痴呆、行动迟缓、记忆力丧失等症状，助 T 细胞是两种免疫系统都要依靠的细胞，助 T 细胞大量被消灭，患者将失去一切免疫功能，而各种传染病，包括肉瘤等，将会乘虚而入，患者最后常常因心力衰竭而死亡。

艾滋病毒对热敏感，对肥皂、洗涤剂也敏感，所以与患者握手等一般性接触均不会感染此病。艾滋病毒是通过血液和精液传染的。

艾滋病患者的预后极差，最终是死亡，现在尚未找到有效的治疗方法。这是一种生理性的疾病，是社会病态所导致的疾病。

第四节　心血管系统

心脏、血管和血液组成心血管系统。血液从肺携带着氧到组织，又从组织携带着二氧化碳运送到肺，于是二氧化碳被呼出体外。血液也通过消化道将营养素携带到各个组织，这样活动的结果就使细胞吸取到生长所需的营养和物质。血液还将废物从组织运送到肾脏，通过尿排出体外。

一、心脏

心脏的功能如同一个泵。它这种类似于泵的作用，推动着血液在体内不断地循环。心脏的左边是由左心房和左心室组成，其从肺脏吸收大量氧合血并将氧合血泵入主动脉(离开心脏的较大动脉)，主动脉的血再进入比较小的脉管里(动脉、小动脉和毛细血管)到达细胞组织。于是血液将它的氧和营养素转变为组织的养料，血流由鲜红色转变为深红色，然后血液被返回到心脏的右边(右心房和右心室)，在此经由肺动脉泵入肺脏，在肺脏，当血液被氧合后，血液通过肺静脉再返回到心脏的左边。

心脏通过有节律的收缩和舒张，来完成这些功能。当心脏收缩时，血液从心脏泵出，血管里的血压增高；在心脏舒张时，心肌松弛，血压降低，则血液被压回心脏。有许多因素会影响心脏的收缩或舒张情况，如在运动、精神兴奋或紧张的时候，心跳会加快，在较短的时间内完成一个心搏周期，其结果会使舒张期缩短。而慢性的或是严重的快速心率会减弱心脏的力量，使心脏泵出的血液量减少。

二、血压

血压是血液对血管壁产生的压力。在收缩期血管压力最高，在舒张期血管压力最低。有几种因素会影响血压：首先是心脏搏出量，当血流量增高时，对动脉壁的压力也变大。其次是周围的阻力或血液流经小动脉时的阻力，周围阻力是血液黏滞度或动脉壁构造的影响。血液是黏性液体，其黏滞度由其中的红血球数和血浆量所决定，高黏滞度血液产生的压力也高。再次，血压还受动脉壁构造的影响，如果受到损害，或被废物的沉淀阻塞或丧失了弹性，血压也会升高。

高血压是由心脏输出量过高或周围阻力太大所致。高血压的治疗有几种方法：如果是心脏输出量过高，可用β阻滞剂以降低交感神经的活动，此药会降低心率和心室的收缩力；利尿剂也可用来治疗心脏输出量过高，它使患者排尿量比平时多得多，这本身也就减少了心脏输出量。

第三章 情绪、意志与健康

第一节 情绪与健康

一、情绪概述

情绪是人受到情景刺激时，经过是否符合自己需要的判断后而产生的行为变化、生理变化，以及对事物的态度体验。情绪过程与认识过程不同，如感觉、知觉、记忆、思维、想象等认识活动是反映外界客观事物的，而情绪或情感则是人对反映内容的一种特殊态度，它具有其独特的主观体验、外部表现和生理变化。

(一)情绪的维度

情绪具有明显的两极性，并可以划分为不同的维度。情绪的维度是指对情绪或情感所固有的特征的度量。这种度量可以从情绪的强度、紧张度、激度、动力度这几个维度来反映。

1. 强度

情绪体验可以在强度上有不同等级的变化，由弱到强，如从愠怒到狂怒，从惬意到狂喜，从伤感到哀痛，从害怕到惊骇，等等。情绪的强度越大，整个自我被情绪卷入的程度也越深。

2. 紧张度

情绪的紧张程度取决于情景的紧迫程度和个体的心理准备和应变能力。紧张的情绪体验往往是在活动中具有决定性意义的关键时刻，如考试、演讲等活动之前，如果自己的心理准备不足，应变能力不够，通常会体验到这种紧张情绪。

3. 激动度

激动度往往因人而异，通常表现出激动和平静两极化状态。当个体遇到那些事先没有思想准备，同时对自己又十分重要的突发紧急事件时，常常会产生强烈的、伴有明显外部表现的激动情绪状态；而在日常的常规生活、学习、工作条件下，则表现出平静的情绪状态。

4. 动力度

情绪的动力度有增力和减力两个极。一般来说，个体需要能够得到有效满足时所产生的情绪往往是积极的、增力的，这种正向情绪状态能提高人的活动能力；反之，当个体的需要未能得到有效满足时所产生的情绪则是消极的、减力的，这种负性情绪状态通常会降低人的活动效率。

（二）情绪状态

情绪状态是指个体在受到各种刺激时所产生的不同程度的情绪体验。根据情绪发生的强度、速度、紧张度和持续时间的长短的不同可将情绪状态划分为心境、激情和应激。

1. 心境

心境是一种微弱、持久而又具有弥漫性的情绪体验状态，通常叫做心情。心境没有指向性，并不针对某一具体事物或对象，而是以同样的态度对待所有的事物，让所遇到的任何事物都带有同样的心情色彩。如心境愉悦的时候，无论看到什么事物都感到开心、快乐；而心境抑郁的时候，则无论看到什么，都感到沉闷和忧伤。心境往往由那些对人们有着十分重要意义或价值的事件所引起。但人们并不能总是对引起自己产生某种心境的原因意识得那么清楚，而引起人们产生某种心境的原因是客观存在的。心境对人们的生活、工作和健康会发生重要的影响，积极乐观的心境会提高人们的活动效率，增强克服困难的信心，有益于身心健康；消极悲观的心境会使人们的意志消沉，进而降低人们的活动效率，而长期的焦虑状态则会损害身心健康。

2. 激情

激情是一种剧烈的、短暂的、爆发式的情绪状态，这种情绪状态伴随有明显的生理反应和外部行为表现。导致激情产生的原因主要有重大的、突如其来的事件或激烈的意向冲突等。在激情状态下，人们的认识范围往往变得狭窄，分析事物的能力和控制自我的能力降低，故而在激情状态下，人们的行为容易失控，甚至产生不可理喻的非理智行为。人们应该锻炼自己的自我控制能力，有效地调节和控制自己的激情，做自己激情的主人。

3. 应激

应激是由出乎意料的紧急情况所引起的一种十分强烈的情绪状态。当人们处于各种应激状态下的“千钧一发”的危急时刻，往往会调动全身的一切能量去应对或处理。应激状态可通过机体生理机能的变化和调节来进行适应性的防御，以应付外界突如其来的刺激和高度紧张的环境。应激水平的差异和人们的个性特征、知识、经验和意志品质有着密切的关系。因此，要善于通过有效的学习来调节和应对各种意想不到的紧张情境。如果让应激状态长期持续，机体的适应能力将会受到损害，结果会导致疾病的发生。

二、情绪的生理反应与健康

（一）自主性（植物性）神经系统与情绪

当情绪发生时，有机体内部会发生一系列的生理变化。体内由自主性（植物性）神经系统支配的内脏器官和内分泌活动都会发生变化。机体的呼吸系统、循环系统、肌肉系统、外分泌腺、内分泌腺以及代谢过程等都有相应的变化。比如，愤怒时血压上升；恐惧时呼吸和脉搏加快，胃肠活动减弱，消化腺也停止分泌，甚至出冷汗，汗腺分泌发生变化。

大多数伴随情绪而发生的生理变化是由自主性神经系统支配的。自主性神经系统又分交感与副交感神经系统。实验表明，情绪的生理反应是由自主性神经系统中交感神经和副交感神经拮抗作用的结果。

1. 交感神经活动亢进

当某些情绪产生时，表现出交感神经活动亢进的现象。如当人处于应激状态或发怒时，就会出现心跳加强加快，血压升高，胃肠运动抑制，汗腺分泌增加，瞳孔扩大，血糖浓度升高，呼吸加深加快等现象。其总的效果是动员机体内储藏的能量，提高和增加适应能力，从而有效地应对环境的急剧变化。

2. 副交感神经活动亢进

在另外一些情绪发生时，则表现为副交感神经活动亢进的现象。如当人处在愉快的心理状态时，消化腺分泌增加，胃肠蠕动加强；焦虑不安时，会引起排尿次数增多；激动时，唾液腺分泌增加；悲伤时，泪腺分泌加强；还有些人遇惊吓时会心跳减慢。由上述现象可知，一定的情绪会引起副交感神经的功能增强。

3. 生理反应因人而异

交感神经与副交感神经的功能究竟谁占优势，常常会因人而异。如同样是受到惊吓的刺激，有的人吓得脸色苍白，这是皮肤血管收缩的表现，是交感神经系统功能加强的反应；有的人则吓得面红耳赤，这是皮肤血管扩张的结果，属副交感神经系统功能加强的反应。还有些人当产生某种情绪时，只影响到某些内脏器官，如心脏和胃的活动；另一些人情绪激动时，只出现心率加快，但血压不上升。

从系统的观点来看，交感神经与副交感神经的活动是对立统一的。持久的、强烈的情绪会造成自主性神经功能紊乱，影响身体健康。

(二) 中枢神经系统与情绪

除上述自主性神经系统与情绪有着密切关系外，许多研究揭示中枢神经系统也与情绪有着十分紧密的关系。20 世纪 50 年代，神经生理学、神经心理学有三项富有成就的进展：脑电图研究的新进展，电子显微镜对神经系统进行微结构的深入研究，埋藏微电极和多导程示波器对深部脑结构研究的新发现。特别是最后一项对情感中枢部位和自动调节系统的结构判定，大脑皮质和皮质下中枢对情绪形成的机制，有关情绪的动物实验模型等研究提供了大量的、令人信服的科学资料和依据，大大地推进了情绪生理意义和物质机制的研究。现已发现，情绪调节是一种复杂的神经生理功能，是大脑各种功能区域相互作用，互相影响的结果。下丘脑和脑干网状结构是完成情绪调节的初级中枢，大脑边缘系统是皮质下高级整合中枢。大脑皮质，尤其是额叶联系区是情感功能的最高整合中枢，亦是人类的高级情感，即社会性情感功能的最高整合中枢。情感活动的初级中枢与自主性神经系统中枢在下丘脑的解剖与功能的相关性和一致性，是心身疾病发病机制和心理治疗的重要物质基础。

三、情绪理论

心理学的各个学派都十分重视情绪的研究，并且均从自己研究的角度对情绪作出解释。因此，有关情绪的解释、理论及学说是多种多样的，下面介绍几种颇有影响的情绪学说和当前的某些研究动态。

(一) 情绪的外周理论——詹姆士-兰格学说

美国心理学家詹姆士和丹麦生理学家兰格分别在 1884 年和 1885 年提出了观点相同的

情绪理论，后人称为詹姆士-兰格情绪理论。詹姆士-兰格情绪理论是最早关于情绪的理论，这一理论在心理学中一直引起长期的争论(图 3-1)。也正是这一理论带来的有关情绪解释的长期争议，促进了当代情绪理论的深入探讨和研究。

詹姆士的情绪理论的主要核心内容是，由环境引起的内脏活动导致了我们所认为的情绪。情绪是对身体内脏变化和骨骼肌运动的知觉，也就是说，当外界刺激引起身体的变化时，我们对这些变化的知觉就是情绪。依据詹姆士所说，我并不是因为愁了才哭、生气了才打、怕了才发抖，而恰巧相反，是因为哭了才愁，因为动手打了才生气，因为发抖才害怕。

兰格的情绪理论与詹姆士相类似，只不过兰格特别强调循环系统，如心跳等。兰格认为情绪是一种内脏反应，当自主性神经系统支配作用加强和血管扩张时，就产生愉快情绪；当自主性神经系统活动减弱，血管收缩和器官痉挛时就产生恐怖情绪，情绪就是对机体内部和外部生理变化的意识。

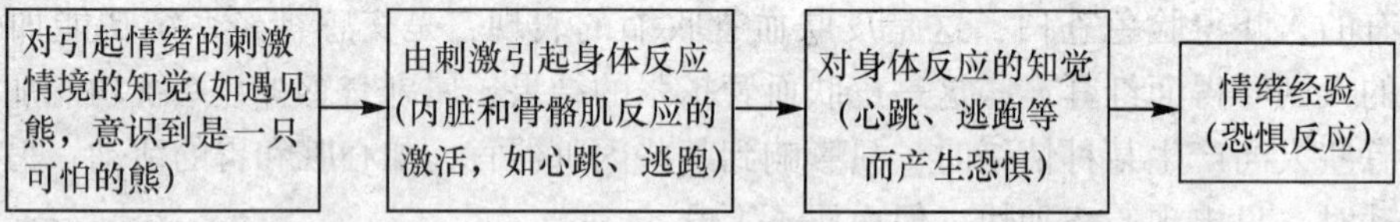

图 3-1 詹姆士-兰格理论图解①

(二)情绪的丘脑理论——坎农-巴德学说

1927 年，坎农和巴德提出了一个不同于詹姆士-兰格的情绪理论，把情绪的中心作用归因于丘脑。特别是坎农对于情绪的产生提出了许多新的解释。坎农认为情绪变化快而生理上的反应慢；同样的内脏器官活动的变化有可能产生不相同的情绪体验形式；切断动物内脏器官和中枢神经系统的联系，情绪反应并不完全消失；采用药物来引起和某种情绪相同的身体的变化，但却并不出现相应的情绪反应。为此，坎农判断认为情绪的生理机制不在外周，而在中枢神经系统的丘脑(图 3-2)。

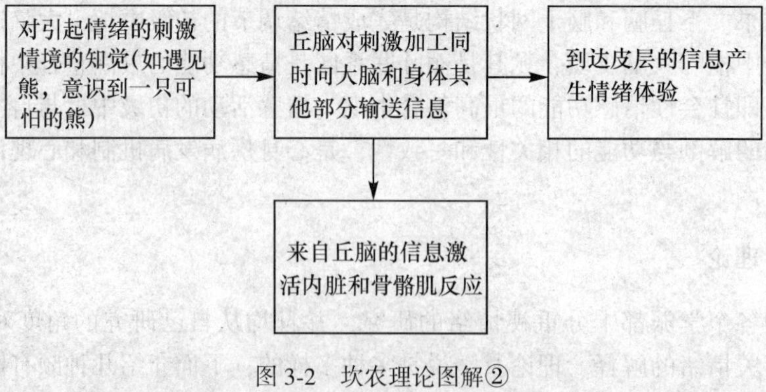

图 3-2 坎农理论图解②

---

① 岳文浩. 医学心理学. 北京：科学出版社，2001：58.
② 岳文浩. 医学心理学. 北京：科学出版社，2001：60.

坎农强调激发情绪的刺激由丘脑进行加工处理，同时把信息输送到大脑及机体的其他部分。输送到大脑皮质的信息产生情绪体验；输送到内脏和骨骼肌的信息激活生理变化。身体变化和情绪体验是同时发生的，而情绪感觉是由大脑皮质和自主性神经系统共同激起的结果。

(三)沙赫特的情绪认知理论

沙赫特对詹姆士和坎农的情绪理论采取折中的态度。他认为情绪既来自生理反应的反馈，也来自对导致这些反应情境的认知评价。他特别强调，任何一种情绪的产生，都是由外界环境刺激、机体的生理变化和对外界环境刺激的认识过程三者(三因素)相互作用的结果，而其中认知过程起着决定性的作用(图3-3)。为了证实他的推理，1962年他和辛格一起设计了一个实验。他使不同组的被试者产生相同的生理变化，又接受相同的环境刺激，其结果是各组被试者对生理变化的认识不同，他们所产生的情绪体验就不相同。该项实验在一定程度上支持了沙赫特的观点。

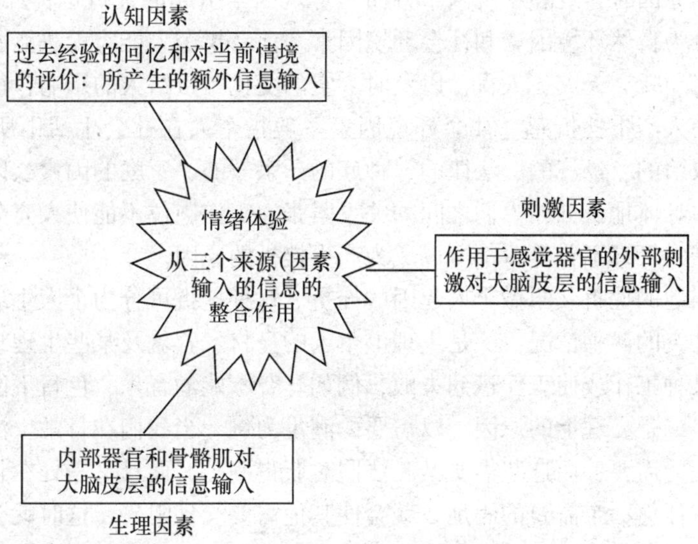

图3-3　情绪的三因素说模式图①

(四)情绪的动机——分化理论

情绪的动机——分化理论由汤姆金斯和伊扎德所提出。汤姆金斯和伊扎德认为，情绪并不是伴随着其他心理活动所产生的一种副现象，而是一种独立的心理过程，情绪有其独特的机制，并在人的心理生活中起着独特的作用。

汤姆金斯认为情绪具有动机的作用。他认为机体中的内驱力的信号往往需要通过一种放大的媒介才能激发有机体去行动，而情绪正是这种放大的媒介作用的动机过程，因为情

① 岳文浩. 医学心理学. 北京：科学出版社，2001：61.

绪在这里对行为具有强大的推动作用。伊扎德还进一步说明，情绪的主观成分，即有机体的主观体验就是起动机作用的心理机构，多种情绪体验是驱动有机体采取行动的动机力量。伊扎德认为情绪是新皮质不断发展的产物，随着大脑新皮质体积的增加和功能的分化，还会不断地增加情绪的种类，并且随着情绪的种类的不断增加，面部肌肉的分化也会越来越精细。正是由于情绪种类的增加和情绪的分化，使得情绪具有了多种多样的适应功能，也只有这样才使得情绪在人的生存和适应中起到了核心的作用和功能。

第二节 挫折、冲突与健康

一、挫折

在心理学上，挫折是指一种情绪状态，指挫败、阻挠、失意之意。挫折又可指人们在通向目标的道路上遇到障碍而又不能克服时所产生的紧张状态或情绪反应。

挫折产生的原因有客观和主观两个方面。客观因素引起的挫折也称环境起因的挫折。环境因素又可分为自然环境因素和社会环境因素。前者指个人能力无法克服的自然或物理因素，如生、老、死、天灾、人祸，以及时、空的变化等带给人的影响，往往会阻碍人们目标的实现，使人产生挫折感。社会环境因素一般指个人在社会生活中所遭到的人为因素，其中包括政治的、经济的、法律的、种族的、宗教的、家庭的因素，以及道德的、风俗习惯的影响，具体地讲，如人们之间的关系紧张、工作岗位不能使人充分发挥才能或不利于自己的发展、管理不善等，都可以成为产生挫折的原因。

主观因素引起的挫折又叫做个人起因的挫折。这种挫折可分为个人生理和心理上的条件与需要发生冲突的两种情况：一是生理上个人的身材、容貌及某些生理缺陷所带来的限制，不能从事某种工作或使工作遭到失败，例如耳聋不能学音乐、色盲不能学医等，都会给人带来挫折；二是心理上的原因。以需要的满足为例，当我们在日常生活和学习中产生两个或两个以上的需要，而这些需要又无法同时获得满足，而且又是处在相互对立或排斥的状态时，其中任何一个需要的满足，就会使其他需要受到阻碍，这时就会产生难以做出选择的心理状态。这种强迫性的取舍，也属于挫折情境状态。

一个人是否体验到挫折，即产生挫折感，与他的抱负水平直接相关。抱负水平是指一个人对自己所要达到的目标规定的标准。规定的标准高，表明抱负水平高；反之就低。一个人的自我估计、期望水平恰当与否往往是造成挫折的重要因素。如果一个人自我估计过高、期望水平常常超过自己的实际水平，自然会造成挫折。当面临同一种挫折情境时，不同的人感受到挫折的程度也不同。这和每个人对挫折的容忍力的大小有关系。挫折容忍力是指一个人在遭受挫折时免于行为失常的能力。一个人的容忍力，受生理条件或健康状况、过去受挫折的经验以及对挫折的主观判断等因素的影响。如身体健壮、发育正常的人比体弱多病的人，更能容忍生理需要所产生的挫折；生活中历经磨难的人比一帆风顺成长起来的人更能忍受挫折；同样是遭遇下岗，由于不同的人的主观认识和判断不同，所产生的挫折感也会有所差异。

二、冲突

当我们同时面对两个对立的要求、机会、需要或目标时，就会产生冲突。于是有人将冲突定义为：“在同一个体上同时产生两个或两个以上强度相同，而方向相反的反应倾向的情形。”常见的冲突形式主要有四种：

(一) 双趋式冲突

一个人同时被两个动人的目标所吸引而产生的冲突为双趋式冲突。在双趋式冲突中，两个动机同样强烈，但又不能同时获得，正是在这种情形下，使人产生挫折的负性情绪体验。如一位女性既想考博士追求事业的发展，又想养育子女、照顾好一个美满的家庭，但现实中的事实证明，要想顾全这两个方面是很难做到的。因此，该女性就必须在这两个方面作出一个选择，但不论她做出何种选择，都会体验到一种挫折感。

(二) 双避式冲突

一个人面对两个都不喜欢或害怕的选择叫做双避式冲突。在现实中，当两个目标都想避开，但只能避开一个目标的时候，人们往往只好选择对自己威胁小的，避开威胁大的目标。例如生病后需要打针和吃药治疗，而这两种治疗方式你都不喜欢，但为了治疗疾病，必须选择其中一种治疗方式，这时你或许会避开打针，而选择吃药的治疗方式。

(三) 趋避式冲突

对于一个目标，既想接近，又怕接近的心理现象，称为趋避式冲突。例如，喜欢吃甜食又怕长胖所反映出的心理冲突就是典型的趋避式冲突现象。

(四) 双重趋避式冲突

当人遇到多个目标，每个目标都对自己有利也有弊，反复思考也难以作出决定时所产生的冲突叫做双重趋避式冲突。例如，有两种工作，一种专业对口，但薪酬低；另一种专业不对口，但薪酬高，究竟选择哪一种工作，会让人难以拿定主意。

三、受挫折后表现

一个人遇到挫折，总会对个体行为发生影响，就个体对挫折所作出的反应而言，一般分为两种：一种是受挫折后的立即反应，另一种是遭受挫折后产生的久远影响。

(一) 挫折后的立即反应

挫折后引起的立即反应主要有以下四种形式：

1. 愤怒攻击

当个体受到挫折后，经常会引起愤怒的情绪，因而表现出攻击性行为。它又可分为直接攻击与转向攻击。比如一个人受到领导或同事的无故谴责，他可能“以牙还牙”，怒目而视，反唇相讥，这就为直接攻击。他也可能把愤怒的情绪发泄到其他人或物上去，即迁怒于人或物。那些对自己缺乏信心或者是悲观论者，经常把攻击对象转向自己，责备自己无能、不争气等，这为转向攻击。

2. 倒退

倒退有时也叫做退化或回归，它是指人们在受到挫折时，可能表现出与自己的年龄不相称的幼稚行为，如不能控制自己的情绪、缺乏责任心、无理取闹等。例如，有的成年人遇到挫折后像小孩一样又哭又闹，这就是倒退表现。

3. 固着(又称为固执)

通常指受挫折者被迫重复某种无效的动作，尽管反复进行某种动作并无任何结果，但仍要继续这种动作。如某些具有强迫性人格特征的个体往往表现出明显的固着特点，他们会一而再、再而三地去重复那些毫无价值、毫无意义的无效行为。

4. 冷漠

个体遇挫折后不是以攻击的方式表现出来，而是以无动于衷，失去喜、怒、哀、乐的冷漠态度表现出来，这种反应形式，在表现上看来好像对挫折情境漠不关心，实际上是冷漠中包含着愤怒，只是将愤怒暂时压抑，而以间接的方式表示反抗。例如，第二次世界大战时，被纳粹关入集中营的俘虏，最初多表现为愤怒、反抗，并企图逃亡。以后发现这一切都成为绝望时，就不再激动，即以冷漠对待鞭打、饥饿、疾病、奴役甚至死亡的威胁。

(二)挫折后的久远影响

无论是内因还是外因引起的挫折，都会对个体形成一种情绪上的打击或威胁，因而个体会表现出一种不愉快的甚至是痛苦的反应。这些反应可能包括自尊心与自信心的丧失。失败感与罪恶感的增加。最终构成一种紧张、不安而兼有恐惧性的情绪状态。这种情绪状态就是我们平时所说的焦虑，它就是受挫折后的久远反应。

(三)防卫反应

个体在遇到挫折之后，不论表现为愤怒攻击，还是焦虑紧张的情绪状态，都会同时引起生理上的变化，如血压升高、脉搏加快、呼吸急促、汗腺分泌增加、胃液分泌减少等血液循环系统、消化系统的不正常运行。这种状态的持续发展，就会导致心身疾病，如高血压、胃溃疡、偏头痛、结肠炎等。个体为了减轻或避免挫折后可能带来的不愉快与痛苦，在生活与工作的过程中就学会了某些对付或适应挫折情境的方式。这些方式有利于防卫因自我愤怒、焦虑等反应所产生的应激状态带来的侵害。主要有以下几种防卫方式：

1. 文饰作用

文饰作用是指个人受挫折后以种种理由原谅自己，或者为自己的失败辩解。其理由未必是真实的，其他人看来是不合乎逻辑的，但本人却能以此说服自己，并感到心安理得。这种通过自我解释达到自我安慰的方式有很多，如酸葡萄心理、阿Q精神、推诿现象等。

2. 表同作用

表同作用是指当个人的愿望在现实生活中无法获得成功或满足时，把自己比拟成现实或者幻想中成功的人，借此从心理上分享别人成功后的快乐，以减轻个人因挫折而产生的焦虑，并维护个人的自尊。所表同的对象多是自己崇拜的偶像，崇拜的对象所具备的品质往往是自己所短缺的，把别人所具有的使自己感到羡慕的品质加到自己身上，这往往表现为模仿有关人的言行举止，以别人的姿态风度自居，如模仿名演员的穿着、打扮、举止，借以减轻挫折带来的消极影响。

3. 投射作用

投射作用是指存在于个体内部的许多动机当中有些是自己不愿承认的，因为自己承认以后会引起内心的不安及罪恶感，因而有一种将坏的人格品质排除在外，并将它强加在其他人身上的潜意识倾向。这样潜意识倾向就是所谓投射作用，如有的人个性十分怪僻，他就认为别人也和自己一样。

4. 替代作用

当一个人认识到他确定的目标与社会的要求相矛盾，或受到客观条件的限制而无法达到时，他就会设置另一个目标取代原来的目标，这就是替代作用。按替代作用所表现的方式，又可以分为升华作用与补偿作用两大类型：

(1)升华作用。凡是将不为社会所接受的动机或欲望加以改变，并以较高境界表现出来，以求符合社会标准者，称为升华作用。如有些人婚姻遇到不幸时，往往会促使他在事业上取得突出的成就，这种情况就是升华作用。

(2)补偿作用。当个人所从事的某种有目的活动受到挫折或因个人某一方面有缺陷致使目的不能达到时，可以以其他成功的活动来代替，用以弥补失败或缺陷而丧失的自信与自尊，这种防卫方式就称为补偿作用。如残废学生往往具有优异的学习成绩，这就是补偿作用的表现。

5. 逃避作用

逃避作用是指个人不敢面对自己预感的挫折情境时，而逃避到比较安全的地方，甚至逃避到幻想世界或疾病里。按照逃避作用的表现方式，一般来说有以下三种：一是逃向另一现实。例如回避自己没有把握的工作，而埋头于与此无关的嗜好或娱乐，以排除心理上的焦虑。二是逃向幻想世界。就是从现实的情境中撤退，而逃到幻想的自由世界。这种幻想也叫“白日梦”，即暂时脱离现实，在由自己想象而构成的像梦一样的情境中寻求满足，避免痛苦。三是逃向生理疾病。例如，有的人害怕面临某一事实出现，竟然在事情发生时得病，甚至在事情发生的当天体温上升，或出现神经性的生理障碍。个体借生理上某种机能障碍以逃避面对的困难情境，这种心理历程往往是无意识的，它与“假病”不同。

以上几种防卫反应对缓和遭遇挫折后的紧张而激烈的情绪，以及缓冲因此产生的攻击性行为有着一定的作用。其中有些防卫措施如替代作用有着不可忽视的积极作用。通过补偿，能使人变得更聪明、自知，懂得以己之长、补己之短，从而在事业上或者生活中获得心理上的满足。然而防卫反应的消极作用也是很明显的，它往往带有自我欺骗性，有时可能使问题更趋于严重，所以个体不能经常使用防卫方式。那么用什么方式来战胜挫折、减轻或消除人们的挫折感呢？这是健康心理学研究的一项重要课题。

四、如何面对挫折

(一)态度调适

1. 认识现实环境

我们现在正处于一个不断变化的，日新月异的生活、学习、工作环境之中，为了让自己不断地紧跟时代的节奏和步伐，有效地适应现代社会环境，我们要在学习上不断更新、增进，在行为上不断修正和完善。要对挫折做好思想准备和建立正确的认识观。社会生活和人生道路是复杂曲折的，“人生逆境十之八九”，一个人对可能遇到的这样那样的挫折，甚至是难以跨越的挫折，应有充分的心理准备。事实上，我们每个人在社会生活过程中都有过相应经历或体验，即事前有心理准备往往会减轻挫折感。另外，我们还要时时提醒自己，有意识地锻炼跨越挫折或战胜挫折的顽强意志力，把挫折当做自己磨炼意志的最好机会。

2. 重新评估自己

生活中很多挫折是因为我们对自己的了解不够所造成的。我们应当对自己有正确的认知和评价。事实上，每个人都有自己的潜质、天赋和限制。假若再接再厉亦无法达成目标时，就应对所达目标进行调整。有时候新确立的目标比原先的目标定位更准确，而且更适合自己的能力和条件。最怕的就是不能了解自己，正确地看待自己和调整自己，一味地钻牛角尖，甚至否定自己，如此就永远将自己困在挫折之中了。

3. 走出"完美主义"的心理空间

我们常常认为应该以"完美"当做自己为人处世的目标，做任何事都应该完美无缺、尽善尽美，只有这样方能促使自己不断进步、出类拔萃。但是，有些研究表明，持"完美主义"认知态度的人，非但没有取得高的工作效率，反而离所谓的"完美"越来越远，其中有些人常常生活在挫折所带来的悔恨与自责之中。而这些人放弃他们的"完美主义"的包袱后，工作反倒变得更轻松、更愉快，也更有效率。

4. 发挥幽默感

我们应注重培养自己的幽默意识。幽默是人生最难能可贵的修养和品质，它不仅能使人们化解困境和忧虑，而且能够使人超脱、淡化痛苦，调节心境。有些心理学者认为，那些真正懂得有效挖掘自己的潜能、自我实现的人，大多具有幽默感。越懂得幽默的人，越有机会笑，笑可以松弛人的身心，使得紧张的情绪得到解脱。

(二)行为调适

1. 迂回变通方法

无论做什么事情，都不可能一帆风顺，往往会遇到这样或那样来自主观或客观方面的困难、挫折和障碍。关键在于要懂得迂回变通，有效地进行调整和修正原来的目标或计划，有时候另换一个方案，成功的机会更大。每个人应训练自己对待事物的弹性或灵活性，碰到问题，不要拘泥于固定的行为模式，死板地、硬碰硬地让挫折感把自己带入深渊之中。

2. 保持良好的生活习惯

人们处于挫折情境时，常表现出慌乱、烦躁、寝食难安等行为状态。这种无规律和混乱的生活作息状态会导致一种恶性循环，使人们更加沮丧、悲哀和失落。改善这种困境的最有效解决措施是听音乐、郊外踏青以及适度的运动。这些活动有助于打乱恶性循环的节奏，缓解和提升低落的心情。另外，在挫折心境中，要尤其重视营养的摄取，因为食欲不振、胃口不开，易导致体力不足，加重精神状况不佳的现状。

3. 采用精神发泄方法

精神发泄是指创造一种情境，使受挫折者可以自由表达他们受压抑的情感。人受挫折后，会以紧张的情绪反应代替理智行为，只有使这种紧张情绪发泄出来，才能恢复理智状态。精神发泄可以采用各种形式，如可以给使自己受到挫折的人写信，发泄自己的不满，但信写好不要寄出，以免伤害对方；也可以对要好的朋友谈出自己的心中积累的不满；广泛、经常地开展谈心活动，也是消除挫折感的一种好方法。

目前，社会上已有许多各类的心理咨询、心理治疗单位或机构，不论是服务性的还是专业性的，只要能善于利用，对个人面对问题、应付问题将会有积极的帮助。

五、如何避免和处理冲突

冲突是引起挫折的主要原因之一，会带来不愉快的情绪反应，所有陷于冲突之中的当事人都隐着消除冲突带来的不良感受，企图摆脱冲突所造成的不良情绪状态。究竟如何使人有效地从冲突困境中走出呢？以下是心理学者建议的几种解决冲突心态的方式：

(一)认知改组

挫折是由挫折情境引起的，而挫折感是由主体对挫折情境的认知和评估而产生的。所以，对挫折情境缺乏正确、客观的评估，是造成挫折的内在原因之一。因而要消除挫折感、减轻焦虑，应帮助人们重新认识和估价挫折情境，这就是认知改组。通过认知改组，改变对原来问题严重性的认识，就可以减轻挫折感。如考研究生落榜可能带来挫折，当对落榜的严重性有了新的认识，即不读研究生，照样能对社会有贡献、有作为，如有许多同学直接参加工作后在工作中取得了很高的成就，如此一来，就可能消除挫折感或减轻挫折感。另外，还可以利用延长动机满足的期限从而减轻挫折感，如今年没考上研究生，复习一年再考，这样也可避免严重挫折感的产生。

(二)折中妥协

折中妥协的基本原则是不完全放弃，也不完全采用任何一方，而是采取一个行动或目标，借以同时满足双方需求或目标的一部分。例如，丈夫偏好吃咸的味道，妻子偏好吃淡的味道，那么做菜时将盐的量放得适中，这样就兼顾了两个人的口味。

(三)确立基本原则

减少日常生活冲突的一个有效方法就是确立好处理事情的基本原则。假如，处理事情的原则是“先做公事，后做私事”，“先办要事，后办不重要之事”，“先处理基本问题，后处理非基本问题”；那么，当同时遇到两件事时，你就会很快地按上述的原则去办事，而不会有冲突产生。而对于那些没有办事原则的人来说，在这种情境中就会产生冲突，而且不知先办哪一件事情才好。

(四)正视冲突，解决冲突

将冲突摆到桌面上来，使冲突的各种因素明朗化，排除误会，提出实质，寻找解决冲突的途径，是非曲直最好由冲突的双方自己来判断。例如，工作中同事之间产生误解时，就可以采用这种使冲突明朗化的方法，从而促使冲突有效解决，以利于建立良好的人际和谐环境。

(五)帮助双方转化

当冲突涉及双方的世界观、信念、理想、价值观等时，往往一时很难摆到桌面上来解决，这就需要分别进行教育、帮助，使双方观点转变，这样做虽费时，但有效果，急于求成，简单行事反而效果不好。

(六)使用权威力量

权威可以是领导、老师傅、长者，对冲突的双方，要以命令的口气责令双方脱离接触和纠缠，这时不必去追问细节，不要判别谁是谁非，然后再采用其他方法加以有效地解决。

第三节　意志与健康

在维护健康和促进病体康复的过程中，意志起着十分重要的作用。例如，偶尔清晨早起锻炼身体是不难做到的，但是每天坚持就难以做到了，这其中就渗透有意志力的作用。在当今所强调的健康教育以及与不良的社会生活方式（如吸烟、酗酒等）作斗争的过程中，更是要高度重视意志的作用和影响。

一、什么是意志

意志是自觉地确定目标，并根据目标来支配调节自己的行动，克服种种困难，以实现预定目标的心理过程。意志行为是一种自觉的、有目的的行为。通过意志，人们自觉地控制自己的冲动，按照自己的意向改变周围现实，同时有计划地实现自己要达到的目的。人的意志过程和认识过程、情感过程一样，也是来自客观实践。人在对客观事物由感性到理性的认识活动中，逐渐地把握了事物的本质和规律，从而根据目标积极能动地改造世界的过程，就是意志过程。意志对行为的调节作用，有发动和抑制两方面。前者表现为促使人们从事带有目的性的必要行动，而后者则表现为抑制与预定目的相矛盾或相冲突的愿望和行动。人在意志过程中实现了内部意识向外部动作的转化，充分体现出人的心理活动的主观能动性。因此，意志过程是人类所特有的。

二、意志的基本特征

（一）意志行动是有目的的行动

人的任何意志行动都具有自觉的目的。人在行动之前，行动的结果已经作为行动的目的而以观念的形式存在于人的头脑之中，并且以这个目的来指导自己的行为。人们对于行动的目的及其社会意义的认识越清楚明确，克服困难的动力就越大，人们的意志也就越坚强。如癌症病人和疾病作斗争，其疾病缓解和治愈情况就和人的意志行动有着密切关系。

（二）意志体现在克服困难的行动中

意志行为是与克服困难相联系的。一个人在活动中需要克服的困难包括两大类：一类是内部困难；另一类是外部困难。内部困难是指个体在心理和生理方面的障碍，主要包括：相反的要求和愿望的干扰，消极情绪，信心不足，犹豫不决的态度，胆怯、懒惰的性格，缺乏知识经验和独立克服困难的习惯，能力的限制以及健康欠佳等。外部困难主要指外界条件的障碍，包括来自社会、家庭和他人的阻挠，缺乏必要的工作条件，人员、设备不足以及恶劣的自然条件等。

（三）意志行动以随意运动为基础

随意运动是由人的主观意识控制和调节的具有一定的目的要求和目的指向的运动，它是后天习得的复杂机能系统，属于条件反射的性质，如学习、科研、社会交往等。随意运动是意志行动赖以实现的条件，它可使人们根据目的，把一系列最基本的动作，组合成复杂的行为，从而达到预定的目的。如果没有随意运动，意志行为就无法实现。

三、意志与健康

(一)意志的胜利机制

意志过程和认识过程、情感过程一样，也是脑的机能。但有关意志过程的生理机制尚未揭示清楚，根据现在有限的成果发现，当大脑两半球切开后，人对身体的左侧失去意志的联系和控制，并产生奇特的现象：当把一幅图样呈现给大脑左半球时，人的右手就会像受理性支配那样去勾画草图；当把图样呈现在大脑右半球时，人的左手则会像一台自动打字机一样临摹图样，但被试者却意识不到自己在做什么。可见，大脑左半球言语中枢有可能是理性活动意志控制的生理区域。

有些研究还揭示出大脑额叶是形成人的意志行动的目的，并保证贯彻执行的部位。当额叶区受损伤时，人就会丧失形成自我行为的愿望，不能独立制订行动计划，也意识不到行为中的偏差和错误，无法有效调控自己的行动。如果要求患者依次画圆圈、十字、三角形、正方形等，他画了一个圆圈后，仍继续画圆圈，而不会画其他图形。另外，如果要求患者对一个声音用右手反应，对两个声音用左手反应，并形成"右—左—右—左"的刻板运动，以后突然改变序列，变成"右—左—右—左—左"，患者这时无法接受新的指令提示，只会继续做先前的反应。还有学者认为，儿童的额叶比其他各叶发育成熟的时间晚，其语言系统的机能较弱，自觉性较差，意志力也较差。

另有一些学者提出的生理机制是：某一种价值目标在大脑皮层中相应区域的兴奋灶得到激发后，会使人产生强烈的情感体验，这个兴奋灶将对额叶区的若干复杂行为的兴奋灶产生强烈的吸引力，并使之按照一定的结构方式组合成一个新的兴奋灶群，组合的原则是尽可能使合成的兴奋强度达到极大值，从而使各个复杂行为能够协调一致，并产生具有极大值价值率的超复杂行为。这一过程往往会反复多次，然后，把多个具有极大值价值率的超复杂行为进行比较，最后来确定一个具有最大值价值率的超复杂行为作为实现这一价值目标的整体规划。

总的来说，由于大脑皮质的生理复杂性，以及研究它的困难性，人类对意志生理机制的了解还十分有限。因此，尚有待做进一步探索和研究。

(二)意志与健康

意志对健康既有积极的作用，也有消极的影响。弄清意志与健康的相关问题，有利于有效地调节行为，掌握自己的意志状态。

1. 意志的病理表现

(1)意志增强：病理性的意志活动增多，常与其他精神症状联系在一起。比如，一个嫉妒妄想的患者长期对配偶进行跟踪监视，表现出极大的顽固性。

(2)意志减退：患者意志活动明显减少，兴趣缺乏，动机不足，意志消沉，感到无论做什么事都困难重重，如抑郁症。

(3)意志缺乏：缺乏生活的动机和目标，对任何事都无欲无求，甚至没有本能的要求。患者对此不能自觉，多见于精神分裂症晚期精神衰退及痴呆。

另外，暗示、执拗和顽固的现象，往往会对人的意志行为的客观内容产生负面的影响。当一个人的决定取决于其他人，且不管这个决定是否符合客观需要的时候，暗示就在这里起着一定的作用。在这种情形中，服从他人影响的现象是明显的，这种受暗示性对人的健康有时会带来不良的结果。其中，人的独立性和自主性是受暗示影响的重要特点。执拗表现为毫无理由地从意志上抵制和拒绝来自其他人的思想、意识和行为等。一个人可以接受别人的暗示，毫无理由或客观依据地采取决定，那么也同样会在执拗的情况下，毫无根据地去拒绝别人做出的决定。顽固表现在一个人固执己见，坚持按自己的决定行事。这种人之所以坚持自己的决定，理由是这个决定是他自己做出的。这种带有强烈自我中心色彩的顽固性是没有客观依据和科学道理的。为此，在上述暗示、执拗和顽固的情况下，一个人对自己和他人的态度有可能会产生病态的形式。

2. 意志对健康的影响

大脑是人体的统帅，意志又是大脑的统帅。《黄帝内经》中讲："意志者，所以御精神，收魂魄，适寒温，和喜怒者也 。"一个身体健康的人，除了体力好、情感状态好、聪明活泼、智力状态好，还会在这些基础上形成顽强的意志。

在积极意志的作用下，一个人可以呈现出精神饱满、信心百倍、越挫越勇的状态，可以保持积极、奋发向上的风貌，形成自己良好的生活行为方式，即使是在睡眠里，也可以处于心安平稳的有序状态，对于内、外环境的各种波动，也都能做出有效的调适。意志可以确保人体心理、生理、情感、智力等各个方面都处于健康状态，特别表现在人体出现重大病情的情况下，能够忍受痛苦，能够采取最后利于病情恢复的措施，如有的人以坚强的意志力与癌症病魔作斗争，最后癌症不治自愈；有的人能够忍受疼痛不打麻醉药；还有的人在临死前写被毒蛇咬伤后的中毒感受，以供后人研究时作为参考，等等。

人的意志力应该说超出了科学的解释范围，很多在医学上认定无法治疗的疾病，却可能依靠一个人的坚强的意志力而产生痊愈的奇迹。意志力不但可以激发身体的潜能、增强身体对疾病的抵抗力，还能修复受损细胞，清除病变细胞，这些已经被美国临床试验所证实。因此，每个人保持和促进自身良好的意志状态，至关重要。

故此，通过各种方法促进人的意志力的良好状态，是父母亲和教师的神圣职责，也是全社会的责任，更应该成为每一个人完善自身的必修课。只有这样，每个人才可能进入"有志者事竟成"的积极正常状态。另外，医生也应建立意志会影响健康的意识和思维，关注每个患者的意志力状态，并针对其意志力大小来采取相适宜的治疗方案。

第四章　个性与健康

第一节　个性的概念与发展

一、个性的概念

个性是个体比较稳定的、具有一定倾向性的心理品质的总和。比较稳定的心理品质主要是指能力、气质、性格；具有倾向性的心理品质则主要涉及需要、动机、兴趣、价值观、信念等。前者通常反映出个体之间的差异性，而后者则反映人的个性的动力性、指向性。

每个人都有不同的遗传素质，又在不同的环境条件下发育成长起来，因而各人都有自己独特的心理特点，这就构成了个性的独特性。心理学重视个别差异的研究，但同时也承认，生活在同一社会群体中的人，也会有一些相同的个性特征。由各种心理特征构成的个性是比较稳定的，它对人的行为影响是一贯的，是不受时间和地点的限制的。当然，个性的这种稳定性并不是说它不会发生变化，实际上，随着社会生活条件的变化和一个人的发育成熟，他的个性特点或多或少会发生相应的改变。人的个性是在一定的社会环境中形成的，所以，一个人的个性必然会反映出他生活在其中的社会文化的特点及他所接受的教育的影响，这说明社会对个性形成的制约性；但是个性的形成必然要以神经系统的成熟为基础，因此，个性又是人的自然性与社会性的统一。

二、个性的发展

一般来说，个性的发展大致可分为以下几个时期：

(一) 幼儿期

儿童在二三岁，开始形成个性，这时他们已经懂得语言可以表达个人的思想，并且开始和社会环境产生互动，因此逐渐形成兴趣、态度、动机、自我意识等，继而形成个性，此期为个性的雏形期。在这个阶段中，幼儿常常喜欢做“过家家”之类的游戏。在游戏中，学会扮演生活中的各种角色。通过这类游戏，有利于幼儿正确地认同性别，有利于幼儿社会交往能力的发展，要鼓励儿童多开展此类游戏。

(二) 学校期

这一时期儿童已进入幼儿园或小学，由于环境改变，与社会的接触增多，因此其态度、需求、动机、兴趣和爱好等亦不断地受社会环境的影响，进而发生新的变化。这一时期通常被认为是人格的形成期。

(三)青春期

这一时期在13~16岁之间，为生理状态的突变时期。此期的身体发育不仅表现在身高、体重的显著增加，而且表现在身体的内部结构和机能方面的巨大变化，脑的结构和机能大体上已经发育完备，成熟最晚的大脑额叶到14岁时也已基本完善，但大脑神经活动的兴奋过程仍显著超过抑制过程，所以个体在此期往往难以控制自己。直到青年期，兴奋和抑制才逐步趋于平衡。青春期的又一主要特点是性机能成熟期开始了。性的生理冲动和体验对于个体来说是一种全新的因素，它会打乱个体早先的生理、心理平衡。由于生理、心理的突然变化，个体的动机、情绪、态度等也都会随之发生改变，并且还会对原有的个性特征产生影响，以适应生理及生活的改变，因此，这一时期为个性发展期。

(四)青年期

在青春期之后，生理改变逐渐稳定，但在这一时期所接触的社会层面往往较广，所遭遇的问题也比任何时期更复杂。个体一方面开始谋求经济上的独立，另一方面面临婚姻及成立家庭等问题。而在面对这些问题的过程中，个人不可避免地会遇到这样或那样的困难、障碍或挫折，这些将会导致个体在情绪与态度等方面的转变，并会对已经形成的个性发生影响，此期为个性塑造期。

(五)成年期

大约在30岁，这一时期个体因经历了生活的磨炼，个性趋于成熟，行为更加稳健，故而对于许多社会刺激已相当适应，这一时期是为个性固定期。

第二节 影响个性形成的因素

个性的形成受到遗传、环境、成熟和学习等方面的影响，但具体来说，可以归纳为以下两点：

一、遗传和生理

(一)遗传

一个人的个性与遗传因素的关系十分密切，如体格、容貌、血型等主要是由遗传所决定的。提出体型论的一些学者认为，个人的体格及生理特征，是造成个别差异的主要原因；还有些研究结果说明，精神病患者的确存在着遗传性的可能，并且是血缘关系越近，精神病的发病率也就越高。故此，遗传因素与个性失常之间确实存在着密切关系。还有人认为，智力也和遗传有关系。心理专家根据以往的研究结果推测，智力水平的高低75%受遗传的影响，25%则受环境因素的影响。

(二)生理

生理因素的影响，主要是指个体生理功能对其个性发展的影响，其中以内分泌腺的功能对个性的影响最为显著。在各种内分泌腺中，对个性形成影响作用最大的为脑下垂体。脑下垂体可分泌多种激素，每种激素又作用于多种腺体，在其所分泌的激素中，与个性发展关系密切的有三种激素：

(1)生长激素。生长激素的功能为促进身体的发育，如果生长激素的分泌过于亢进，可能形成巨人症；若生长激素的分泌量过低，则可能形成侏儒症。

(2)性激素。性激素的功能是促进个体性功能的成熟与控制性动机的强弱。

(3)肾上腺皮质激素。肾上腺皮质激素，对于维持个体生命具有重要的作用。当其分泌不足时，人的个性会产生剧烈变化，如体力衰退、反应迟钝、性机能退化、食欲不振、代谢功能失调等。

此外，如果甲状腺素分泌不足时，亦会影响身体的发育，如呆小症与精神迟钝者大多由于在发育期间甲状腺素分泌不足所致；相反，神情极度紧张者，则可能与甲状腺分泌过盛有关。

二、环境与社会

(一)家庭

许多心理学家认为，个体从出生到6岁的这段时间，是人的个性形成的重要阶段，这一阶段称为学前阶段。在此阶段的幼儿，绝大部分时间在家中，因此家庭环境对于个性的影响远比其他时期要大。有人认为，育儿方式可能与以后的个性发展有关系，而所谓的育儿方式，主要是指家庭对婴儿喂奶的方式以及大小便习惯的训练等。倘若婴儿在吃奶的过程中得不到温暖、爱抚、安全与舒适的感受，那么，其将来很可能会对人冷漠或恐惧。如果幼儿大小便习惯的训练过于严格，则可能会导致其形成冷酷、刚愎与吝啬等特质。

父母的教养方式对子女个性的形成与发展有着重要的影响。如果父母的教养方式是溺爱，那么日后子女的个性多为依赖、退缩、情绪不稳定、工作缺乏信心、抱负水平较低，易于受他人的暗示、受他人意见的左右等。如果父母采取完全放任的教养方式，则可能不利于子女养成判断是非对错的观念，使其不易适应群体生活。如果父母对子女采取严格的管教方式，则子女在性格上多表现为诚实、有礼貌、谨慎、负责任，但在另一方面却也表现出羞怯、敏感、对人屈从等性格特征。一般认为民主型的教养方式最好，因为那些具有良好适应的性格特质的个体，其父母往往尊重子女的意见，并且经常鼓励子女主动、自发和积极参与。这些民主型的家庭，父母既是子女的长辈，同时又是其依赖的朋友。

研究表明，残缺家庭对儿童个性的发展具有不良的影响和作用。有些学者统计提出，少年罪犯多来自于残缺家庭。形成残缺家庭的原因主要是父母(或其中一人)死亡和父母离异。有些父母离异之后将一切怨气发泄到子女身上，这将给子女个性的形成和发展造成更多负面的影响。

(二)学校

在漫长的人生发展道路之中，除了家庭对个性的形成有重要的影响之外，学校也是一个极其重要的环节。学校对学生个性塑造的影响主要取决于教师、同辈群体(或同学)、学校教育环境和文化氛围(包括班风、校风、学风、娱乐等)的影响。其中最重要的是教师管教学生的方式。教师管教学生的方式可分为专制的、民主的、放任的三种形式。专制型的教师，对班级内的教学目标及一切教学活动，完全由其一个人独裁，也就是教师自己说了算，学生只有绝对服从，而没有表示意见的余地。民主型的教师往往是与学生共同商定教学目标活动，教师鼓励学生积极参与，激励其创造性、主动性、积极性的发挥，从旁给予建议和辅导，而不是严加管制。放任型的教师，除了传授知识、技能之外，对学生的其他活动往往不关心、不过问，学生在学习上反映出无组织、无纪律的放任自流状态。而这三种类型的教学方式对于学生的个性往往会产生潜移默化的影响，并且影响效应是各不相同的。在民主型教育方式的影响下，学生往往主动、积极、善于积极思维，勇于承担责任和参与各项活动，合作意识强，具有创造热情或探索精神，并有一定的领导和组织能力。在专制型教育方式的影响下，学生往往缺乏同理心和感情移入的特点，也就是不懂得站在他人的角度为他人着想，体验他人的感受，缺乏合作精神，积极性、能动力差。在放任型教育方式的影响下，学生往往懒散、缺乏工作兴趣和热情，自我中心意识强，缺乏责任感和集体意识感。

(三)社会文化

每个人都生活在特定的社会文化环境中，各种精神文化、物质文化、规范文化等给人打下了深深的烙印。虽说每个人的社会化过程(尤其是微观社会化)有所不同，但总体上来说，对于一个民族的概括性的描述，却有一定的代表性和象征性，如英国人保守、德国人刻板、美国人进取、中国人勤俭等。这些行为现象在一定程度上说明了在同一社会文化的影响和作用下，人们在个性上会具有某些共同的特质。我国学者曾经对中美大学生做过比较，结果发现中国大学生在谦逊、顺从、秩序及坚毅等方面，常常表现出较高的需求倾向，但是在表现自我省察、支配、变异等需求倾向方面，却比同龄的美国学生要低。这些现象说明社会文化因素对人的个性发展确实具有一定的影响作用。

第三节 人格(或个性)理论

一个人的“人格”就是一个人的“个性”，研究人格理论的意义就在于帮助人们更清楚地了解自己和他人。在研究人格理论的过程中，由于各个心理学家的观点不同、研究方法不同，先后出现了几十种人格理论，这些理论都从不同的角度对人格进行了探讨。在此仅介绍几种最重要或影响最深远的理论。

一、特质论

最早的人格理论多是类型论，即将人格划分为几种人格类型。每一种类型都有其行为倾向。根据划分标准的不同，分别有体液学说、血型学说、体型学说等。类型论对行为的解释和描述往往简单而缺乏科学的说服力。事实上，人格是非常复杂的。因此，在其支配下的行为也就千变万化。而对于这种深奥的心理现象仅用几种简单的类型来加以解释和说明，显然颇难站住脚，同时也难以全面、完整地揭示人格的真实内涵。

现代心理学逐渐认识到类型论的不足和缺陷，并开始发展新的更具科学性的一些人格理论，而特质论则是其中之一。特质论的创始人是阿尔波特(G. W. Allport)，代表人物是卡特尔(R. B. Cattell)、艾森克(Eysenck)等。特质论的基本假设有三点：人格是由个人的某些特质所组成的，而个人行为又受这些特质的支配和作用；个人的人格特质具有持久性和统合性；了解一个人的人格特质之后，即可以预测一个人未来的行为倾向。

(一)阿尔波特的人格特质论

阿尔波特将特质分为两类：共同特质和个性特质。共同特质是指在一定的社会文化环境或条件下，所有的社会成员均具备的特质。个体特质则是指某个个体所具有的特殊的特质。阿尔波特认为，世界上绝不存在两个具有完全相同特质结构的人，因此只有通过对个体特质的研究来了解某一个个体。阿尔波特将个体的人格特质分为三类：

(1)首要特质，是指个体人格最独特之处。其特点是弥漫性、渗透性强，几乎波及或影响一个人的人格及全部活动的所有方面的倾向。例如说某人吝啬，此"吝啬"特质即可说明某人的个性。

(2)主要特质，是指组成个人人格的几个彼此具有统整性的重要特质。主要特质的渗透性比首要特质要差一些，但还是具有相当的概括性和一般意义的倾向。例如介绍一个熟悉人时，常指出此人具有如聪明、合作、热情、有责任心等特质。可以说主要特质是一个人人格特质的核心部分，概括了他行为的一贯性表现。

(3)次要特质，是指个人在适应环境时某些暂时性的行为倾向。次要特质接近于人的习惯或态度，它包括一个人独特的偏爱和癖好。例如某人喜欢喝咖啡而不喜欢喝茶。

(二)卡特尔的特质因素分析

卡特尔继承和发展了阿尔波特的特质论的思想，他将因素分析运用于人格的研究，对人格进行了广泛的、深刻的探讨。卡特尔将特质分为：

(1)个别特质与共同特质：卡特尔和阿尔波特一样，也认为人类存在着所有社会成员都具有的共同特质，只不过是每个成员的强度和他人有异。如智力每个人都具有，但强度却大不相同；并且，在同一个人身上的特质强度也会因时间、情境的变化而有所差异。个体所独具的特质称为个别特质。

(2)表面特质和根源特质：表面特质只描述一个人的外表行为，其观察材料比较肤浅，如调查了解到高学历者比低学历者看电视、上网聊天少等。这些就主要反映的是表面特质，而真正要探求人格的本质，就必须研究和揭示人的根源特质。根源特质是存在于深部的，产生某些行为的内部原因。一个表面特质都是由一个或多个根源特质引起的，而一个根源特质也可以影响几个表面特质。例如，高学历(表面特质)是由智力、有恒性、进取性、勤奋性等多种根源特质所促成；而智力(根源特质)则可影响学历、职业、兴趣等多种表面特质。这也就是说，表面特质是根源特质的表现形式，根源特质组成人格的基本元素，影响人的所作所为。

卡特尔将阿尔波特所收集的10000多个特质形容词浓缩成171个，然后运用群集分析将之合并为35个特质群，随后运用因素分析的科学方法将35个特质群加以分析，而获得16个根源特质。卡特尔认为这些特质才是构成人格的基本要素，并因此而编制了著名的"16PF人格测验"。这16种根源特质或人格因素(乐群性、聪慧性、稳定性、恃强性、兴奋性、有恒性、敢为性、敏感性、怀疑性、幻想性、世故性、忧虑性、实验性、独立性、自律性、紧张性)是各自独立的，存在于每个人的身上。每个人的人格特征不同，就是由于这16种人格因素在各人身上存在的强度不同，组合不同而造成的。测出16种人格因素的不同存在程度，就可得出一个人的人格特征轮廓。16PF人格测验现在已被广泛应用于心理学界、教育界以及职业选择等领域。

(三)艾森克的个性维度论

英国心理学家艾森克经过多年的研究，提出个性维度论。他将人格分为三个基本维度：内外倾、神经质和精神质。艾森克认为这三个术语与病理意义没有必然的联系。通常正常人身上也同样存在着这些特性，但它们只是在内外不良刺激因素的作用下，才有可能向病理的方向发展。内外倾的概念来源于瑞士心理学家荣格。内向者遇事比较退缩、害羞、沉默，外向者则善交际、好活动。人群中绝大多数人介于内、外向之间。神经质通常指情绪稳定与否，与人的自主性(植物性)神经系统活动特性有关。其两极是情绪稳定和神经过敏。精神质指冷酷心肠、缺乏人性的人，缺乏感情和同情心，好攻击、孤独，与心理病态、精神分裂、行为失调等概念相似。艾森克将维度研究与传统上的四种气质类型相结合，建立了内外倾和神经质两个基本维度及与之相对应的四个象限系统，如图 4-1 所示，该图描述了不同维度水平的特质及气质以及可能发生的心理障碍的关系。

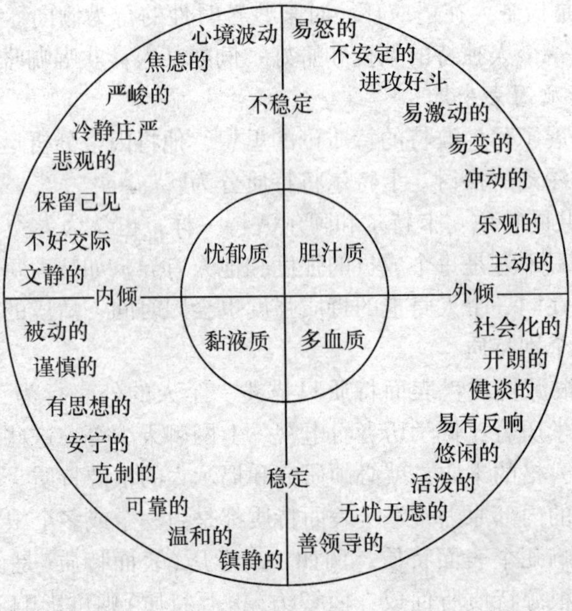

图 4-1　艾森克的两维度人格结构图①

二、精神分析论

在所有人格理论中，影响最深远者当数弗洛伊德创始的精神分析论(psychoanalytic theory)。弗洛伊德认为，人格是一个整体结构，由本我、自我、超我三个部分组成。这三个部分相互影响，对个体行为产生不同的支配作用，如图 4-2 所示。

由图 4-2 可知，人格结构包括本我、自我、超我三个部分。其中本我是属无意识的，而自我和超我则一部分属无意识的，一部分属有意识的。本我代表生物性本能的力量，超我则是社会规范，两者从根本上来讲是相冲突的。自我的作用就在于协调本我、现实、超我之间的关系，在遵循“现实”和“道德”的原则下，满足本我的要求。在现实生活中，本

① 郭念峰. 心理咨询师. 北京：民族出版社，2005：86.

我和超我在无意识领域中的冲突实际上是不可避免的。因此，如果自我的功能减弱，那么人格的三个部分就会失去平衡而彼此相互冲突，结果则易于导致心理疾病的发生。

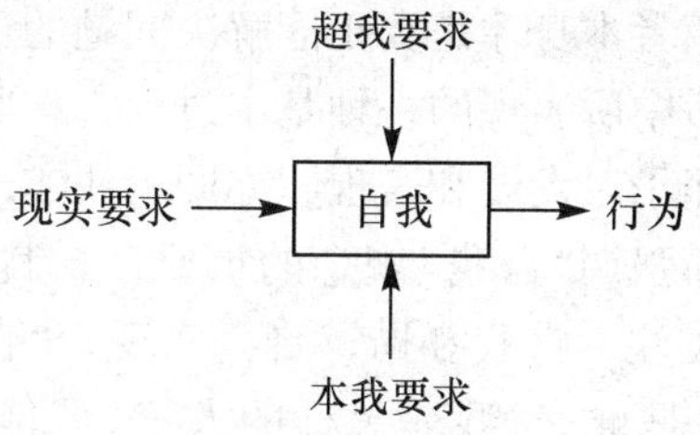

图 4-2　人格结构各部分作用①

三、社会学习论

社会学习论注重和强调行为和影响行为的环境条件，认为人格是个人行为的总和，而行为则是在一定的社会环境中通过学习而形成的。环境存在决定人的行为，人通过学习来适应环境，塑造自己的行为。以斯金纳为代表的传统学习理论，论述了操作性条件反射、强化现象对行为的作用。认为人与人之间在行为上的差异主要是由于每个人在成长的过程中经历的学习经验不同所造成的。而以班都拉为代表的社会学习理论，则以社会学习去解释人格的发展与形成。社会学习论认为人的许多行为是通过观察学习而习得的，主要反映在行为与行为后果(奖赏或惩罚)的联结，使个体学得一定的行为模式。而观察学习多半是以模仿与认同的方式来进行的。

特质论认为人格特质是持久的，然而社会学习论却认为，在某一情境下，个体的行为是个人根据对情境的评估而作出的反应；根据以往在类似情境下的行为，来作为目前行为的参考。因此，情境相似，且个人对情境的认知相同时，个体才会产生相同的反应。也就是说，情境是决定人的行为的主要因素。由上述可知，社会学习论十分重视人格形成与改变的情境因素，强调用量化与实验的方法来研究人格，所以，相对于其他人格理论来说，它具有一定的严谨性、科学性，但社会学习论的不足之处是过分重视情境因素，忽略了人的个别差异以及遗传、生理等因素对行为的重要作用。另外，许多理论均是从动物的实验结果进行的推测和延伸，故而对人类行为的解释还难以使人真正信服。

四、人本论

人本论的创始人是马斯洛(Maslow)与罗杰斯(Rogers)。马斯洛的需求层次论(生理、安全、社交、尊重、自我实现)中，自我实现乃是人类最高层次的需求或动机。马斯洛曾经对一些有杰出贡献的人物进行过研究，如林肯、爱因斯坦、罗斯福、杰斐逊等，马斯洛将他们看成是“充分自我实现的人”，并归纳出他们一些相类似的人格特征：爱生命、有创见、具坦诚、建知交、重公益、重客观、能包容、崇新颖、富幽默、择善固执、悦己信

① 岳文浩. 医学心理学. 北京：科学出版社，2001：98.

人等。马斯洛还指出，心理健康者正是自我实现者，能自我实现的人才是成功的人。

罗杰斯同马斯洛一样，也认为自我实现是人性的本质。他首创“非指导性”与“患者中心”疗法，认为每个人都有改变自己以趋于完美的动机，治疗者所扮演的角色只是在帮助患者探索自己、分析问题，患者本身才是真正能解决问题的关键人物。罗杰斯所强调的自我实现的内涵是指人们在生活中所表现的一种基本过程，在此过程中个人了解与接受自己的性向、潜能及禀赋，并进而予以发展和表现，亦即自我实现是一种了解、接受、发展及表现个人潜能的过程。罗杰斯强调“自我”观念的重要性，其有关“自我”理论的要点包括四个方面：自我观念、积极关注、自我和谐、自我实现。“自我”也就是指一切与“我”有关的属性与价值观，包括“我是谁?”“我是怎样的人?”“我能做什么?”等意识。个人则通过“自我”观念，去评价各种经验，并给予相应的调整。调整和改变自我不和谐的办法就是向当事人提供一个和谐环境，对他进行无条件的积极关注，使他在这种自然情境中促进对自我的积极探索，形成和谐的自我观念，发挥其自我实现的潜能。

虽说人本论的自我观念与自我实现的界定还需进一步充实和完善，但强调以人为中心的人本论却给人格心理学开拓了一个新的研究境界。人本论改进了特质论的支离观、精神分析论的病态观、社会学习论的情境观，重视整个的人，重视健康的人，不是消极地探索一些异常行为与心理治疗的问题，而是采取积极的态度和手段，研究健康人或正常人的行为。因此，人本论的提出和研究，使人格理论有了新的进步和发展。

第四节　气质、性格与健康

一、气质与健康

(一)气质的定义

气质是高级神经活动类型特点在人的行为方式的反映。气质是个人心理活动的动力特征。这种动力特征主要表现在心理活动的强度、速度、稳定性、灵活性与倾向性上。心理活动的动力特征既表现在人的感知觉、记忆、思维等认识活动中，也表现在人的情感和意志的活动中，特别是在情感活动中表现得更为明显。例如，某人思维的灵活性、观察的敏捷性、注意力集中的程度，以及其情绪产生的快慢、强弱、稳定性以及变化的速度，意志努力的强度等，均是他的心理活动的动力特征的表现。

气质在很大程度上是由遗传素质所决定的。气质是人脑的机能，与高级神经活动类型的关系特别密切。气质的特性，在一定限度或范围内，由于生活和教育尤其是早期教育的影响，可以发生一定的改变。实践表明，遗传对气质的影响有随年龄增长而减弱的趋势，而环境对气质的影响有随年龄增长而增大的趋势。

(二)气质类型学说

1. 希波克拉特的体液学说

古希腊医生希波克拉特早在2500年以前就提出，人体内有四种液体，即血液、黏液、黄胆汁和黑胆汁。每一种液体和一种气质类型相对应。黄胆汁相对于胆汁质，血液相对于多血质，黏液相对于黏液质，黑胆汁相对于抑郁质。一个人身上哪种液体占的比例比较大，他就具有和这种液体相对应的那种气质类型。在希波克拉特之后，有两名著名的心理生理学家，即艾森克和巴甫洛夫的理论都支持了其关于四种气质类型的划分，说明希波克拉特的四种类型的气质划分是比较符合实际的。

(1)多血质。属于敏捷好动的类型。这种类型具有很强的反应性、兴奋性、灵活性和可塑性。反应速度快、敏感性较弱。在行为上可看出他们热情、活泼、敏捷、精力充沛、适应能力强、容易与人相处、热爱集体、具有明显的外向性。然而，注意力不易集中、兴趣和意向不稳定。容易受感情支配且感情也不深刻。

(2)黏液质。属于缄默而沉静的类型。这种类型感受性弱，反应性也弱，主动性却较强；不灵活，可塑性差；情绪兴奋性弱，反应速度慢；行为表现是缓慢、沉着、镇静、有自制力、有耐心、刻板、内向；与人交往适度，情绪平稳。

(3)胆汁质。属于不可遏止型。这种类型感受性弱，反应性、主动性很强，兴奋比抑制占优势；情绪兴奋性强，反应速度快，外向、刻板、不灵活；行为表现常常是反应迅速、行为敏捷，在言语、表情、姿态上都有一种强烈而迅速燃烧的热情表现；在克服困难上有不可遏制和坚忍不拔的劲头。

(4)抑郁质。属于呆板而羞涩的类型。这种人感受性很强，往往为一点微不足道的事而动感情；反应性、主动性都很弱；刻板、内向；情绪抑郁、反应速度缓慢、不灵活、不善于交际；行为表现孤僻，避免同陌生的、刚认识的人交往，不相信自己；在新的情况下，容易感到惶恐不安，在强烈和紧张的激情下容易疲劳，在习惯的环境下表现为安静；动作迟缓、软弱；具有高度情绪易感性，情绪体验方式少，但体验深刻，强烈而持久且不显露。这种人在顺利的环境下，在友爱的集体中，可能表现为温顺、委婉、细致、敏感、坚定、能克服困难，富有同情心等优良品质。在不利条件下，则可能表现为伤感、沮丧、忧郁、神经过敏、深沉、悲观、怯懦、优柔寡断。他们常病态地体验到各种委屈的情绪。

2. 克瑞奇米尔的体型学说

20 世纪 20 年代德国精神病理学者克瑞奇米尔根据对精神病患者的临床观察认为，人的体型结构与气质特征以及与所患精神病种类有一定的关系。他把人分为两种类型：

(1)瘦长型。瘦长型的人，身躯和四肢细长、瘦小，皮肤干燥，骨骼和肌肉都不发达，其特点表现为孤僻、严肃、沉静和多思虑等。精神分裂病患者多属于这种类型。

(2)矮胖型。这种类型的人身体矮胖、脂肪丰富、四肢粗短，其特点是情绪不稳定，时狂时郁，狂时兴奋，情绪开朗；郁时兴趣淡薄，心情抑郁。狂躁抑郁性精神病多属于这种类型。虽说克瑞奇米尔的体型学说试图从生理的因素来说明气质的根源，但是却未能提出生理因素与气质类型之间的因果联系的科学根据。

3. 古川竹二的血型学说

血型学说在日本比较有影响，这种学说是由古川竹二提出来的。古川竹二认为人的气质、性格、个性是由人的血型所决定的。因此，就可通过检验血型而测定或判断气质、性格或个性。一般认为，A 型血对应黏液质；B 型血对应多血质；O 型血对应胆汁质；AB 血型又可分为偏 A 型与偏 B。偏 A 型者对应黏液质；偏 B 型对应多血质(如表 4-1 所示)。其实，人的血型并不止这几种，而且在实际生活中血型相同而气质类型不同，或者气质相同而血型不同的现象并不少见，所以血型学说也是缺乏科学根据的。

表 4-1 血型与气质之间关系

血 型	气 质	心 理 特 征
A	黏液质（消极保守）	性情温和，老实稳妥，多疑虑，怕羞，顺从，常懊丧追悔，依靠他人，感情易冲动
B	多血质（积极进取）	感觉灵敏，不怕羞，不易受事物感动，善于社交，多言，好管闲事
AB	外表是血质 内里是黏液质	外表是 B 型，内里是 A 型
O	胆汁质（积极进取）	志向坚强，好胜霸道；不听指挥，爱指使别人，有胆识，不愿吃亏

资料来源于日本学者古川竹二关于血型与性格学的研究。

4. 伯曼的激素学说

美国的心理学家伯曼提出激素学说。该学说认为个性中的气质、性格等是由人体内分泌腺的活动所决定的，并根据人的某种腺体特别发达，而把人的气质、性格归为相应的类型。

(1)甲状腺型。甲状腺分泌过多，在个性上有任性、主观、自信心过强等表现。若分泌不足，则表现为迟缓、冷淡、被动、痴呆等。

(2)脑垂体型。有耐性、细心、温顺、智慧聪颖，能忍受身心的痛苦。

(3)肾上腺型。精神饱满，意志坚强，感知灵敏，情绪容易激动。

(4)性腺型。性腺功能亢进者富于侵犯性。而性腺功能不振者侵犯性较少，容易对文学、艺术、音乐感兴趣。

(5)甲状旁腺型。该型的人常表现出侵犯性行为。

虽然内分泌腺的活动对人的心理和行为有着重要的影响，但是，内分腺的活动并不是孤立的，因为内分泌腺的活动也受神经系统的支配，所以不能把气质只看做是由内分泌腺所决定的。

5. 巴甫洛夫高级神经活动类型学说

苏联生理学家巴甫洛夫运用动物条件反射实验的方法建立了高级神经活动学说。巴甫洛夫的学生后来又开展了大量的实验研究，证明巴甫洛夫的高级神经活动学说也适用于人类。巴甫洛夫的这一学说，由于较科学地解释了气质的生理基础，因而得到心理学界的广泛认可。

(1)高级神经活动过程的基本特性。巴甫洛夫指出，高级神经活动的基本过程有两个，即兴奋和抑制。而兴奋抑制这两个基本过程又存在有三个基本特性，即神经过程的强度、平衡性和灵活性。神经过程的强度是指神经细胞能接受的刺激的强弱程度，以及神经细胞持久工作的能力。神经过程的平衡性是指兴奋和抑制两种过程的力量是否平衡。神经过程的灵活性指兴奋和抑制两种过程相互转化的难易程度。

(2)高级神经活动类型。巴甫洛夫根据大量的实验研究，确定了四种高级神经活动类型，即兴奋型、活泼型、安静型和抑制型。这四种高级神经活动类型的神经过程特点，以及与之相对应的气质类型，见表4-2。

表4-2 **神经活动过程的特性、高级神经活动类型与气质类型的关系①**

神经过程的基本特性			高级神经活动类型	气质类型
强度	平衡性	灵活性		
强	不平衡		兴奋型(冲动型)	胆汁质
强	平衡	灵活	活泼型	多血质
强	平衡	不灵活	安静型	黏液质
弱			抑制型	抑郁质

巴甫洛夫的高级神经活动类型和心理学中的气质类型之间有着对应的关系，可以把高级神经活动类型看做是气质类型的生理基础。但是胆汁质、多血质、黏液质和抑郁质这四种气质类型是典型的气质类型，真正属于这四种典型气质类型的人并不多，大多数人实际上是属于两种或两种以上气质类型的混合型。

至目前为止，对于心理现象(特别是人的气质)的生理机制的较科学的解释，大多数学者认为仍要推崇巴甫洛夫的高级神经活动类型学说。但即便如此，我们也不认为可以根据高级神经活动类型来划分人的个性类型。这就是说，还应考虑社会等因素对气质形成的影响；否则，我们也会像体液学说、体型学说、血型学说、激素学说等理论一样，最终陷入生物决定论的泥潭之中。

(三)气质对性格的形成和社会环境适应的影响

1. 气质对性格形成的影响

性格主要是在后天的社会生活环境中逐渐形成的，它主要包含态度、理智、情感、意志等特征。不同气质类型的人在形成这些性格特征时有些比较容易，而另有些却比较难。例如，胆汁质的人容易形成勇敢、果断、坚毅的性格特征，但却难以形成善于克制自己情绪的性格特征。多血质的人容易形成热情好客、机智开朗的性格特征，却难以形成耐心细致的性格特征。

2. 气质对环境适应性和健康的影响

社会环境是不断变化的，面对各种不断变化的新环境，不同气质类型的人，应对反应是不同的。一般说来，多血质的人机智灵敏、善于变通，懂得用灵活、巧妙的方法去应对社会环境的变化；黏液质的人常用克己忍耐的方法去应付环境；胆汁质的人脾气暴躁，其行为易受情绪左右，故而在不顺心时易于产生攻击行为，造成不良后果；抑郁质的人敏感多疑，情感脆弱，易于产生挫折感。

由于不同气质类型的人情绪兴奋性不同，适应环境的能力不同，这会直接影响到人的健康。通常认为，气质类型极端的人情绪兴奋性太强或太弱，往往表现为适应环境的能力

① 郭念峰. 心理咨询师. 北京：民族出版社，2005：77.

比较差，容易影响到身体的健康。我们要注意对这种极端气质类型的人给予更多的关照，具有极端气质特征的人也要学会有效地进行心理调适，尽量避免强烈的刺激和大起大落的情绪波动。

二、性格与健康

(一)性格的定义

性格是指人对现实的态度以及与之相适应的、习惯化了的行为方式。性格是在社会生活实践过程中逐渐形成的，一旦形成就比较稳固，它会在不同的时间和情况下表现出来。性格的稳定性并不是说它是一成不变的，性格也是可塑的。性格既然是在后天社会生活环境中形成的，故而当社会生活环境发生重大变化时，也一定会带来性格特征的显著性改变。

性格很大程度上受后天社会文化环境的影响，可直接反映一个人的精神风貌。而气质主要取决于先天生物遗传因素。因此，气质更多地体现个体的生物属性，性格更多地体现个体的社会属性，个体之间的个性差异的核心是性格的差异。

(二)性格的结构

性格的结构主要涉及四个方面，即态度特征、情绪特征、理智特征、意志特征。性格的这些特征并不是相互分离的，而是彼此关联、相互制约，有机地组成一个整体。

1. 性格的态度特征

性格的态度特征主要是指一个人如何处理社会各方面的关系的性格特征，即个体对社会、对集体、对他人、对自己以及对事物的态度特征。如有些人大公无私、热爱集体、助人为乐、认真负责、谦虚谨慎；而有些人则自私自利、损人利己、对他人对集体漠不关心、不负责任、敷衍了事。人们在态度特征方面所表现出的差异性，同其后天社会化的微观和宏观社会生活环境及其影响关系密切。态度是一个人对人、对事或对物等所持有的评价和相应的行为倾向性，它是在后天生活中习得的，由认知、情感和行为(意向)三个要素组成。一个人对待现实的态度，反映了他在社会现实生活中追求什么、拒绝什么，反映了他采取什么样的行为方式去追求所要得到的东西，以及反映他如何去拒绝所要避免的东西。正是由于态度直接反映了人们对于事物所特有的、比较恒定的倾向，所以，态度特征是性格的核心，也就是说态度特征决定性格的其他特征。

2. 性格的理智特征

性格的理智特征主要反映一个人在认知活动中的性格特征，如认知活动中的独立性和依赖性。一般说来，独立意识强的人，往往善于独立思考，能根据自己的任务和兴趣去主动地观察、探索；而依赖性强的人，则往往缺乏主见，容易接受他人的暗示，随波逐流，由于缺乏独立思考的习惯，所以愿意借用他人现成的思维成果或答案。

3. 性格的情绪特征

性格的情绪特征是指一个人的情绪对他的活动的影响以及他对自己情绪的控制能力。有良好的情绪特征的人善于控制自己的情绪，情绪稳定，具有积极乐观的心境状态；有不良的情绪特征的人则是事无巨细，均容易引起情绪波动，心境易于消极悲观，情绪控制的能力差。

4. 性格的意志特征

性格的意志特征指的是一个人对自己的行为自觉地进行调节的特征，良好的意志特征是有远大抱负，坚强的信念，崇高的信仰，行动有计划，自制力强，有毅力，遇事果断，有主见；不良的意志特征是胸无大志，虚度光阴，怯懦任性，易受暗示，优柔寡断，盲目、无计划行事等。

虽说上述性格特征在一个人身上表现为一个有机的整体，然而，性格的各种特征并不是一成不变的机械组合，常常是在不同的场合下会显露出一个人性格的不同侧面。如一个人在陌生人和熟识人的场合，在工作和家庭的场合以及在上属和下属的面前常常反映出不同的性格表现。

(三)性格与健康

1. 性格对疾病的影响

医学研究证明，人的性格与疾病的关系极为密切。不少人受先天遗传和后天生活的影响，形成了有害于身体健康的某些性格特征，如性情急躁、缺乏耐性、嫉贤妒能、疑心重、易激动、爱发怒等。

有损健康的性格对人体健康的影响是多方面的。它可以对人体大脑、内脏及其他部位产生危害。例如，经常忧郁的人，容易造成大脑过度抑制，免疫功能失调，进而导致营养性功能紊乱，人体虚弱早衰。易发怒的人，当发怒时，胃的出口处肌肉骤然收缩，导致胃肠功能紊乱，甚至造成器质性损害。愤怒和痛苦的情绪，还可使人的交感神经极度兴奋，心跳加快，心肌耗氧量增高，由于外周动脉血管阻力增加，血小板聚积力增高，血清胆固醇平均浓度增高，导致心脏收缩血压升高，逐渐会引起高血压和冠心病。

脾气时晴时雨、变化无常的人患严重疾病的可能性要比性格平和的人大得多，早衰、早逝的可能性也大得多。性格内向、忧郁、消沉、多虑的人容易患溃疡病、神经官能症、内脏下垂、哮喘症、癌症、便秘等。爱嫉妒的人容易患急性胃炎和出现头痛、食欲减退、失眠多梦等症状。一般说来，性格开朗、乐观活泼、善于交际、心直口快的人，患慢性非传染性疾病、精神疾患的概率相对要低些。

性格的差异也影响疾病的变化情况。癌症不经治疗而自行痊愈的人绝大多数是性格乐观、无忧无虑的人。高血压、冠心病会因患者急躁易怒而加剧，也能因患者情绪开朗、温和而好转。胃溃疡病会由于患者情绪压抑、焦虑而加重病情甚至癌变。而性格乐观向上的人，即使是得了溃疡病，溃疡面愈合也较快。

2. A 型性格与疾病

(1)A 型性格的概念。自 20 世纪 50 年代 Friedman 和 Rosenman 等提出 A 型性格模型以来，人们对 A 型性格及其特征进行了大量的研究。由于性格具有一定的稳定性，所以通过 A 型性格人群外化的行为方式和语言表达可以折射出其典型的个性特征。一般认为，A 型性格是具有超强竞争意识和高度时间紧迫感并表现出敌意倾向的个性特征。具体来说，A 型性格的人普遍具有不同程度的下列一些特征：有时间紧迫感，行动匆忙；对人有敌意；喜欢竞争，抱负水平高；性情急躁，容易激动；缺乏耐心。

(2)A 型性格与疾病。

①A 型性格与冠心病。有些学者对上海市 3361 人的性格类型与冠心病的相互关系进

行了调查研究，结果表明，A 性格冠心病患病率 9.76%明显高于 B 型人群(其个性特征与 A 型性格相反)患病率 3.81%。在冠心病患者中，A 型与 B 型人群比例为 3.12：1，即 A 型性格人群患病几乎比一般人群高两倍半①。另外，流行病学调查表明，A 型性格者冠心病发病率是 B 型性格者的 2 倍，复发率是 B 型性格者的 5 倍，死亡率是 B 型性格者的 4 倍。研究结果还显示，A 型性格者的血胆固醇、甘油三酯、去甲肾上腺素水平均较高。为此，A 型性格被看成是与高胆固醇血症、吸烟及高血压并列的四项冠心病危险因子之一。

②A 型性格与高血压。A 型性格的个体在长期的心理、社会应激状态下，他们的神经内分泌系统处于高度唤醒状态，心血管系统呈高反应性，交感-肾上腺系统的紧张性增高，血液中的肾上腺素、去甲肾上腺素的持久分泌也增高，最后导致持续性高血压。我国学者杨菊贤等，对 200 例高血压患者和 200 例正常人对照进行了性格类型的研究，结果发现，A 型性格者在高血压组占 79.5%，在对照组只占 42%。这说明高血压病人中 A 型性格居多数，且调查反映 A 型性格的人平时激动时血压波动极大，说明激动是促使血压上升的重要因素。因此，可以认为 A 型性格群体是高血压的易感群体。

③A 型性格与癌症。近年来，许多学者注意到情绪与癌症密切相关，并对此进行了大量的调查和研究。有人还提出一种容易导致肿瘤的性格模型，即 C 型性格。C 型性格的情绪特征是经常压抑自己的情绪，过分忍让，怒而不发，回避矛盾，内向，好生闷气。流行病学研究结果说明，C 型性格的人，其宫颈癌的发病率比其他人高 3 倍，患胃癌、肺癌等危险性也更高。

---

①　岳文浩. 医学心理学. 北京：科学出版社，2001：133.

第五章　应激与健康

大量的实验与临床研究证实，外界刺激会引起人们的神经系统、内分泌系统和免疫系统的功能产生不同程度的变化。当这些变化超过了人们的身心调节或应对极限时，就会导致相应的心身性疾病。由此，引起许多学者对应激的研究兴趣。自从加拿大生理学家和医学家塞里(Selly H.)在1936年首先提出“应激”的概念以来，应激现象一直深受人们的重视。尤其是近年来，人们越来越清楚地认识到应激给人们的健康带来的负面影响的严重性。

第一节　应激的概念

一、什么是应激

有关“应激”的概念，尚无统一的定义，说法有许多：应激是一种刺激；应激是一种紧张反应；应激是一种压力处理；应激是一种整体现象，等等。“应激”的概念之所以未能统一：一方面由于研究者的兴趣和学科领域的不同而使其对应激现象的领悟有所不同；另一方面则是因为现已了解和掌握的有关应激的知识尚不足以解释心理社会应激源如何影响体内的生理反应。此外，还因为生活在社会环境中的每个人面临的社会环境是复杂、多变和不断发展的，所以，心理学中关于应激的研究也是动态发展和变化的。1968年，拉泽鲁斯(Lazarus)提出了心理应激的概念。他认为心理应激是指人对外界环境有害物、威胁、挑战经认知、评价后所产生的生理、心理和行为反应。现代应激理论则将应激定义为：应激是个体面临或察觉(认知、评价)到环境变化(应激原)对机体有威胁或有挑战时做出的适应性和应对性反应。

究其本意，到底什么是应激反应呢？我们所理解的应激反应，是对个人带有一定刺激性的周围环境的相当长期的影响，对个人具有或多或少的情感意义，并在中枢神经系统中以及在受中枢神经系统支配和控制的各种机体系统中引起相应的反应。人们周围环境中的应激反应的影响是多种多样的，它们可能是由于刺激因素太多、太强(如噪声、紧急状态，时间急迫地完成工作、人际紧张、要求过高等)或者由于刺激因素不足(单调无味、乏力、要求偏低，在社会上的孤立、寂寞、交往少等)，从而作为冲突反映出来。机体的情感反应性对应激反应的影响具有重要的意义，人们通常把消极情感看做是造成某些心身性疾病的原因。例如，人们在谈到心血管病，尤其是高血压时，说其是“情感病”，不言而喻，诸如恐惧、懊丧等持续性消极情感可能是引起疾病和促使疾病加重或发展的因素。

人类的任何活动，都要求人们保持某种程度的紧张。只有这样，人们才能更好地适应一定的生活环境，才能更好地较长时间地集中自己的注意力，坚定不移和全力以赴地去完成他们所面临的任务。在紧张状态中，通过神经和内分泌系统释放能量，从而导致机体功能的加强(应激反应)。这种紧张是取得成就的重要因素。如果紧张过后能在最短期限内出现恢复所耗能量的松弛，那么这种应激反应(紧张)就不会对人产生危害。但是，倘若一直紧张而没有有规律的松弛或者松弛得不够，那么紧张就会对人的健康产生有害的影响。在各种生活境遇中，人们都可能出现这类长期紧张的状态，如在个人生活和工作中的冲突局面，人与人之间的关系遭到破坏，对未来没有信心、害怕危险，因期限短暂而常有的压迫感和怕完不成工作而提心吊胆。如果没有掌握足够的知识和技能而又必须完成工作任务，如果没有充分的准备就接受任务，而且对完成任务又力不从心，那么其后果就可能是长时间的紧张。此外，集体中不健康的道德气氛，个人精神失常、性格软弱、懊丧、恐惧、失望、失败、自我能力估计过高、奢望的追求，同他人接触不够、经常性的乏力和在社会上的孤立，等等，都可能造成长期的紧张状态。在所有的长期应激反应状态中，都有着消极的情感，这些消极的情感将会破坏性地影响着人的活动和影响着人的机体各系统的功能。

总的来说，应激其实是一系列有关心理社会因素相互作用的过程或系统，应激给人类社会既带来积极的效应，同时也给人类健康带来负面的影响。

二、几种应激理论

(一)认知价值理论

认知价值理论认为，难以理解或难以控制的事物更具有应激性。面对难以理解或难以控制的应激事物，人们是否能继续坚持下去，并良好地应对，这取决于每个人从生命的各方面吸取力量的能力。当某些个体缺少时间和力量去顾及其他潜在应激问题时，则会使工作能力下降及出现其他应激症状。

(二)唤醒理论

唤醒理论主要是讨论来源于生理唤醒的应激作用。该理论认为，对于简单的应激事实，轻度唤醒可促进任务的完成，因它可把注意力集中到任务的需要上；面对复杂的应激事件，唤醒则会干扰任务的完成，重要的暗示可分散注意力。所以，随着应激而增加的唤醒，依据任务的复杂性，完成任务的能力可增加或降低。

但是，这种有关唤醒的想法是极难进行实验研究的。因为唤醒极难测量，尽管生理性唤醒测量方法有很多，如心率、呼吸频率和皮电阻等，但这些并不与心理唤醒产生较好的联系。

(三)情绪功能论

情绪功能理论是以情绪反应为中心的理论。应激可造成人的失败，因烦恼和刺激所致。这种情绪变化可降低对于工作的兴趣和完成任务的能力。当然，情绪功能论只能解释某种应激，因为并不是所有的应激都会产生消极情绪以及降低完成工作的能力。

(四)失助理论

失助理论认为当人们面对应激时会产生失助感。事实上，每个人都有过致力于某一事物而没成功的体验，如恋爱受挫、晋升失败等，而这类事情往往是难以控制的。

上述四种理论均未能全面地解释应激现象，但每种理论都提出一种概念性梗概，不同的概念提出了不同的减少应激的措施，尽管每个理论仅能解释特殊应激源反应的一部分，但其应用价值在于，将应激反应引入高水平并提出了新的探索途径。

第二节 应 激 源

一、应激源

应激源(stressor)是指那些能引起机体稳态失调，并唤起适应反应的环境事件与情境。人在自然界生存，又要参与社会生活，时刻都在经历着自然与社会的变化，其中还包括自身生理和心理的变化。所有这些变化都有可能成为应激源而引起应激。具体来说，应激源主要来自三个方面：

(一)外部物质环境

物理因素，如高温、高压、外伤、噪音、射线等；化学因素，如药物、强酸、毒品等；生物因素，如病原微生物、寄生虫等。

(二)个体的内环境

机体内部各种必要物质的产生和平衡失调。如营养缺乏、内分泌激素紊乱、机体内酶和血液成分的改变等，这些问题常由外环境所引起，因此，它既可以作为应激源，又可以是应激反应的一部分。

(三)心理社会环境

1. 心理性应激源

心理性应激源是指个体因认知水平、价值观念、宗教信仰、伦理道德所致的强烈的心理冲突和情绪反应；动机与行为之间的矛盾及个性方面的缺陷等。主要表现为各种挫折和心理冲突。

2. 社会性应激源

现代人类所遭遇的应激源主要是社会性应激源，包括重大的应激性生活事件、日常生活困扰、工作或学习相关应激源及生存环境应激源等。

(1)应激性生活事件。美国著名心理学家霍尔姆斯(Holmes)将在美国常见的43个生活事件列成表，对5000多例不同年龄、文化、职业的受试者生活事件的刺激强度进行测试，编制了“社会再适应量表”(social readjustment rating scale，SRRS，又称生活事件心理应激评定量表)，以生活变化单位(life change unit，ICU)来反映心理应激的强度。该表人为地规定配偶死亡的生活单位为100，作为最高的刺激强度，其他生活事件的计量由受试者与前述标准对比参照自评，最后获得了这个群体43项生活事件自评的生活变化计量单位的平均值作为常模(见表5-1)。

表 5-1　　**社会再适应评定量表(SRRS)①**

等　级	生活事件	LCU	等　级	生活事件	LCU
1	配偶死亡	100	23	儿女离家	29
2	离婚	73	24	婚姻纠纷	29
3	夫妻分居	65	25	杰出的个人成就	28
4	坐牢	63	26	妻子开始或停止工作	26
5	家庭成员死亡	63	27	上学或毕业	26
6	个人受伤或患病	53	28	生活条件的变化	25
7	结婚	50	29	个人习惯的改变	24
8	被解雇	47	30	与上司的矛盾	23
9	复婚	45	31	工作实数或条件变化	20
10	退休	45	32	搬迁	20
11	家庭成员健康变化	44	33	转学	20
12	妊娠	40	34	娱乐改变	19
13	性的困难	39	35	宗教活动变化	19
14	家庭增加新成员	39	36	社会活动变化	18
15	业务上的新调整	39	37	抵押或贷款少于万元	17
16	经济状况的改变	38	38	睡眠习惯上的改变	16
17	好友死亡	37	39	一起生活的家庭成员数量变化	15
18	工作性质变化	36	40	饮食习惯改变	14
19	夫妻不和	35	41	休假	13
20	抵押超万元	31	42	圣诞节	12
21	抵押品赎回权被取消	30	43	轻微违法行为	11
22	工作职责上的变化				

通过回顾性与前瞻性调查表明，生活变化单位升高与多种疾病明显相关。如霍尔姆斯等提出，若第一年 LCU 累计在 150 单位以下，预示第二年可健康、平安；若在 150~300 单位之间，则第二年患病的概率可达 50%；若在 300 单位以上，则第二年患病率可达 70%。但这种分析不是绝对的，因为应激反应的强度以及应激的致病的作用还与其他很多因素有关，社会再适应量表(SRRS)目前是研究心理、社会因素与疾病关系的重要手段，但还存在一些需要完善的方面。如应激性生活事件与日后的发病相关性不高，甚至不相关；生活事件有时是加重疾病，而不是引起疾病；ICU 的定量不能反映在接受应激与应对

① 张宁. 医学心理学. 南京：东南大学出版社，2001：33.

过程中的个体差异，尤其是对刺激评价的个体差异；不能反映孤独、单调及生活中缺少变化等境况所导致的应激。尽管还有许多尚未解决而必须进一步研究的问题，但该量表开创了生活事件定量研究的途径。

(2)日常生活困扰。日常生活中常见的应激因素有父母离异、夫妻关系紧张、家庭成员之间关系紧张、家庭成员患病或死亡、家庭出现重大经济困难等。此外，恋爱、婚姻、妊娠等，也会对机体产生不同程度的影响。

(3)工作或学习相关应激源。现代社会中，随着生活节奏的加快，竞争的加剧，人们在工作和学习上所投入的精力越来越多。因此，来自工作或学习方面的应激往往十分频繁地影响和作用着人们。常见的有关工作或学习方面的应激源主要是：工作学习负担过重、过于繁忙、难度过大，以至于力不从心；工作职业与学习内容与志趣不一致；角色转换的不适应或工作环境单调乏味，压抑人的工作热情和成就感；工作或学习环境的人际氛围不和谐、缺乏凝聚力等，这些都可能对人们不同程度产生一定的影响和作用。

(4)环境应激源。环境应激源包括自然环境应激源和社会环境应激源两个方面。自然环境应激源包括水灾、旱灾、地震、洪水、风暴等，社会环境应激源则主要包括交通拥挤、战争、环境污染、政治动荡、晋职或晋升不顺、下岗等。流行病学调查研究发现，高应激地区(根据社会经济条件、犯罪率、暴力行为、人口密度等指标确定)人群高血压的发病率高于低应激地区，这说明社区的综合因素会成为应激源。人们不难发现，当今对人类影响和威胁最大的应激源，主要来自于心理社会环境的变化，由此所造成的社会压力和紧张也越来越引起人们在思想和行为上的重视。

二、应激对身心的影响

(一)生理应激

在各种应激源的刺激作用下，机体往往会产生相应的生理反应去应对，这种反应正常体现为机体对应激做出适度的调节和反应。但如果这些应激反应过于强烈、持久，就可能导致躯体疾病。

塞里认为，应激是机体对内、外环境中各种刺激作用于机体时所产生的非特异性反应，即各种不同的应激源都引起相同的应激反应，而不管这种应激源是愉快的或不愉快的。它往往以一种特殊综合征的现象反映出来。关于应激状态的生理反应，塞里通过动物实验得到了证实。塞里在进行动物实验时，将牛卵巢提取物注入大白鼠体内，结果大白鼠产生了显著的生理和生化方面的变化。塞里将这种生理和生化的变化状态分为三个阶段：

(1)警觉阶段。当机体受到伤害性刺激后，会产生一系列生理、生化反应来进行体内动员和防御，故而此阶段也被称为动员阶段。主要反应有肾上腺活动增强，心率和呼吸加快，血压增高，出汗，手足发凉等现象。

(2)阻抗阶段。上述警觉阶段中所出现的各种生理和生化的反应在此阶段中仍然持续存在，垂体促肾上腺皮质激素和肾上腺皮质激素分泌增加，糖皮质激素的释放会影响机体的免疫功能，盐皮质激素则可导致体内钾、钠等电解质平衡失调，抗利尿激素分泌增加而导致水潴留。塞里认为，在多数情况下，应激只引起这两个阶段的变化，并且绝大多数是可逆的，也就是可以达到相应的适应状态，机体功能最终能恢复正常。

(3)衰竭阶段。如果刺激源继续存在，阻抗阶段持续时间过长，机体最终将进入衰竭阶段，表现为淋巴组织、脾脏、肌肉和其他器官发生变化，最终的结果是躯体受到损伤和患病，甚至死亡。

塞里指出，上述三个阶段均属于垂体—肾上腺皮质系统激活的表现，应激是机体对各种应激源或紧张刺激物的一系列非特异性的适应反应，主要局限在生理、生化方面的变化。他将这些非特异的改变称为"全身适应综合征"，并开创了著名的应激学说。可以说，塞里是第一个将外界刺激(应激)和疾病与健康联系起来的学者，他使人们对疾病的认识进一步扩展，将病因学的研究转入更广泛的领域。但是塞里的研究仅限于动物实验，对动物的观察仅限于生理方面的变化，其观察指标也仅局限于对动物器官水平的肉眼观察。因此，塞里的应激又被称为生理应激。

(二)心理应激

1. 认知反应

轻度的应激状态有助于个体增强感知能力，活跃思维。但强烈的应激状态则会对认知活动产生不良影响，导致如感觉过敏或歪曲、思维或语言迟钝或混乱、自知力下降、自我评价降低等现象。在急性应激状态或某些神经症病人身上可以看到上述症状。

2. 情绪反应

应激会引起焦虑、恐惧、愤怒和抑郁等多种不良情绪。而焦虑是心理应激下最常见的一种情绪反应。适度的焦虑可提高人的警觉水平，以适当的方式去应对应激源，有利于个体适应外界环境的变化；但过度的焦虑则会破坏个体的认知能力，使人难以做出符合理性的判断和决定。

3. 行为反应

在应激状态下，个体的行为常常表现为两种类型："战"或"逃"。所谓"战"，是指人在遭遇应激时，表现接近应激源，分析现实，研究问题，寻找解决问题的途径；"逃"则是远离应激源的防御行为。另外，还有一种情况是既不"战"，也不"逃"的行为，称为退缩性反应，表现为顺从、依附和讨好。

4. 自我防御反应

通过自我防御机制，个体面对环境的挑战，对自己的应对效果做出合理的解释，从而减轻应激所引起的紧张和内心痛苦。

(三)应激对身心的影响

1. 急性高水平应激与疾病的关系

在应激的急性、警戒期，个体进入到全身心的戒备状态。消化系统停止活动，而肝脏成倍地工作转换糖、脂肪、蛋白质等所有可供利用的能源进入备用状态，配置丰富的能量；内分泌通过肾上腺髓质分泌儿茶酚胺而参与这种能量的动员；心血管系统泵送血液向各需要能量的组织提供氧气与能源，从而使神经系统能快速传递信息，肌肉可以做快速、有力的收缩和运动，瞳孔散大伴眼球扫视使视野宽阔、清晰。在这种警戒状态下，不论刺激是被察觉的危害，还是某种丧失或挑战，个体都在储备能量随时准备行动或应对。

这种应激反应的结果是导致机体产生疲劳。随着基本的营养、运动及足够的休息的平衡生活方式，机体可得到恢复而免遭伤害。一般说来，那些中等量的短程应激对心因性及体因性疾病的影响是非常小的。然而，十分不幸的是，现代人时时在遭遇着应激，被应激源所包围。当人们无法消除或应对应激源时，机体就难以长期保持这种激活状态，于是机体就转入低水平的抵抗期反应，并从而接受长期慢性应激源的影响。

2. 慢性低水平应激对机体的影响

时间过于持久的低水平应激反应对机体有损耗作用，如内分泌、肌肉、消化、心血管及免疫系统等的功能紊乱或疾病，就与长期的慢性的应激紧张密切相关。

(1)应激与内分泌系统。神经内分泌系统中的下丘脑—垂体—靶腺轴是一个反馈调节系统，各轴之间又有相互关系。因此，任何一轴的某一组成部分受损将会导致整个系统功能障碍。最初的研究主要是下丘脑—垂体—肾上腺皮质(HRA)轴及交感肾上腺髓质系统。如今已知有更多的激素参与应激，如下丘脑—垂体—甲状腺轴、下丘脑—垂体—性腺轴、生长激素系，以及催乳素等，均已列入应激激素的行列。慢性激素不平衡可以影响从性功能障碍到免疫系统机能低下等许多方面。

(2)应激与肌肉系统。慢性低水平的心激，会导致骨骼肌、心肌和平滑肌慢性轻度的紧张性收缩。在应激的抵抗期可产生慢性肌紧张，这种情况常常被人们所忽视。慢性肌紧张在骨骼肌表现为肌肉或肌群疼痛，这种疼痛并不是急性用力过度，而是从轻微紧张性头痛一直到痛性痉挛。慢性平滑肌紧张可导致消化不良或便秘。与骨骼肌不良健康状况有关的慢性肌紧张，包括头痛、腰背痛、颞颌关节障碍、眼病，以及肌肉痉挛、拉伤、撕伤等。

(3)应激与心血管系统。慢性低水平应激使冠状动脉供血不足，心率加快，血压升高，血液成分改变，加速粥样硬化等，进而加快心血管疾病的发展。故而冠心病、高血压动脉粥样硬化、偏头痛等都与慢性低水平应激有关，而脑血管意外、心律失常与急性强烈的高水平应激有关。

3. 应激与免疫系统

罗彻斯特大学行为及心理社会医学部主任 R. Ader 于 1964 年提倡的心理神经免疫学，将意识、脑、神经内分泌与免疫系统相联系，这些理论及思想为应激与免疫系统的研究提供了基础，大多数心理神经免疫学专家认为，应激引起精神性障碍，如抑郁和焦虑，是最常见的与神经系统有关的免疫功能失调。负性情绪状态可导致免疫抑制。

在正常情况下，免疫系统具有以下五项主要功能：识别不属于机体的异物，如细菌、变应原、刺激物；防止入侵物的袭击；保护机体免遭既往侵袭过的同类入侵物的再感染；对畸变细胞在其癌化之前执行监督与破坏；阻止难以治疗的感染(如病毒感染)的复发。如果免疫系统任何部分遭受破坏，那么上述免疫功能的完成就会受到影响，从而导致机体的免疫功能降低或障碍。

4. 应激与消化系统

慢性应激引起平滑肌紧张，结合胃酸高水平及唾液分泌的减少，可导致各种消化道障碍；对于那些处于慢性应激状态之中，同时又有消化道障碍的遗传倾向者则更加显著，消化道平滑肌慢性紧张可导致腹泻、便秘、食道及结肠痉挛。慢性平滑肌紧张还会影响消化道的蠕动，延缓推进。

第三节　应激的应对策略

现实生活中的应激事件是普遍存在和难以避免的。有人认为，应对活动实际上贯穿于应激作用的全过程。那么，究竟怎样才能有效地应对或处理那些无法摆脱的各种应激事件或应激情境呢？研究表明，可采用增进认知水平、提高情绪的控制能力、科学利用社会支持系统等应对策略来解决或缓解各种应激带给人的紧张和不良的身心感受。

一、增进认知水平

所谓增进认知水平，也就是让个体认知评价事物时，努力提高客观性、准确性，而不是随着自己的情绪紊乱，对现实进行歪曲的理解或认识。个体的认知水平受个体的认知评价的影响，而认知评价(对应激事件所持有的态度和信念)是在后天的社会化过程中逐渐形成起来的。因此，人的认知水平就完全可能在后天学习和教育过程中得以完善和提高。

有些学者认为，要增进认知水平，最根本的问题就是要改变几种不良的思维方式。

(1)不要总是认为自己的工作、学习和生活中存在着一系列的问题。

有些人总是过分地要求完美，唯恐出一点差错。为此，在现实工作、学习和生活中过于谨慎、小心，经常处于慢性紧张之中。

(2)不要以偏概全。

这种人当遇到某些不顺利的事件后，常常爱将所遇事件扩大化，迁移到所有的其他事情上去，从而就认为事事不顺，产生不安全感。

(3)不要让自己总想做“老好人”而受到内心冲突的折磨。

有些人为了和同事或朋友和谐相处而不得不委屈自己去放弃那些本属自己应得的机遇和利益。这种习惯性的压抑自己欲望的做法，常常会使自己内心产生冲突的折磨感。这种经常性的忍让、顺从、成全他人所致的内心冲突的折磨感是一种慢性应激源。

(4)不要过分在意他人的评价。

在现实生活中，有时候他人就如同一面镜子一样，能清楚地看到自己所看不到的东西。因此，他人的评价对于我们每个人塑造自身的良好形象来说是十分重要的。然而，虽说他人的评价非常重要，我们也不能将之绝对化。如果将他人的评价绝对化，过分在意，求全责备，这时就会对自己带来心理上的压力和紧张。

二、提高自我控制能力

自我控制是指通过认知控制应激反应能力的过程。这一过程包括学会发现负性情绪、认知混乱等应激唤起或激活的现象。一旦这些现象或苗头被发现或认知，个体就应迅速采取某些策略去降低应激反应。如个体可采用简单的放松反应或对应激情境进行重新评价来有效地减轻或阻断应激反应。

对于每个人来说，实际上自己就是把握各种应激事件或情境的主人。不论是在工作、生活和学习中，你自己完全能够控制许多事情，只要你遇事头脑冷静、理智判断和思考，寻找积极的处理措施，而不是遇事慌乱、情绪冲动、草率行动。因此，每个人应时常给自己提个醒，暗示自己是控制各种应激局面的“驾驭者”。

三、科学利用社会支持系统

社会支持系统主要来自家庭、朋友和同事等。研究表明，科学地利用社会支持系统，将有利于降低或减轻个体的应激强度，使应激事件让人更易忍受。一般说来，社会支持的形成主要有三种：

（一）信息及情感沟通与指导

当个体遭遇应激事件或情境时，有时会表现为头脑混乱，情绪冲动或不稳定，这时就难以对应激事件做出准确、客观的判断。对于这种情况，社会支持系统可以提供对付应激事件的信息，并给予个体安慰、劝说、解释以及解决问题的具体指导。

（二）给予情感和物质支持

当应激事件不可避免或已经发生的情况下，对遭遇应激者提供情感上的关怀、物质上的支持，往往可以缓冲和减轻应激带来的不良情绪反应和感受。有些学者认为，这种支持有助于个体保持自尊。

（三）提供鼓励与保证

鼓励当事人做应激事件的“驾驭者”，帮助其寻找解决问题的积极办法和措施，并对当事人强调和保证，任何严重的事情都可以过去，也都可以找到相对可行的解决方法。只要主观努力，主宰应激是完全可能的，生活将会恢复到正常的状态。研究证实，通过帮助当事人有效应对，社会支持可以消除应激事件引起的心理及身体不良后果。

另外，大量研究表明，宠物也具有社会支持的作用。拥有宠物的人相对来说不易出现应激反应，而且也不易患那些与应激关系密切的一些疾病。例如，在心脏病患者中，养有宠物者的死亡率比不养宠物者要显著低一些；养有宠物的单身心脏病患者，其存活率甚至比配偶健在者还要高。

第六章 心理障碍与健康

第一节 心理障碍概述

一、心理障碍的概念

心理障碍是指人的感知、记忆、思维、智能、注意、情绪、意志等心理过程和个性偏离正常人群，不能按社会标准和要求从事活动以及有效适应社会环境的异常心理现象。心理障碍又称精神障碍，它不是单纯性的生物学疾病的概念，而是涉及生物、心理和社会三个方面。心理障碍内含的生物学概念是指人的脑功能偏离正常或者说是脑分子水平或细胞水平的病理变化。心理障碍内含的心理学概念是指患者自觉有心理痛苦并主动求治，心理测量结果表明其心理活动偏离正常范围。心理障碍内含的社会学概念是指患者生活自理能力、人际交往能力、学习、工作和操持家务的能力，遵守社会规范和适应相应的社会文化等方面的能力出现一项或多项障碍。

随着医学向微观分子医学的进展，已发现有许多心理障碍患者的大脑某些脑区分子水平有明显的分子异常和化学变化，虽然在显微镜下未发现器官或细胞组织的异变，但从理论上来说，任何心理障碍都可能是脑功能障碍的表现，因为大脑是心理的器官，心理是大脑的机能。

近20年来，随着我国经济的发展，社会竞争也越来越激烈。在严峻的竞争环境中，有许多人不善于控制情绪、调节行为，结果都患上不同程度的心理障碍。由于我国健康心理学及心理卫生方面工作的滞后，故而大量的心理障碍患者得不到及时的治疗。这些心理障碍患者不仅自己受到精神的折磨和煎熬，而且给周围的人带来拖累和麻烦，其结果会影响人的生存质量，影响社会的和谐发展。

二、心理障碍的成因

引起心理障碍的因素有很多，但概括起来主要有生物因素、心理因素、社会文化因素及不良的生活方式等。

(一)生物因素

1. 遗传

研究证明，许多心理障碍，如神经症、情感性精神病、精神分裂症、精神发育迟滞等，与遗传因素有关。有些病理生理学家认为，情感性精神病的发生，是由于神经元细胞膜有遗传性缺陷，去甲肾上腺素(NE)、多巴胺(DA)、5-羟色胺(5-HT)的增多(躁狂)或减少(抑郁)，在此基础上发生的继发性改变。当单胺氧化酶(MAO)含量减少时，有可能会导致精神分裂症，而MAO与遗传的关系十分密切。

2. 感染

中枢神经系统感染往往导致器质性心理障碍，尤其是慢性病毒的感染、中毒和颅脑损伤，常常在引起脑生理功能改变的同时也引起心理障碍，由脑肿瘤、脑变性、脑血管疾病、脑损伤等脑部病变所导致的精神障碍，其生物学的病因比较明确。

3. 脑内分子水平化学病变

研究发现，有些心理障碍在显微镜下并未发现器官、组织、细胞有病理变化，然而在分子水平却有化学病变或称为分子病变。遗传因素对各种酶的合成有着直接的影响，并且还对机体的代谢过程产生影响；而环境因素则通过神经系统对体内的化学变化产生影响。多巴胺及去甲肾上腺素是中枢神经系统内传递信息的介质，多巴胺大量存在于尾状核、纹状体及丘脑下部。纹状体内的多巴胺在受体部位的活性改变，可能是精神病发病的基础，抗精神病药物之所以能起治疗作用，关键就在于其能够影响多巴胺的合成与储存，影响多巴胺与受体的结合。抗精神病药可引起锥体外系不良反应，这是由于黑质纹状体内的多巴胺活性降低所致；而中枢抗胆碱能药物，如苯海索能使乙酰胆碱活性受到抑制，相对地增强多巴胺的活性，故可治疗锥体外系不良反应。而抑郁症患者尿中环磷酸腺苷(CAMP)排出量减低，躁狂者则排出量增加。抑郁症患者清晨空腹血中酪氨酸和色氨酸含量降低。总的来说，从药物效应的实验研究来看，生化因素在精神病的发生过程中起着重要作用。但其详细的作用机制还有待于进一步探索和研究。

4. 神经类型

一般认为，弱型的人容易患抑郁性神经症、恐惧症等。虽说许多心理障碍患者并没有遗传性的缺陷或脑器质性病变，但这类人在面临各种精神性刺激时，比其他人更易于产生心理障碍。故而有人推测，这类人在躯体、大脑功能或结构方面可能存在某种潜在的缺陷，这类人在情感上的脆弱性、敏感性等也正是与上述推测的某些方面相吻合。

(二)心理因素

1. 易病性心理素质

日常生活中，A型行为方式的人往往易患冠心病和心血管疾病，并且心理过程也偏激好冲动、易怒；C型行为方式的人除了易患癌症、糖尿病、哮喘和溃疡病以外，在个性上往往表现为压抑、焦虑、愤怒等情绪障碍；意志过于薄弱的人，自信力低，自控力低，易患强迫症。此外，疑病和神经质人格易患疑病性神经症，抑郁型人格易患抑郁型神经症等。

2. 应对挫折的能力

现实生活中的每个人都不可能在人生旅途中一路坦途，都会遇到一些不尽如人意的挫折情境和事件，如学习不顺、失恋、下岗、失业、患病、离婚等。面对挫折，由于每个人的身心素质、社会经历、知识经验等的不同，因而相应的情绪反应、应对能力也就各异。通常那些应对挫折的能力弱、解决问题的能力差的人，更易患各种神经症。

3. 社会生活事件

人在一生中会遭遇许多的社会生活事件，每一社会生活事件对人来说都是一种社会心理刺激，是一种应激反应。社会生活事件的性质、强度、持续时间；人们对它的认知评价和相应的态度；引起情感体验的强度；遭遇社会生活事件当时的生理、心理功能状态；是否有社会支持系统的精神援助等，都可以看做是影响社会生活事件能否引起心理障碍的原因。

（三）社会文化因素

有人将社会文化划分为三个类型，即智能文化、规范文化和思想文化。智能文化是指人们利用其已掌握的科技知识去改变人们的生活环境和劳动条件的文化；规范文化是指现有的社会政治制度、伦理道德和风俗习惯等影响和支配人们的生活方式和行为模式的文化；思想文化是指意识形态、宗教信仰和文学艺术等。智能文化、规范文化、思想文化都对人们的精神生活、心理状态以及个人的心理健康有着重要的影响作用。此外，人们的社会地位、性别、年龄、职业、城乡、文化程度等的差别也是影响人们心理健康和行为的重要因素。

社会文化模式强调社会文化环境因素在导致心理障碍中的作用，并认为人们的心理障碍的产生不完全是内部心理过程的问题所引起的，而可能是人们所处的不健康的社会文化环境所导致的。一个人的个性发展要与其所处的社会文化环境相适应。倘若一个人的社会角色冲突、行为偏离社会规范，健康的个性发展受到损害，就会发生心理异常。而社会生活中的重大变化，如制度改革、都市化、激烈的竞争机制、贫富差距等社会问题，都会增加人的心理障碍发生的可能性。社会文化模式还强调在对心理障碍的治疗上，不应把注意力仅放在病人身上，应将视线对准社会环境。目前，社区精神卫生和精神病三级防治网等就是一种较为科学的整体思想。

（四）不良生活方式

随着我国经济的飞速发展，人们的物质生活条件有了很大的改善，人们的生活方式也发生了相应的变化，尤其是城市人的生活方式的改变更为显著：（1）人们之间的交往越来越少。现代的城市住房，多半是单元居室，即使是周末休息，人们往往也很少相互串门，更谈不上信息沟通和情感交流。因此，许多人感到生活单调、乏味和寂寞。（2）人们的饮食结构欠科学、合理。有些人偏爱吃高脂肪类、高胆固醇类、含盐量过多等食物，而这些种类的食物均是对身体健康不利的。（3）不良的生活习惯。许多人不注重体育锻炼，还有些人酗酒、吸烟、赌博、吸毒、淫乱等。以上不论是人际交往的减少、饮食的不合理，还是那些不良习惯和嗜好，其作用结果均会影响人的心身健康状况。在有些人身上还会反映出情感脆弱、心理免疫力降低等不良心理反应。

第二节　神　经　症

一、神经症概述

神经症（neurosis）是指一类病因尚不完全明确，其主要精神因素、个性特点不存在器质性病理基础的轻型精神障碍。截至目前，有关神经症的说法众说纷纭，尚无统一的看法。我国著名的心理治疗家徐俊冕认为，神经症是一种精神障碍，主要表现为持续的心理冲突，病人觉察到或体验到这种冲突，并因之而深感痛苦且妨碍心理功能或社会功能，但没有任何可证实的器质性病理基础。此定义说明神经症包括精神障碍的持久性、意识的心理冲突、痛苦、没有器质性病变四个要素。

中华神经精神科杂志编委会在1985年10月制定的《神经症临床工作诊断标准》中将神经症定义为，神经症指一组精神障碍，为各种躯体的或精神的不适感，强烈的内心冲突或不愉快的情感体验所苦恼。其病理体验常持续存在或反复出现，但缺乏任何可查明的器质性基础；患者力图摆脱，却无能为力。由强烈的情感体验或某种心理机理引起的运动或感觉功能障碍，或意识状态改变，即所谓"转换性"或"分离性"精神障碍，也包括在内。

神经症的病因涉及许多方面，如精神因素、社会环境因素、遗传、内分泌代谢、颅脑损伤和人格特点等。目前，已在运用生物学、心理学、社会学的研究方法，沿着多种途径进行研究和探索，在社会心理方面的研究进展也很快。

有人认为，神经症是相对于一定的文化而言的，某些文化视神经症为病状，另一些文化则可能视其为正常。就个人的心理机制而言，神经症病人的行为特点在于其反应的刻板性，即病人往往对外界事物持有主观偏见；病人的潜力和实现潜力的分裂，患者自身由于其内部冲突的阻碍，人为地为其个人设置障碍。神经症患者是"反对他自己的人"、"无法自拔的人"。

"神经症"是苏格兰医生William Cullen于1769年首先提出的，意思是泛指神经系统的疾病，涵盖脑卒中、昏迷、歇斯底里、疑病症、晕厥等各种原因引起的痉挛和精神失常。直到19世纪，人们才逐渐认识到神经症是一种心理(精神)障碍。总的说来，自18世纪提出神经症的概念到今天，其内涵和外延已发生了很大的变化。虽然从定义上来说仍未统一，但其主要含义已有了共识。现在对神经症比较统一的看法是，神经症是一种不伴有脑器质性病变的心理障碍。患者有明显的可查出的心理冲突，且摆脱不了，并自觉心理痛苦，有情绪障碍，心理活动和社会功能某一方面偏离正常，但自制力良好，主动求治。

就世界范围来看，神经症的发病率较高，据WHO统计，神经症患病率为5%~8%。从我国目前的情况来看，尤其是在青年大学生中发病率较高。因此，神经症是当今综合医院中要加以高度重视的问题。

二、几种常见的神经症

(一)强迫性神经症(强迫症)

Morel于1866年首次提出强迫症(obsession)，强迫症也就是强迫性神经症的简称。强迫症可定义为不能以主观意志所克制，而反复出现某些观念、意向和行为为临床特征的一组心理障碍。

强迫症病人通常主观上体验到来源于自我的某观念和意向的出现是不必要的，或其重复出现是不恰当的，但又难以通过自己的意志努力去加以抵制，从而引起强烈的紧张不安和严重的内心冲突。所伴随的某些重复动作和行为往往是患者为了减轻其内心的紧张不安，屈从于令人不快的思想和意向或进行对抗而呈现出来的继发现象。强迫症的病态不在于那种心不由己的自我强迫本身，而正是在于病人感到必须对它加以抵抗，从而产生一种十分紧张不安的痛苦体验。

1. 病因与发病机制

(1)生物因素与心理生理学说：①遗传。调查结果说明，患者父母中5%~7%患有强迫症。此外，临床上观察发现约2/3的强迫症患者发病前就存在有强迫性人格特征。由于人格特征与遗传因素有密切关系，故而许多学者认为强迫症的发病与遗传有关。②强迫型人格。强迫型人格的核心特征是缺乏自信和完美主义思想。要求自己严格，做事力求完美，胆小怕事，谨小慎微，一丝不苟，优柔寡断，严肃古板，做事按部就班，注意细节，酷爱清洁。有强迫型人格的个体容易在心理压力下或生活事件应激下发展为强迫症。强迫人格的特征可概括为不完善感、不安全感、不确定感。“三不”之中只要有一个很突出，就是典型的强迫人格。③尾核功能亢进说。有人研究发现强迫症患者有尾核代谢功能亢进的现象，且与强迫程度呈正相关。经抗强迫药物治疗之后，强迫症患者的强迫症状在消除的同时，尾核代谢功能亢进的现象也随之消失。由此而提出强迫症的尾核功能亢进说。在正常状态时，苍白球对丘脑起抑制作用，当苍白球功能被尾核抑制后，则其对丘脑的抑制作用也就减弱，最后导致丘脑—皮层认知环路功能活动亢进，产生强迫症状。④脑内5-羟色胺能神经元活动减弱说。用PET标记法发现强迫症患者脑内5-羟色胺递质释放减少，而用增高脑内5-羟色胺能神经活动的药物和升高脑内5-羟色胺的三环类、一环类、四环类抗强迫症药物都可有效地减弱和消除强迫症状。心理生理学说认为，强迫症发病是由于在遗传、强迫型人格的基础上，应激引发尾核5-羟色胺变化所致。

(2)心理社会因素。强迫症发病与许多心理和社会因素有关。各种各样的生活事件、心理过度应激常常是发病和加重症状的重要诱因。从许多强迫症患者的病史资料中发现，其发病与工作、学习紧张、人际关系紧张、家庭不和睦、夫妻生活不协调、家人死亡、意外事故等有关。

2. 临床表现

(1)强迫观念。明知某些想法和表现，如强迫疑虑、强迫对立观念和穷思竭虑的出现是毫无意义、毫无价值的，但无法摆脱和自拔。

(2)强迫情绪。出现某些难以控制的不必要的担心，如担心自己丧失自制、会违法、会做出不道德行为或精神失常等。

(3)强迫意向。感到内心有某种强烈的内在驱使力或冲动感，但从不表现为行为，却使患者深感紧张、担心和痛苦。

(4)强迫动作。患者屈从或对抗强迫观念而表现出来的重复进行的行为动作，如强迫检查、强迫洁癖、强迫计数等。

(5)起病缓慢，病程较长。临床表现为时轻时重，随年龄增加症状可能减轻或缓解。

3. 治疗

(1)心理治疗。强迫症是森田疗法的适应证，森田疗法的宗旨在于顺其自然、为所当为。如果让患者学会顺其自然，达到形成一个顺其自然信念的习惯时，强迫症也就不治自愈了。也可选用认知疗法、行为疗法。有些心理治疗专家认为，系统脱敏疗法、催眠疗法、暴露疗法、厌恶疗法、思维阻断疗法等，治疗强迫症疗效显著。

(2)药物治疗：氯丙咪嗪是治疗强迫症的标准药物。氟西汀(fluoxetine，百忧解)和曲唑酮(trazodone)同样有效。

(二)焦虑性神经症(焦虑症)

“焦虑症”概念是1894年由Freud所提出的。焦虑症是焦虑性神经症的简称。它可定义为发作性或持续出现紧张不安，预感到似乎要发生某种难以对付的危险，并伴有交感神经亢进为主的头晕、心悸、脑闷、呼吸急促、出汗、口干等症状和运动性不安。患者的焦虑通常并不是由实际存在的某种威胁所引起，而是一种没有明确危险目标和具体内容的不安全感。

1. 病因与发病机制

焦虑的产生与机体的素质和环境有密切的关系。患者性格多有些自卑，易于紧张、恐惧，对困难估计过分，患得患失，烦躁不安，依赖性强，对自身躯体和内脏情况过于关注。有人认为焦虑症可能与遗传因素有关。

精神分析学派认为焦虑是一切神经症的核心因素。焦虑的根源是精神的内在冲突，包括本能冲动与现实原则、本能冲动与道德准则之间的冲突。因防御行为机制的作用而使原始冲动得不到满足和发泄，当本能冲动继续累积到某一程度，超过自我控制能力所能控制的极限状态时，其结果就会导致焦虑，患者表现为激动、浮躁、坐立不安、紧张与失眠等。

当机体内外各种不利因素引起神经活动过度紧张时，大脑皮质内抑制的弱化引起皮质下兴奋性增强，皮质下的杏仁核、下丘脑及其他脑结构受影响，产生焦虑的精神性症状，一系列自主性(植物性)神经功能紊乱，网状结构的功能也受到影响，患者的下丘脑—垂体—肾上腺皮质轴活动增强。血中皮质类固醇增多，通过反馈机制使肾上腺及5-羟色胺的功能活动过度，更新加快，从而出现焦虑。焦虑的产生可能与多种神经递质，如去甲肾上腺素、5-羟色胺、γ-氨酪酸、甘氨酸等的相互作用有关。焦虑症的胆碱酯酶活性明显降低，乙酰胆碱可促使ACTH分泌，从而影响焦虑情绪反应。此外，人体内源性的抗焦虑物质的匮乏或功能阻滞也会引起焦虑。

2. 临床表现

焦虑性神经症有两种主要的临床表现形式：急性焦虑(惊恐障碍)和慢性焦虑(广泛性焦虑)。

(1)急性焦虑：又称为惊恐障碍，其典型表现常常是焦虑情绪突然发作，患者突然处于一种无原因的极度恐怖状态，呼吸困难、心悸、喉部梗塞、震颤、头晕、无力、恶心、胸闷、四肢发麻，不真实感或大祸临头感。此时观察患者，往往发现其面色苍白或潮红、呼吸急促、多汗，坐立不安，甚至产生一些难以理解的冲动性行为。病情较轻的患者会出现短暂的心慌、气闷的现象。患者往往自知性强、体验深刻，并求助于他人的力量设法摆脱难以忍受的煎熬状态。急性焦虑发作的持续时间为数分钟至数十分钟，但很少超过12小时，然后自行缓解。有过急性焦虑经历的患者常常会担心再次发作，有些患者甚至害怕自己因为心脏或呼吸系统疾病而致死。

(2)慢性焦虑：又称为广泛性焦虑。患者常表现为烦躁不安、心悸、胸闷、疲乏无力、气急、易激惹和神经过敏等。因交感神经功能亢进，而出现呼吸急促、胸闷、口干、上腹不适、心动过速、胀气、尿频、尿急等，并经常出现睡眠障碍。因肌肉紧张而出现紧张性头痛，肌肉紧张痛(如腰背痛等)，双手轻微震颤等。患者经常表情紧张、双眉紧锁。

这种紧张不安的特点是持续的、经常的，并且无固定的内容或明确的对象。有些患者则反复呈现不详预感或期待性焦虑，总担心会有什么不测的事情发生。遗传研究结果表明，慢性焦虑的某些方面具有遗传特性。

3. 治疗

(1)心理治疗。治疗焦虑症，常用的有认知疗法、系统脱敏疗法、放松疗法、催眠疗法以及生物反馈疗法。

(2)药物治疗。主要用两类药物：苯二氮草类(BZ)和丁螺环酮(BUP)。此外，还有三环类抗抑郁剂(TCA)、β-受体阻滞剂以及某些抗组胺药。治疗惊恐障碍的药物主要有TCA和MAOI，以及帕罗西汀(SSRI)、苯乙肼、丙咪嗪、去甲丙咪嗪、阿普唑仑和氯硝西泮等。严重焦虑者可用抗精神病药物奋乃静等。

(三)恐怖性神经症

恐怖性神经症也叫做恐怖症，是指病人具有一种在正常情况下不具有的对某一特定物体、人际交往或处境，产生异乎寻常的强烈恐惧或紧张不安的内心体验，从而出现回避反应。患者所表现出的恐惧强度往往与他所面临的实际威胁颇不相称，患者明明知道自己的害怕是不合理的，甚至是很可笑的，但偏偏不能克服自己的恐惧情绪和回避行为。

1. 病因和发病机制

恐怖症的形成除了受遗传因素所致的某些特性(如个体易感性、个体人格特点等)的影响外，而且与早期的精神性创伤和后天的社会学习有关。患者常表现为胆小、内向、羞怯、被动、依赖性强的个性。这是既往遭受过意外事件的恐吓、儿童时的创伤性体验所造成的不良后果。患者曾经对某些特定的刺激唤起过深刻强烈的惊恐情感反应，继而被抑制下去了，以后每当遇到和那些特殊体验有联系的相同情境或刺激出现时，就会因条件反射而产生恐怖和回避行为反应。有些研究成果提示，社交恐怖症与童年期的教养方式、童年期的行为特点有着密切的关系。那些3岁以前表现为胆小、羞怯的人，在成年后往往容易产生社交恐怖症，并且还与青春期不良性的刺激和经历有关。此外，还有些学者认为，恐怖症可能与脑内5-HT和NE的减少有关。临床实践证明，应用5-HT和NE的药物来抗恐惧，其降低恐惧的效果十分显著。

2. 临床表现

恐怖性神经症常急剧发病，中心症状是恐怖，因之引起强烈的焦虑，甚至达到了惊恐的程度。恐怖性神经症的临床表现主要是：社交恐怖；动物恐怖，如对蛇、虎等；场所恐怖，如对公共场所、广场、飞机、车站、商店等；对某特异性处境的恐怖，如对黑暗、高处、幽闭、学校；疾病恐怖，如对艾滋病、乙肝、癌症等；事件恐怖，如对考试、应聘、演讲等。

3. 治疗

(1)心理治疗。恐怖性神经症的治疗主要在分析病因、解释的基础上，采用行为疗法，如系统脱敏法、满灌疗法等。对于社交恐怖症最常用的是认知行为疗法。

(2)药物治疗。对恐怖性神经症而言，药物治疗从整体上说是辅助治疗。其作用往往是缓解患者的焦虑情绪或伴随的抑郁情绪，一般用MAOI、SSRI、苯乙肼、帕罗西汀等。

（四）抑郁性神经症

抑郁性神经症也叫做抑郁症，是指一种持久的心境低落、郁郁寡欢状态，常伴有焦虑、躯体不适和睡眠障碍。患者往往有治疗要求，无明显的运动性抑制、幻觉、妄想以及思维和行为紊乱等精神病特征。生活能力未受到严重影响。抑郁性神经症要与抑郁性精神病相区别。抑郁性精神病有精神病人特有的幻觉、妄想、自知力低下、生活自理能力降低，并有精神运动性迟缓，如说话慢、动作慢、症状有明显的晨重夜轻等现象。在有些国家，抑郁性神经症约占精神科门诊病人的10%。在我国，许多医生以前往往将其误诊为“神经衰弱”，近年来对本病有了新的认识，并加强了警觉和重视。

1. 病因和发病机制

研究表明，抑郁性神经症与遗传因素有关。这是由于在抑郁性神经症患者的家族中，患情感性精神障碍的比率高于正常人群。患者家族多有所谓的抑郁性人格障碍，表现为缺乏自信和自尊，对人过分依赖，自我强求，容易悲观，感情脆弱。另外，某些后天因素和生活事件也常常是导致此病的重要原因。如慢性躯体疾病经久不愈，持久的精神紧张刺激，家庭生活、工作和人际关系中遇到困难，事业上遇到挫折，以及各种心理社会刺激，均可成为致病的因素。在现实生活中，抑郁性神经症患者大多表现为个性不够开朗、多思多虑、多愁善感和适应新环境困难等特点。

2. 临床表现

抑郁性神经症多为缓慢发病，有明显的环境应激和社会压力，80%以上的患者病程持续多年仍不痊愈。抑郁性神经症的基本临床表现是持久的情绪低落、忧郁、苦闷、沮丧。患者往往对生活和活动的兴趣显著减退，甚至丧失；通常不愉快、悲观、缺乏希望；对工作的热情降低，无所追求和向往、身心疲惫、丧失动力；自卑、自责，自我贬低、自我评价下降、后悔、内疚等。有人将抑郁性神经症的表现概括为六个“无”，即无乐趣、无希望、无办法、无精力、无意义、无用处。此外，有些患者还表现出社会性退缩，反应性思维迟滞，多种模糊的躯体不适感，自主性（植物性）神经功能紊乱及睡眠障碍等。

3. 治疗

（1）心理治疗。可采用认知疗法、行为疗法来缓解抑郁症状，但仅用于轻度抑郁和有慢性心理社会问题者。

（2）药物治疗。临床实践证明，抑郁性神经症是可以治愈的。用SSRI和TCA疗效较好。此外，Ranay（1999）和Shors（1998）等发现，雌激素治疗抑郁性神经症有较好疗效。

（3）运动疗法。每天进行规律性的运动，有明显的抗抑郁效果。

（五）疑病性神经症

疑病性神经症也称疑病症，表现为患者对自身健康状况或身体的某一部分功能过分关注，怀疑自己患某种躯体或精神疾病，但实际健康状况和自身的感觉并不相符，医生对疾病的解释或某些客观检查结果，常常不能消除病人的固有想法和成见。患者处于持续疑虑、恐惧的痛苦状态中，有些患者还伴有焦虑、抑郁和强迫现象。

1. 病因和发病机制

疑病性神经症大约占门诊和住院病人总数的1%，女性发病稍多于男性。患疑病性神经症的男性，大多具有强迫性人格，女性则往往与癔病、个性有关。通常表现出个性敏感多疑、主观、固执、自我中心、自怜和孤独等特点。尤其是在有过度执拗、要求过度精确完美、过分坚持等人格中较为常见。大约有一半的患者存在发病前的诱因，如患躯体疾病、遭遇伤感的重大生活事件之后，患者多思多虑以及接触相似情境后的自我暗示和条件联想。此外，有些不当的过多检查和解释，对于此病的诱发和治疗产生了不良的影响作用。

2. 临床表现

疑病性神经症的临床症状可归纳为疑病性烦恼、对健康过分关注、疑病性不适以及感觉过敏、疑病观念四个方面。这四个方面的特点在每个具体患者身上有不同的混合和交叉，故而本症的临床表现形式也就形式繁多。共同特征集中表现在对自身健康毫无根据的疑病观念，诉说身体的某部有特殊的不适感、异样感、疼痛感等。有许多患者有严重的疑病性强迫观念，如认为自己患了癌症；认为自己一个脸大、一个脸小，一条腿粗、一条腿细；怀疑吃的饭菜中有毒或餐具不干净有细菌等。有些患者强迫自己四处求医，但经检查无任何病后，仍不能摆脱强迫观念。疑病性神经症的患者对症状的真实性和病因、病理性质要比对症状造成的痛苦本身更感兴趣，这一点是本症的十分显著的特征和表现。

3. 治疗

(1)心理治疗。疑病性神经症的治疗以认知疗法为主。此外，催眠疗法、暗示疗法、森田疗法也对疑病性神经症有较好疗效，也可采用改变环境、转移注意力、改变生活方式的方法治疗。

(2)药物治疗。用抗抑郁剂或抗精神病药物可起到辅助治疗的效果。

(六)神经衰弱

神经衰弱可定义为是神经症的一种，主要表现为注意力障碍、联想、回忆增多和感觉过敏的心理易兴奋症状，精神易疲劳症状，烦恼易激惹，心情紧张的情绪症状和记忆力减退、头痛、失眠为主征的心理症状群。

1. 病因发病机制

(1)心理压力。神经衰弱主要由精神活动过度紧张有关，如长期紧张、繁忙的学习、工作而得不到放松，亲人亡故、事业受挫、人际关系紧张及各种应激刺激等。其发病机制不是学习、工作本身的辛苦所致，而是其压力感、紧张感及种种内心矛盾冲突所造成的心理性(情绪性)疲劳。

(2)个体素质。素质是指由先天和后天形成的生理特征和心理特征。神经衰弱患者家族中有心理障碍的患者远比普通人群要高，这里显示天遗传的素质的存在。神经衰弱患者的性格多为敏感、多疑、胆小、自卑、自信心差、任性好强、脾气急躁、自制力弱等。巴甫洛夫认为，高级神经活动类型为弱型的人容易患神经衰弱。

2. 临床表现

(1)脑功能衰竭。主要从两个方面来反映脑功能衰竭症状：一方面是精神容易兴奋、易激惹，如联想、回忆增多，难以自控，注意力涣散，感觉过敏，怕吵，畏强光，常出现急躁、发怒、伤感、烦恼、焦虑等情绪体验；另一方面则是精神易疲劳、用脑稍久就感到疲惫，记忆力差，注意力不集中，整天昏头昏脑。

(2)心理生理症状。主要表现为睡眠障碍和自主性(植物性)神经功能障碍。睡眠障碍包括入睡困难、多梦，易惊醒，醒后觉得不解乏。睡眠觉醒节律紊乱，白天无精打采，夜间则兴奋不眠。自主性神经功能紊乱主要表现为头痛、心悸、多汗、胸闷、气短、食欲不振、消化不良、便秘或腹泻、尿频、月经不调等。

3. 治疗

(1)心理治疗。采用支持心理治疗，通过解释、疏导、安慰使患者认识本症的性质只是一种非器质性心理障碍，预后良好，不要过分地关注心身症状。采用放松疗法，改善失眠、头痛等心理生理症状。

(2)药物治疗。中药健脑丸可提高注意力、记忆力、安神；六味地黄丸可安神，促进睡眠；用改善脑代谢药，如脑复康，改善注意力、记忆力，解除疲劳。

(七)癔症

癔症是由心理刺激或暗示引起的发作性感觉、运动和自主性神经功能紊乱的短暂性精神障碍。它以症状复杂多样、发病急骤为特点。

1. 病因与发病机制

(1)癔症性人格障碍。特征为情感丰富，爱感情用事；自我中心，好自我表现；受暗示性强；意志薄弱，易受诱惑；主观性强，好幻想。此型人格障碍多见于女性与文化科学知识欠缺者。

(2)心理刺激。如各种不如意事件及生活事件等。

2. 临床表现

(1)癔症性精神障碍。患者受刺激后，情绪异常激动，又哭又闹，尽情发泄，有的人甚至用头撞墙，在地上打滚；有的人意识范围狭窄，只集中在与发病有关的不愉快的情绪体验方面；还有的人表现为癔症性遗忘，癔症性假性痴呆、多重人格等。

(2)癔症性躯体障碍。即将精神刺激造成的心理痛苦转换成躯体症状表现出来。它可以是感觉障碍，如失聪、失明、感觉缺乏、感觉过敏、感觉异常等；也可以是运动障碍，如抽搐发作、震颤抽动、瘫痪、失音及躯体化障碍(胃肠功能紊乱等)。癔症性的躯体障碍不同于真正的躯体疾病，前者无明确器质性病变，其症状也难以用生理解剖知识去解释、说明。如癔症性失眠的患者在碰到障碍物时，可以绕过障碍物而不被绊倒。此外，真正的躯体障碍者往往对症状表现得痛苦、焦虑、不安，而癔症性躯体障碍者则对自己的症状常常表现出安然自若。

3. 治疗

(1)心理治疗。主要采用暗示疗法、催眠疗法、支持性心理治疗等。

(2)药物治疗。可用氯丙嗪、奋乃静治疗。对焦虑发作明显者或失眠严重者可给予一定剂量的抗焦虑药物。

(八)人格解体神经症

人格解体神经症是指一种自我意识障碍，感到自己是虚无的、不真实的或不存在的和感到整个世界正在变得不真实或不复存在，并伴有焦虑、抑郁的情绪体验，短暂发作的发病率较高。

1. 病因与发病机制

弗洛伊德认为“自我”在人格结构中起中介作用，即按“超我”的道德原则要求，采取社会所允许的方式，指导自己的行为，按“现实原则”调节和控制“本我”的活动，使“超我”和“本我”之间保持协调。一旦某一件事使“本我”和“超我”之间的矛盾冲突达到“自我”不能协调的程度，人格就会解体，“自我”感到自己和环境都不真实存在，而产生恐惧、焦虑等神经症状。据 Robert(1960)报道，在 12~35 岁的人群中，有 1/3~1/2 的人有过这种短暂的体验。

2. 临床表现

(1)感到自己的身体大小、轻重、质地、形态等都发生了奇异的变化，失去了正常的真实感，这称为身体解体，如患者照镜子时突然发现镜中的人面容丑陋，不是自己原来的形象。

(2)常常感到有非现实感，即感到整个世界变得不真实，不复存在，如对过去很熟悉的社区、住宅环境感到陌生，犹如梦境一样，称现实解体。

(3)患者感到十分忧伤、痛苦，甚至绝望，觉得周围的亲人、朋友都不会爱他们了，这种情况是情感解体。

3. 治疗

(1)心理治疗。精神分析治疗是首选疗法。

(2)药物治疗。抗抑郁剂 SSRI、TCA 或抗精神药物维思通等。

第三节　人格障碍

一、人格障碍概述

心理是指人们在实践活动中通过大脑时客观事物的主观能动的反映。心理现象以脑的活动表现出来，即为感觉、知觉、记忆、思维、想象、情感、意志等心理过程。这些心理过程体现着心理活动的一般规律。但是，由于每个人的社会化过程不同，因此每个人的心理又有许多与他人不同的特点，这些心理特点，有些是暂时的、偶然发生的，也有些是经常的、比较稳定的。所谓人格，心理学上是指一个人在其生活实践中经常表现出来的较为稳定的个体心理特点的总和，也称为个性。它包括个人的能力、气质、性格以及兴趣、爱好、需求、动机等，是一个人在与环境相互作用的过程中所表现出来的独特的行为模式、思维方式和情绪反应。一般说来，如果个体能与社会环境相适应，就是有正常的人格。而有少数人，他们不能正常地适应社会环境、待人接物、为人处事，情感反应和意志行为均与常人格格不入或不相协调，给人一种古怪、刻板的感觉，心理学上称这类人患有人格障碍。

人格障碍是指人格特征显著偏离正常，使患者形成了特有的行为模式，对环境适应不良，明显影响其社会和职业功能，或者患者自己感到精神痛苦。人格障碍通常开始于童年或青少年期，并一直持续到成年或终生。在严重的脑疾病、躯体疾病、精神疾病或精神创伤后所致的人格特征偏离，不单独诊断为人格障碍，而是作为原发疾病的症状，称为人格改变。

有些人认为人格障碍就是精神病，这种观点是错误的。严格意义上的人格障碍，是变态心理学范畴中一种介于精神疾病与正常人之间的行为特征。所以，患者既不能被看成是精神病，也不能认为是正常人。人格障碍的表现十分复杂，其类型也较多。尽管人格障碍的类型较多、表现各异，但各种类型均有一些共同的特征。

(1)人格是从小逐渐形成的，人格障碍也是如此。人格障碍的特征往往始于儿童期，到青春期开始显著。往往是年龄越小，人格的可塑性越大。故而在青春期以前不能轻易诊断人格障碍。

(2)各种类型的人格障碍均有紊乱不定的心理特点和难以相处的人际关系，这两点可以看做人格障碍的最主要的行为特征。不论是被动的，还是主动的行为变异，如偏执、自恋、反社会性攻击等，都会给当事人造成困难，甚至带来痛苦和折磨。

(3)患者常常把自己遇到的困难归咎于命运或别人的过错。由于不能自知自己的缺点、错误和怪僻，因而常把社会或外界的一切看做是荒谬的、不合理的。

(4)认为自己对他人无任何责任。如对不道德行为没有罪恶感，伤害别人而不觉后悔，并对自己所作所为都能作出自以为是的辩护；总是把自己的想法放在首位，不管他人的心情和状态。

(5)患者常常把自己的猜疑、仇视和固有的看法强化，并迁移到其所参与的任何活动之中，他们的嫉妒心强、思想意识狭隘。

(6)患者的行为所造成的后果往往会伤害他人，使周围的亲人、同事或朋友深受其扰，而自己却没有察觉，照旧随性情发作。

(7)否认自己的人格障碍。患者对自己的怪癖和行为异常缺乏自知之明，通常是由别人发现和告知。

随患者的人格障碍所表现的轻重程度的不同，其生活质量上也就有明显的差异性。轻者可完全过着正常的生活，只有那些与他接触密切的亲人或朋友才能体会到他的行为异常和怪癖，觉得和他难以相处；严重者往往不仅自己难以适应正常的社会生活，而且会极大地干扰甚至危害周围人的正常生活。

二、人格障碍产生的原因

人格障碍形成的原因较复杂。大量的研究资料和临床实践表明，生物、心理、社会等因素都会对人格的形成产生影响。可以说，人格障碍既受先天的生物性遗传因素的影响，又受后天的不良社会环境因素的制约。

(一)生物遗传因素

有人曾对家谱进行了研究，发现人格障碍患者亲属中此病的发生率与血缘关系成正比，即血缘关系越近，发生率越高。许多研究结果说明，同卵孪生子比异卵孪生子在人格障碍、过失和犯罪等方面的一致率更高。如斯莱特调查 8 对同卵孪生子和 43 对异卵孪生子，发现人格障碍和神经症的同病率：同卵孪生子为 25%，异卵孪生子为 20%；对被收养人与其亲生父母的病态人格的一致率进行研究，结果表明：虽说被收养人很早就与其亲生父母分开了，没受亲生父母的后天影响，但亲生父母有人格障碍的，其被他人收养子女有病态人格的比率也会较高。上述研究结果说明，遗传因素与人格障碍存在一定的相关性。

(二)病理生理因素

虽然没有发现人格障碍患者在神经系统解剖、生理方面存在病理改变，但普遍认为他们在神经系统的先天素质方面有不健全的地方。有人发现31%~58%的患者脑电图有不正常现象，大多是慢波活动形式。心理学家里肯和哈尔曾针对人格障碍患者缺乏焦虑和内疚的情况进行了研究，结果表明，在经典性条件反射的实验中，人格障碍患者的皮肤电反应活动程度比非人格障碍患者低。在一项工作活动中，发现出错一次就给电击一次，人格障碍患者出错最多，非人格障碍患者出错最少，从而证明人格障碍患者没有预期的焦虑。哈尔也曾对原发性和继发性人格障碍患者和正常人的静态反应、紧张反应进行了测量，测量包括心跳、皮肤电反应和呼吸。发现人格障碍患者对静态和紧张刺激的自主反应程度比正常人低，从而进一步证明了人格障碍患者倾向于缺乏焦虑，因而不能从经验中吸取教训，等等。上述结果证明，人格障碍患者在某种神经系统的功能上是存在障碍的，但是一般没有神经系统形态学的病理变化。

(三)后天生活环境和社会因素

有些学者认为，人格障碍患者的异常情绪反应与行为方式，是儿童期间通过观察、模仿所习得的，并且通过条件反射机制而强化巩固下来。追溯人格障碍患者的童年，常常发现不良环境对其人格偏离所产生的影响。在童年期，对人格障碍患者影响最大的是其父母。父母的离婚，一方或双方死亡，父母中有精神病患者或违法犯罪行为，父母的教养方式存在问题，如虐待、专制、冷漠、溺爱等，都可能形成儿童的异常人格。在学校教育中，对成绩不好的儿童的歧视；对升学及未来丧失希望；坏伙伴的引诱教唆；沉溺于网络；不健康电影、小说的吸引；社会动乱不安，等等，都可使社会中人格障碍的发病率增高。此外，成年人在长期、严重的精神迫害之下(如冤狱、单独隔离禁闭)，也会诱发人格障碍。

由于人格障碍主要是自我评价的障碍、行为方式选择的障碍和情绪控制的障碍，集中表现为社会环境适应不良，即不能根据外界环境给予的信息及时调整自己的行为。因此，人格障碍的治疗应以心理治疗为主，包括对环境适应能力的训练，选择适当职业的建议与行为方式的指导，人际关系的调整和改善，等等。尤其是采用认知疗法、行为矫正疗法效果较好，但治疗需要的时间较长，而且要有极度的耐心，同时要注意防止患者的依赖和纠缠。药物治疗只有临时对症的效果，镇静剂、抗焦虑药与抗抑郁药都可以酌情选用，但一般不要长期用药，因为长期用药弊多利少，特别要防止药物依赖。还应注意的是，人格障碍的治疗应与预防相结合，尽管人格障碍直到成年期才会定型，但多数情况是在儿童时期就开始形成了，故而高度重视为儿童提供良好的家庭和社会环境与教育是极为必要的，这是预防和减少人格障碍的有效手段。

三、人格障碍的类型

(一)偏执型人格障碍

偏执型人格障碍多见于男性。其行为特点常常表现为猜疑与敏感。患者心胸狭窄、固执己见、敏感多疑、报复心强，常怀疑他人的用心，常将他人无意的、非恶意的、甚至友好的言行误解为敌意，或无任何事实根据，怀疑被他人利用或伤害，或总是提防别人对他的阴谋和怀疑别人对他的忠诚，自我评价过高，过分自负，总是认为只有自己才是正确的。倘若遭遇挫折或遭受失败，就归咎于他人，或整天提防别人会超过自己；不切实际地好争辩，顽固地追求不合理的权力和利益。因猜疑与敏感，患者在社会交往时易于和他人闹矛盾，制造人际紧张。但患者无精神病症状，因而与精神分裂症的妄想与偏执相区别。

（二）分裂型人格障碍

分裂型人格障碍患者主要表现出缺乏温情，难以与别人建立深切的情感联系。因此，他们的人际关系通常颇差。他们不能享受人间的种种乐趣，如夫妻间的交融、家人团聚的天伦之乐等，同时也缺乏表达人类细腻情感的能力。许多分裂型人格障碍的患者都是独身，有的虽然结了婚，最终也多以离婚而告终。这类人往往不在乎别人的意见，无论是赞扬还是批评，均显得无动于衷。有的患者表现为过分内向、孤僻，喜好幻想，言行怪异，整日沉浸在白日梦之中。有的患者的穿着及服饰反常和古怪，并且不修边幅。其中有些人的业余爱好大多集中于阅读、欣赏音乐、思考之类安静、被动的活动，部分人还可能一生沉醉于某种专业，取得较高的成就。但总的来说，分裂型人格障碍的患者生活平淡、刻板，缺乏创造性和独立性，难以适应多变的现代社会生活节奏。分裂型人格障碍在童年早期就可能出现且长期存在。虽说分裂型人格障碍可成为精神分裂症病前的人格基础，但它本身不是真正的精神病。

（三）反社会型人格障碍

在人格障碍的各种类型中，反社会型人格障碍是心理学家和精神病学家最为重视的。反社会型人格障碍又称悖德型人格障碍，是一种严重的人格缺陷。表现为高度的利己主义、自我中心、自尊心强而又缺乏责任感；对他人漠不关心，不懂得设身处地地体验他人的感受，缺乏人情味，甚至冷酷无情。其行为主要由情感冲动、本能欲望和偶尔动机所支配。因此，容易做出不顾他人痛苦和社会损失的各种违法乱纪的冲动性意向行为。这种人的智力发展良好，但行为上却常常缺乏考虑，对自己的行为不负责任，从无内疚感，不能从经验中吸取教训。这类人不论出了什么问题，总是能自我辩护和责备别人。另一种反社会人格叫做被动攻击型人格，其特点是拒绝使自己充分发挥其工作能力和社交能力，对社会性约束和要求进行消极对抗，对群体规范和各种规章等有强烈的抗拒心理。如果对这类人格障碍患者提出任何要求或工作，往往会遭到各种方式的拒绝或变相拒绝，如履行职责义务时故意拖延、怠工、偷懒，故意表现出无能力或阳奉阴违。根据心理学家和精神病学家的研究成果来看，产生反社会型人格的主要原因有：早年丧父丧母或双亲离异、先天性体质异常、恶劣的社会环境、家庭环境和不合理的社会制度的影响，以及中枢神经系统的发育不全等。

（四）冲动型人格障碍

冲动型人格又称爆发性人格，表现为对自己的行为缺乏自控能力，常常因一些微不足道的小事而突然爆发难以遏制的愤怒情绪和冲动行为。冲动型人格障碍是青少年期和中青年期常见的一种人格障碍。患者情绪高度不稳定，极易产生兴奋和冲动，办事处世鲁莽，缺乏自制自控能力，行为具有很大盲动性，通常不计后果。患者心理发育不成熟，判断分析能力差，容易被人挑唆怂恿，对他人和社会表现出敌意攻击和破坏行为。总的说来，冲动型人格障碍有以下特点：不能控制冲动或去实行一些对人对己均有害的行动；对冲动的抵制可以是有意识的或无意识的；行动可以是有计划的或无计划的，行动前有强烈的紧张感，行动中感到满足、放松和愉快，行动后可以有或无真正的自责、悔恨和罪恶感。其行为完全是为了满足其心理需要，缓解紧张。另外，此类人由于心理发育不健全，经常导致心理不平衡，并且容易产生不良行为和犯罪的倾向。

(五)癔症型人格障碍

癔症型人格障碍又称为戏剧性人格障碍，以女性见多，可发病于女性各种年龄层次，尤其以中青年女性为常见。癔症型人格障碍产生的原因目前尚缺乏研究，一般认为与早期家庭教育有关，父母往往过于溺爱孩子，使之受到过分保护，导致生理年龄与心理年龄不符，心理发展严重滞后，停留在少儿期的某个水平，因此表现出癔症型人格特征。此外，患者的心理常有暗示性和依赖性，也可能是此人格障碍产生的原因之一。

癔症型人格障碍的主要表现有：(1)引人注目，情绪带有戏剧化色彩。这类人常喜欢表现自己，而且有较好的艺术表现才能，有一定的感染力。他们常常表现出过分做作和夸张的行为，甚至装腔作势来引人注目。(2)高度的暗示性和幻想性。这类人不仅有很强的自我暗示性，还具有较强的被暗示性。他们常常喜欢幻想，把想象当成现实，当缺乏足够的现实刺激时，便用幻想来激发内心的情绪体验。(3)情感易变化。这类人情感丰富，热情有余，而稳定不足。情绪通常变化无常，对于微小的刺激，可表现出超乎寻常的过分激动。由于情感缺乏稳定性，故而常常给人一种肤浅感、虚假感和没有真情实感的印象。(4)玩弄他人以达到自己的目的。视他人为达到自我目标的手段，玩弄各种花招而使别人就范，全然不顾别人的需要和利益。(5)高度的自我中心。这类人总希望别人都服从自己、关心自己。喜欢别人注意和夸奖，只有投其所好才会使其开心和高兴，否则就会不遗余力地攻击他人。

(六)强迫型人格障碍

强迫型人格障碍常常表现为缺乏自信、自我怀疑，用完美主义思想要求自己和周围其他的人，刻板、固定地行事。主要特点是：(1)不确定感。总觉得世界不确定，偶然和意外的事情太多，做事喜欢拘泥于形式、规则、顺序，做事循规蹈矩、墨守成规，缺乏随机应变风格。(2)不安全感。过于仔细谨慎，对新的问题和新的情况无法接受，常常穷思竭虑，反复考虑所做决定是否妥当，或反复核对检查，唯恐有任何差错或遗漏。由于怕出错漏，故而经常重复做那些毫无意义、毫无价值、浪费时间的动作或行为。(3)追求完美。追求十全十美，被人称为理想主义者，经常求全责备，吹毛求疵，对自己对他人要求苛刻，尤其是对他人的批评极为敏感和挑剔。这种人可能在工作中取得成就，但其生活拘谨吝啬，缺乏业余爱好和挚友。

(七)回避型人格障碍

回避型人格障碍也称为逃避型人格障碍。其最大特点是行为退缩、心理自卑，面对挑战大多采取回避态度或不能应付。有回避型人格障碍的人被批评指责后，通常感到自尊心受到了伤害而陷于痛苦，且很难从中解脱出来。他们害怕参加社交活动，担心自己的言行不当而被人讥笑讽刺。因此，即使偶尔参加活动，往往也是躲在一旁沉默寡言。在做任何决定时，常常是瞻前顾后，左思右想。这种状况有时会使得他们错过解决问题的良机。在日常生活中，他们从不做冒险的事情，除了每日按部就班地工作、生活和学习外，很少参加各种集体活动。这些人在工作中通常得到领导和同事的认可和称赞，但是每当领导要对其委以重任时，他们的表现则往往是想方设法地拒绝和推辞。

（八）依赖型人格障碍

依赖型人格障碍是日常生活中较常见的人格障碍。美国《精神障碍的诊断与统计手册》（DSM-Ⅵ）中将依赖型人格的特征定义为：(1)在没有从他人处得到大量的建议和保证之前，对日常事物不能作出决定。(2)无助感。总是让别人为自己作重要决定，如在何处生活，该选择什么职业等。(3)被遗弃感。明知他人错了，也随声附和，因为害怕被别人遗弃。(4)无独立性。很难单独展开计划或做事。(5)过度容忍。为了讨好他人，甘愿做低下的或自己不愿做的事情。(6)独处时有不适和无助感，或竭尽全力以逃避孤独。(7)当亲密的关系中止时感到无助或崩溃。(8)经常被遭人遗弃的念头所折磨。(9)很容易因未得到赞许或遭到批评而受到伤害。只要满足上述特征中的五项，即可诊断为依赖型人格。

（九）自恋型人格障碍

对于自恋型人格障碍的诊断，目前尚无完全一致的标准。一般认为主要有以下一些特征：(1)对批评的反应是愤怒、羞愧或感到耻辱。(2)喜欢指使他人，要他人为自己服务。(3)过分自高自大，对自己的才能夸大其辞，希望受人特别关注。(4)坚信自己所关注的问题是世界上独有的，不能被某些特殊的人物了解。(5)对无限的成功、权力、荣誉、美丽或理想爱情有非分的幻想。(6)认为自己应享有他人没有的特权。(7)渴望持久的关注与赞美。(8)缺乏同情心。(9)有很强的嫉妒心。在现实生活中，如果人们的行为表现出现了上述特征中的五项，即可诊断为自恋型人格障碍。自恋型人格障碍在许多方面与癔症型人格障碍相类似，如情感戏剧化，有时还喜欢性挑逗等。但二者的主要差别在于，癔症型人格障碍的人通常性格外向、热情，而自恋型人格障碍的人则性格内向、冷漠。

第七章　心身疾病与健康

第一节　心身疾病概述

一、心身疾病及相关概念

心身疾病又称为心理生理疾病，是指心理、社会因素在疾病的发生、发展与转变上起着重要的作用，并且有明确的病理基础，器官出现了形态学改变或组织改变的躯体疾病。近年来，围绕心身疾病的问题出现了一些名词和概念，如心身反应、心身障碍等，但严格地说，这些术语的含义是有差别的。因此，有必要将它们弄清楚。

心身反应又称为心理生理反应，是指由心理刺激或情绪活动引起的生理反应，如恐惧时会引起或伴发血压、心率和呼吸的变化；愤怒时胃酸分泌量和胃黏膜血流量发生改变等。它们往往呈现出一时性的特点，一旦情绪刺激消除，则心身反应也随之消失。

心身障碍又称为心理生理障碍，是心身反应的进一步发展，是在不良心理因素的长期作用下所引起的相对持续时间较长的一种障碍。但在心理障碍阶段中所发生的只是量的变化，是可逆性的非实质性的组织损害。

心身疾病是根据心身医学的理论观点界定的一类疾病，这类疾病与心理社会因素有关，是心身医学研究的核心内容。心身疾病与心身医学的关系可以说是微观与宏观的关系，或者说是具体实践与理论框架的关系。20 世纪 70 年代以后，随着医学模式的转变，疾病发展的公式也发生了改变，即从细胞疾病→组织结构改变→生理障碍发展为心理障碍→功能失调→细胞疾病→结构改变。这一变化使得过去的“心身疾病”一词难以包含更广泛的意义，心身疾病的名词也就有了“影响躯体情况的心理因素”的新称呼或新解释。

1994 年《美国精神疾病诊断和统计手册》第四版（DSM-Ⅳ）提出的心身疾病的诊断标准，也给心身疾病提出了一个明确的定义。其标准如下：(1)存在一种躯体疾病。(2)心理因素以下列方式之一对躯体疾病产生不利影响：其一，心理因素对内科疾病的病程产生影响，心理因素与躯体疾病的发生、加重以及延迟痊愈存在时间上的密切关系；其二，心理因素干扰了对躯体疾病的治疗；其三，心理因素对患者的健康构成了额外的危险；其四，与应激有关的心理因素促发或加重躯体疾病的症状。

二、心身疾病的流行病学

随着社会经济的腾飞和工业化、城市化的高速发展，社会和家庭结构、人们的价值观念、社会生活方式也发生了相应的改变。由于人们的工作过于繁忙、人际交往减少、社会环境发生变化(如工作压力增大、居住拥挤、环境污染、噪声干扰、城市人口剧增等)，带来了一系列新的心理和社会因素的改变。这些新的变化均使人的心理紧张感加重，并会明显地损害人们的“心理”和“躯体”健康。目前，心身疾病已遍及临床各科，在世界各地的不同民族、不同职业、不同年龄、不同性别、不同社会文化背景的人群中，心身疾病是最为常见的。

(一)心身疾病的患病率

上海医科大学徐俊冕教授等曾对上海中山医院内科、心血管内科、肺科和上海华山医院内分泌科、皮肤科的1108例门诊患者进行了有关心身疾病的调查研究，结果发现，心身疾病患者是368例(占33.2%)。其中肺科心身疾病的患者占该科门诊的55.6%，心血管科心身疾病患者占该科门诊的60.3%，内分泌科心身疾病患者高达75.4%。

美国学者克鲁帕通过临床观察，发现大约有50%的患者的临床症状与心理因素有关；近年来在美国要求治疗的患者中，大约60%是那些主观感觉有躯体不适而实际无躯体疾病的人。日本九州大学附属医院内科，曾随机每天选5位患者，共80例，男女各半。经过严格的调查分析，发现这80例内科门诊患者中，心身疾病者有21例(占26.3%)，疑似心身疾病者有7人(占8.8%)，两者合计可达35.1%，日本东京大学妇产科长谷川调查该科的患者情况后发现，25%的患者是心身疾病。东京医科大学岩波教授调查该大学附属医院小儿科的情况后发现，小儿科中心身疾病患者占30%。

对国内外的有关心身疾病的流行病学资料进行分析，结果显示：临床各科心身疾病占22%~35%；内科领域中心身疾病占32.2%~35.1%；而内科循环系统住院病人中心身疾病占50%以上。

(二)心身疾病的其他流行病学特征

1. 性别分布情况

从性别分布的情况来看，总的来说是女性多于男性。但有些具体病种，又有其特殊现象，如消化性溃疡、支气管哮喘、冠心病等以男性数量为多。

2. 年龄分布情况

一般说来，更年期人群数量最高，65岁以上老人和15岁以下的儿童中数量较少。

3. 职业分布情况

调查结果表明，城市高于农村，脑力劳动者高于体力劳动者，危险有害的职业人群高于一般职业人群，如监狱看守中心身疾病发病率较高，教师、医护人员以及文艺工作者、记者的发病率较高，而牧师之类的人员发病率较低。

4. 地区分布情况

工业化、城市化水平高的发达国家高于发展中国家。如以冠心病为例，美国每年死于冠心病这种典型的心身疾病的人约50万，大约占美国人口的2.5%，而对尼日利亚连续8000例死者的检查中，仅6例是因冠心病而死，即占死亡总数的0.75%。有人对几个国家的调查结果进行了分析，发现冠心病发病率较高的是美国、芬兰，其次是日本和希腊，最低的是尼日利亚。

根据WHO的报告结果，在欧洲一些工业发达的国家中，有1/4~1/3的职工生活在那种不稳定、无安全感、疲劳、抑郁或焦虑状态之中。

第二节　心身疾病的病因及中介机制

一、病因

心身疾病是一种多因素多结果的疾病，其病因非常复杂。有人认为，它是心理—社会—生物等诸多因素，在不同程度和不同时间上相互作用的结果。但总的来说，心身疾病的病因涉及外因和内因两个方面。外因包括社会文化环境因素和理化、生物因素等的影响作用；内因则包括内在的心理素质与内在的生理素质。

外部因素在人的心身疾病的发病过程中起着重要的作用，如生活、工作环境的变迁，家庭成员的分离、死亡，社会的动荡不定，以及法律、习俗、道德规范等对个体产生的社会影响和作用；再如人们对社会也会有一定的期待和要求，在衣、食、住、行等基本的物质需求和尊重、权力、荣誉等高级的心理需求的满足过程中，往往会与社会所能满足个体的条件产生一系列矛盾和冲突。如果一个人长期处于一种冲突和矛盾之中，再加上外界有害的理化、生物因素的侵袭，就会导致心身疾病。

除外部因素外，内部因素也是造成心身疾病的不可忽略的重要因素。近期的研究发现，虽说有许多社会生活事件可能会对躯体产生一定的影响，从而促发疾病，但造成人的躯体疾病的根本因素并不是事件本身，而是人们在主观上对于生活事件的认知和评价。这种对事物的主观认知和评价往往对人的情绪影响更大，因此，应该对其加以重视。同样的应激或刺激，是否引起人们的躯体疾病，还与人们的心理素质特点密切相关。心理素质特点决定了个体对刺激的反应方式和强度、持续时间以及个体行为模式。人格缺陷是心理矛盾、冲突诱发心身障碍的重要内在基础，是造成心身疾病的最重要因素。当社会因素和个人愿望要求相冲突时，如果个体持久地处在矛盾与冲突之中难以自拔、无法解脱，长期感到忧虑、郁闷、委屈、怨恨，则必然会导致精神崩溃，最终产生一系列躯体症状。另外，个体的生理素质对心身疾病的影响主要体现在易患性方面。有些学者认为，对于某一个体来说，各种不同的精神刺激或同一性质的精神刺激在不同的时间内，总是引起同一易感器官的生理变化或心身疾病。根据 Hinkle 的器官选择理论，在社会心理因素的刺激下，首先受到伤害的是发育较弱的器官以及有其他生理特征的器官。这些生理特征包括了机体原有的体液水平，如原有胃蛋白酶水平高易患胃溃疡，血脂水平高易患高血压、冠心病，高蛋白结合碘是甲状腺亢进的生理基础等。

二、中介机制

心理社会刺激对疾病的发生、发展、表现和转归起着重要的作用，那么，它们是通过什么样的中介机制而致病的呢？目前，大多数学者认为主要是通过中枢神经系统、内分泌系统和免疫系统来发挥作用的。为了方便理解，我们用图 7-1 显示三个系统与心身疾病的关系，并将各个系统分别叙述。

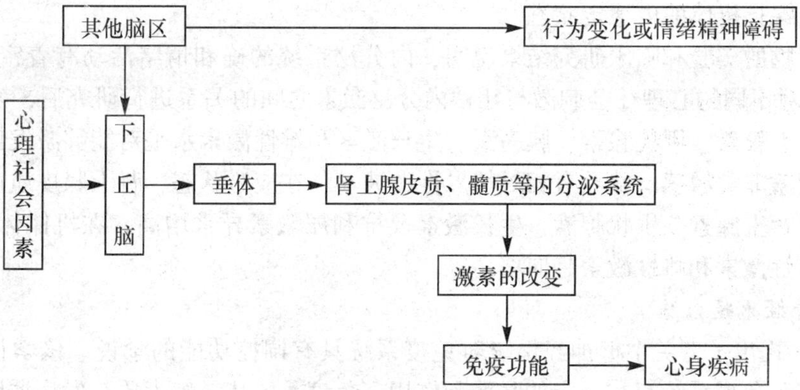

图 7-1　心身疾病的中介机制示意图①

（一）中枢神经系统

人的大脑及其所支配的整个神经系统对人的心理活动、行为、反应有着重要的生理功能和作用，外界各种刺激或信息，通过人体感受器进入大脑，加工处理后形成高级心理认知，进而产生相应的情绪和生理反应。生理研究表明，情绪活动不但受大脑皮质的调节，而且与边缘系统和下丘脑有关。大脑皮层对下丘脑的调节主要通过神经递质为媒介，在神经突触部位与突触后膜相结合，将兴奋或抑制性冲动从一个神经元传到另一个神经元，再传至下丘脑。而下丘脑与边缘系统又有着广泛的神经联系，网状结构、边缘系统和下丘脑在大脑皮层的控制下通过对交感神经系统（功能是使机体处于积极备战状态，增加骨骼肌的张力，增强激素分泌，提高分解代谢）和副交感神经系统的调节（降低骨骼肌张力，促进合成代谢和激素的循环），使两者处于动态平衡状态，协调发挥各器官功能，更好地适应环境变化。但是，不良的情绪则会使这两个系统失去平衡，产生一系列病理生理变化，出现各种症状或疾病。

（二）神经内分泌系统

神经内分泌系统对维护机体的内环境稳定以及机体有效地适应环境起着十分重要的作用。激素分泌水平的变化会使整个身体的代谢水平以及情绪和行为产生相应的改变。神经内分泌的关键环节是下丘脑。现在认为，下丘脑既是调节内脏活动的较高级自主性（植物）神经中枢，又是调节内分泌活动的较高级中枢，此外，下丘脑的某些神经细胞还有内分泌肽类激素的功能。它把神经系统的活动和内分泌系统的活动连接在一起，通过边缘系统—下丘脑—垂体—靶腺器官的连接，调节着机体的情绪反应和生理过程。分泌靶腺系统是一个非常复杂的系统，它分泌甲状腺素、甲状旁腺素、肾上腺皮质激素、去甲肾上腺素、肾上腺素、性激素、胰岛素等，参与机体的代谢和生理功能（如体温、摄食、水平衡等）的调节，同时在下丘脑—垂体—靶腺轴系统中，还存在着反馈调节机制。下丘脑内有些神经元对血中激素浓度的变化比较敏感，这种神经元被称为“觉察细胞”，例如内区对

① 张宁．医学心理学．南京：东南大学出版社，2001：46.

肾上腺皮质激素、前区对卵巢激素较敏感。这样，下丘脑释放激素的分泌，即可受到反馈性调节，以保持机体的内稳定状态。

各种动物的实验和临床研究结果说明，内分泌系统的确和情绪活动有着密切的关系。Mason 等在对不同的心理社会刺激与几种内分泌激素之间的关系进行研究后，发现肾上腺素、去甲肾上腺素、甲状腺素、胰岛素、生长激素和雄性激素水平对能够激发情绪反应的心理社会刺激非常敏感，并具有相对特异性的波动。在应激状态，肾上腺皮质激素、肾上腺素、去甲肾上腺素、甲状腺素、生长激素及抗利尿激素异常增高，在机体休战状态时，胰岛素、雄性激素和雌性激素趋向增高。

(三)神经免疫系统

Maddox 提出了有关中枢神经系统对免疫系统具有调控功能的学说。该学说认为，中枢神经系统和免疫系统存在一定的联系和作用。免疫系统从易感素质、发病诱因两个方面对心身疾病的发生起中介作用。首先神经系统通过神经介质(如去甲肾上腺素、5-羟色胺)对免疫器官产生作用，通过胸腺、淋巴结、骨骼和脾脏等传递信息，最终传到免疫细胞的神经递质的受体上。另一条途径是体液或垂体肽-肾上腺皮质激素系统，下丘的分泌的肽类激素释放因子作用于垂体，垂体再进一步分泌激素作用于外周免疫细胞。如外周腺处于持久激活状态，则可造成一系列免疫功能的障碍：①胸腺功能失调，影响 T 淋巴细胞的成熟；②抑制抗体反应，血液中的抗原潴留；③降低吞噬细胞的活动能力，使免疫活性细胞反应失效；④干扰淋巴细胞的再循环，导致淋巴细胞的退化；⑤抑制 γ-球蛋白的形成；⑥使嗜酸性粒细胞下降；⑦降低抗体的活力，不能及时消灭增殖的细菌，最终影响机体对病毒、细菌、过敏物质的抵抗力，免疫功能下降，病原微生物得以繁殖和渗透，导致机体患病。总之，中枢神经系统、内分泌系统和免疫系统是相互影响、相互作用、相互制约的，在心身疾病的发病过程中起着中介作用。

第三节　几种常见的心身疾病

一、癌症

癌症是一种对人的健康状况具有巨大威胁和危害的疾病。有资料表明，我国每年死于癌症的患者近百万人，全世界每年死于癌症的患者大约 700 万人。虽说医疗和科学技术有了较大的进步和发展，然而癌症的发病率和死亡率仍然逐年上升。

(一)癌症的心理社会因素

尽管不能说癌症就是心理社会因素所引起的，但是大量的研究说明心理社会因素与癌症之间有着密切的关系。一般认为，诱发癌症的心理社会因素主要是各种社会生活事件、个性特征及行为方式。

社会生活事件是日常生活中主要的应激源，同时也是对人的健康状况有着重大威胁和影响作用的主要心理因素之一。流行病学研究证实，社会生活事件引起的慢性精神压力和高度的情绪应激与癌症的发病率增高有一定的联系。国外有学者研究发现，将动物置于紧张环境之中，可以激发癌症的发生和发展。国内有专家通过临床对照调查显示，在癌症病人的发病史中，家庭不幸事件、工作学习紧张过度、人际关系不协调等社会生活事件，会成为癌症的重要诱因。

健康心理学研究发现，个性特征和行为方式也与癌症有一定的关系。我国学者的研究提示下列个性特征易患癌症：多疑善感、情绪抑郁；易暴易怒、忍耐力差；沉默寡言、对事物态度冷漠；个性孤僻、脾气古怪。国外学者 Hagnel 对 2550 名瑞典人进行了长达 10 年的人格前瞻性研究，他将癌症患者在发病前出现的典型性格称为癌前期性格，这种性格的特点是丧失稳定性，当情绪抑郁时，因无法表达自己的情感，常常转为退缩，这是一种性格内向的表现。以后，英国学者 Goreer 等人结合自己的研究，对癌症患者的人格特征进行了总结，提出了癌症易感性行为特征——C 型行为特征的概念。C 型行为的典型表现是：好生闷气、内向，过分忍让，回避矛盾冲突，压抑自己的情绪，人际交往能力差等。

(二)癌症患者的心理问题

随着医疗和科学技术的进步和发展，癌症患者的存活期明显延长。为此，其带病生存期的生活质量问题也就引起了研究者的重视。有些新近的文献报道，癌症患者中的抑郁情绪比较普遍，抑郁发生率明显高于普通人群，癌症导致患者应激失调的发生率较高，出现心境恶劣和受抑郁心境影响的判断障碍的频率也较高。

有相当一部分癌症患者得知自己的病情后，往往不愿成为别人的累赘，尽管他们自己的内心感到无助、忧郁和烦恼，但表面上却表现出镇静自若，并积极配合医生治疗。如果配合医生治疗一段时间后，病情非但没有好转反而恶化时，这些人就会再也无法战胜自己，无法控制自己内心的悲哀和失望，有可能一下子落进万丈深渊，这种消极和失控的心理加速了疾病的恶化，也加速了死亡的进程。

癌症患者几乎普遍存在着不同程度的心理困惑或问题，但由于性别和文化程度的不同，其心理反应也存在一些差异。一般而言，女性往往愿意和人交往，把一些烦恼宣泄出来，而男性则更多的是默默承受所发生的一切。文化程度高的患者在得知自己患癌的消息后，常常是主动地查阅有关癌症的书籍和杂志，详细询问自己的病情，努力了解自己患癌的原因、治疗方法和效果、治疗过程所出现的副作用、预后情况如何等；而文化程度低的患者在得知自己患癌后，则往往把自己的一切都交给医生，认为是医生的事，与自己无关，故而当病情恶化时，就责怪医生无能或医术不高，这些人要么盲目地要求医生，要么寻找民间偏方，甚至采用违背科学的迷信做法。

(三)癌症患者的心理干预

1. 引导患者保持良好的情绪状态

首先，引导患者自查和内省，把以前所遭受的紧张压力，如丧偶、失恋、离婚、人际关系紧张等生活事件详细地写下来，找出自己患癌的导火线或根源。其次，帮助患者建立积极的心志，使之坚持下列信念：癌症是可以攻克和战胜的；体内的免疫功能是癌细胞的克星，能将其杀伤、消灭和清除；深信抗癌治疗的巨大作用。

2. 心理支持疗法

首先，医务工作者应主动接近患者，善于观察患者的衣着、姿势、手势和表情等非语言信息，了解患者的心理。其次，要注意同患者进行适当的目光接触，真诚的目光将会打消患者的疑虑情绪、消极的态度。再次，要主动和患者进行积极的交谈，通过交谈，了解患者对生与死的看法、世界观、生活信念等，尽量全面地了解患者的个性特征，因势利导地对患者加以正确引导，使之树立乐观的生活态度。

3. 自我放松疗法

自我放松疗法主要是通过一定的手段和自行活动，使患者消除对癌症的紧张恐惧心理，消除负性情绪影响，调动机体抵抗力，促使癌症的逆转和康复。自我放松疗法包括冥想法、气功疗法、催眠法、生物反馈疗法等。

二、原发性高血压(高血压病)

原发性高血压是指原因不十分明确，而以高血压为主要临床表现的一种独立性疾病，占全部高血压病人的90%以上。根据世界卫生组织的资料报道，8%~10%的成年人患有高血压病。近年来，流行病学调查显示，高血压的患病人群有逐渐年轻化的趋势。高血压病还会并发冠心病、心肌梗死及脑血管意外，严重危害人类的生命和健康。

(一)原发性高血压的发病原因

1. 社会文化因素

流行病学研究表明，高血压发病率的总体趋势是发达国家高于发展中国家，城市高于农村，老年组高于其他年龄组，知识阶层高于非知识阶层。在美国，有些学者调查发现，黑人的高血压发生率较高与其社会应激过高、种族压抑以及不满程度相关。而在白人中，社会地位较低、职业条件太差或受正规教育不足也使高血压者增多。另外，职业性质也影响血压水平。凡是需要注意力高度集中，过度紧张的脑力劳动，对视、听觉过度刺激的工作环境，均易使人血压升高。我国因经济水平的迅速发展，竞争日益加剧及社会生活方式的明显改变，高血压的总体发病趋势已与发达国家相似。

2. 心理因素

情感因素和生活紧张对某些病例的心血管功能不全的影响很明显，许多患者在疲劳和焦虑时，血压急剧升高，而在心情相对平静时，血压相对较低。有人注意到，焦虑紧张愤怒以及压抑情绪常为高血压的诱发因素。实验证实，人在愤怒时，外围动脉阻力增加，舒张压明显上升；而人在恐惧时，则心排出量增加而导致收缩压升高。此时，在高血压遗传素质的人身上，就可能造成调节血压机制的障碍而导致高血压病。这或许是由于各种心理、社会不良刺激所造成的负性情绪状态(愤怒、抑郁、焦虑、苦闷等)，促使肾上腺能腺体释放肾上腺素，作用于心脏β受体，增加心排出量和外周阻力，结果导致发生原发性高血压。

3. 人格因素

Buell(1980)提出A型行为类型与其他心理社会因素一起共同造成高血压的发病。Siegel和Leitch(1981)也发现A型行为与高血压有关。近年来，越来越多的研究成果证实和支持这一观点，即A型行为模式的人除易发生冠心病外，还易患原发性高血压。还有学者注意到A型行为者在平时与在激动时的收缩压有明显差异，而B型行为者则无差异，这说明A型行为者激动后交感神经活性增强的状况明显大于B型行为者。A型行为者在长期紧张的应激情形下，神经内分泌系统常常处于唤醒状态，心血管系统呈高反应性，交感肾上腺素系统紧张性增高，血中儿茶酚胺浓度分泌增加，使血管收缩、酸化，同时还可使血脂、血黏度增高，加速血管硬化，血流阻力增加，血压升高。

（二）原发性高血压的心理社会干预

1. 生物反馈治疗

高血压的生物反馈治疗有两种形式：一种是使用血压这一特异性的反馈信息进行训练，降低血压；另一种则是通过生物反馈训练直到降低血压的作用。前者进行训练时所需仪器较为复杂，故而使其应用受到一定的限制。在临床上使用较多的主要是后者，即生物反馈疗法。通过皮肤温度反馈使患者的外周血管扩张具有降压效果，加上放松训练，能使交感神经张力下降，使降压的效果更明显。

2. 松弛疗法（放松训练方法）

Stone 等（1976）和 Norton 等（1982）提出，松弛疗法本身就能使血压下降。杨放如（2000）运用松弛疗法治疗原发性高血压，其结果显示高血压患者经心身放松训练后，血压稳定下降，焦虑抑郁情绪减轻及 A 型行为减少，说明松弛疗法具有改善高血压患者的心理行为障碍和近期降压作用。松弛疗法主要由三个部分组成：通过语言及视觉想象诱导心理放松；通过头面部其他局部肌肉放松训练来促进心理放松；通过深呼吸配合全身整体放松而促使心理放松。

3. 负性情绪干预

在现实生活中，每个人都会遭遇各种社会因素或事件所造成的挫折感，这种负性情绪若没能及时宣泄或处理，则会对人的身心健康产生不良的影响。通常认为，负性情绪干预措施主要包括：认知与自我干预措施；情绪转移和行为调整措施；松弛-默想干预措施；事件松弛干预措施；气功与太极拳干预措施。

4. 综合心理治疗

我国非药物治疗高血压协作组采用包括生物反馈、健康教育及药物相结合的综合治疗，对原发性高血压者进行了 3 年左右的疗效观察。在综合心理治疗的基础上，生物反馈放松训练时，手指温度可升高 2～3℃，收缩压下降 5～10mmHg，舒张压下降 2～6mmHg。这些效果会在训练的第 1～2 个月就表现出来，并且持续存在于整个研究的过程中，比单纯使用药物降压作用更为明显和持久。

三、冠心病

冠心病是冠状动脉粥样硬化性心脏病的简称，是指左、右冠状动脉及其分支有粥样硬化，因发生管腔狭窄或阻塞引起的心脏病变，其基本问题是心肌供血不足，因而又称为缺血性心脏病。

（一）心理社会因素与冠心病

1. 生活事件

在 100 多年以前，人们就已注意到冠心病与心理因素的关系。早在 1868 年，法国 VonDush 注意到冠心病病人较多地表现出与过度紧张有关的特殊外显性行为。Magni 在 1983 年调查了 55 例首次心肌梗死的患者，发现他们发病前 1 年的社会生活事件频度显著高于其他各种条件相同的对照组。冠心病患者发病前生活事件频度和生活事件紧张值高于健康对照组，差异具有显著性。以上研究事实均说明，生活事件的确与冠心病的发病有关。

2. 负性情绪

冠心病患者受病前各种生活事件影响后，往往容易导致焦虑、抑郁、恐惧、孤独等负性情绪。Wassertheil 等人对一组年龄超过 60 岁的健康人群进行随访调查，结果发现随着抑郁症状的加重，其引发的猝死、心梗和中风等心血管事件逐渐增加。焦虑也是一种常见的负性情绪。Johoson 等报道情绪剧变，如紧张、焦虑、恐惧及严重的心理应激，会使交感神经的活动骤增，可作为急性心肌梗死的一个前驱症状，诱发致命性的心律失常和心源性猝死。

3. 个性特征

1960 年美国学者 Frideman 和 Roseman 提出 A 型行为的人易患冠心病的假说，随后他们发起了西部协作研究组（WCGS），对其假说进行验证。他们对原先身体健康，有职业的 3524 名 39~59 岁之间的男子，追踪了 8 年半的时间，在此期间，A 型行为者冠心病的发病率是 B 型行为者的 2 倍，并且复发率是 B 型行为者的 5 倍。在追踪研究期间有 80 人死亡，有 51 例尸体解剖，证实其中 25 例死于冠心病，而这 25 例中属于 A 型行为者 22 例，B 型行为者 3 例，前者是后者的 7.5 倍。而且尸检结果发现 A 型行为者的冠状动脉硬化程度比 B 型行为者严重得多。故而使 A 型行为类型和冠心病发病之间的关系更加清楚、明朗。我国学者的研究成果也支持 Frideman 和 Roseman 的观点。李明德等（1985）对 100 例心血管患者进行的研究发现，心血管组属 A 型行为者占 95%，而对照组属 A 型行为者仅占 27.7%。杨菊贤等（1984）对各种职业 3361 人进行了行为类型与冠心病相关研究，结果发现冠心病患者 239 例，患病率 7.11%，而 A 型行为与 B 型行为的患病为 9.67% 和 3.70%。在冠心病患者中，A 型行为类型分布 79.73% 明显高于 B 型行为类型。吴爱琴（1990）对 A 型行为与冠心病的相关性研究也有类似结果。除了上述 A 型行为特征与冠心病有密切相关之外，有些学者还应用了 MMPI 量表、卡特尔 16 因素（16PF）量表对冠心病患者进行了研究调查，其结果均揭示出冠心病患者有过分担忧、疑病，情绪不稳定等个性特点。

4. 社会支持

社会支持在应激与健康或疾病之间起着重要的中介作用，它调节着应激产生的心理反应的强弱。社会支持越多，应激造成的心理反应就越弱，其结果会减少产生疾病的可能性。Tyroler 对冠心病患者进行了 9 年的随访研究，发现社会交往少、人际关系差的患者，其死亡率是对照组的两倍。Read 认为工作于办公室的妇女，缺乏上级支持是冠心病发病的一个明显的独立因素，此种情况的冠心病死亡率和心绞痛、心肌梗死的发病率高。

（二）冠心病的心理社会干预

1. A 型行为矫正

对于冠心病来说，A 型行为类型是十分有害的因素。它既是急性心肌梗死的发病危险因素，又是发病后影响预后的重要危险因素。因此，如果能改变 A 型行为模式，减少机体对外界刺激的过度反应，降低交感神经张力，降低血黏度，恢复良性的负反馈调节，就能使冠心病向好的方向发展。

A 型行为的矫正主要在于矫正其不利于健康的 AIAI 反应，即恼火（aggrartion）、激动

(irritation)、发怒(anger)和急躁(impatience)，从而建立起与现代社会的“快节奏”、“强竞争”相适应的乐观的、积极的、良好心态。实践证明，A 型行为模式是可以转化的。Roseman 曾经制定了 A 型人矫治 AIAI 反应的自我训练措施。例如，针对匆忙症，建立一个新的习惯，每天定时记录自己的匆忙事例，并检查出匆忙的原因，每周小结一次，以便找出克服自己匆忙的方法；放弃同时思考多个问题或完成几件事的习惯。杨菊贤等运用生物反馈治疗技术治疗冠心病患者，发现对于具有 A 型行为的冠心病患者疗效最好，同时也有益于矫治其 AIAI 反应。

2. 负性情绪干预

负性情绪干预有利于冠心病的康复。张亚哲等曾经报道，在内科常规治疗的同时，应用支持疗法对不恰当的认知进行纠正，发现能有效地稳定冠心病患者的情绪，消除其焦虑、抑郁、敌对性症状，也改善了躯体症状，缩短了住院时间。还有些研究表明，心理学干预可使冠心病患者血浆肾上腺素和去甲肾上腺素的浓度显著下降，临床症状和心电图 ST-T 显著好转。Pratt 报道有抑郁的患者在使用三环类抗抑郁药之后，其发生心肌梗死的危险度明显下降。由此可见，负性情绪干预确实对冠心病的康复有一定益处。

3. 综合心理干预

1997 年，王国富等运用综合心理干预方法(除考虑心理行为情绪因素外，还要考虑社会支持问题、人际交往、环境因素以及生物的因素等)，对社区中 216 例冠心病患者进行随机分组对照研究。他们将干预组与对照组比较发现，住院人次、心绞痛发作显著减少，猝死率明显下降，心律失常明显减少，心电图 ST-T 显著改善，A 型行为显著改善，血清胆固醇、三酰甘油(甘油三酯)降低，高密度脂蛋白 C 增高明显，全血比黏度、纤维蛋白无显著降低。因此，他们认为综合心理干预法是冠心病改善的有效方法，并强调综合干预方案的制定应根据冠心病不同病期特点，参考心理分析、认知治疗行为矫正原理，进行了综合安排，而且措施尽可能简单易行，这样才能收到明显效果。

四、糖尿病

糖尿病是指胰岛素分泌绝对或相对不足所引起的糖代谢紊乱，出现持续性高血糖、多食、多饮、多尿和体重减轻为特征的慢性疾病。目前显然没有足够的证据说明心理因素，如紧张刺激、应付方式、人格特征等在发病中有特别重要的作用，但越来越多的事实表明，糖尿病患者有很多的心理特征不同于正常人。

(一)生活事件与糖尿病

生活事件对糖尿病的影响已引起临床心理工作者的注意。Hinkle 等最早使用人工紧张诱发试验研究紧张感对人类血糖控制的影响，发现部分患者随着紧张感的加剧，其血酮水平逐渐升高。Robinson 等使用生活事件量表调查胰岛细胞抗体阳性(ICA)家庭成员中，I 型糖尿病患者的社会心理因素，结果发现，ICA 阳性成员的家庭具有较高的积分，与对照家庭比较有一半家庭成员在诊断糖尿病前 5 年经历过严重的生活事件，同时期这些家庭也经历了长期严重的困难。在Ⅱ型糖尿病的调查中也得出类似的结果。在众多的生活事件中，离婚、贫困、政治歧视等发生率较高。

(二)糖尿病患者的情绪障碍

Lustman(1992)研究发现，糖尿病患者的抑郁表现与精神病性抑郁有显著的相似性，对41例糖尿病和68例抑郁症患者应用贝克抑郁量表(BDI)评定，发现前者有BDI21条症状中的172项，占81%，其中认知项目122项、躯体症状5项，这些表现与精神病性抑郁者的症状结构无差异。Hirsh(1992)研究也提示糖尿病患者的抑郁症状最为常见，往往是以沮丧作为一种应付糖尿病的行为方式，尤其是反应性负性情绪体验更为突出。所以许多学者建议在糖尿病的传统治疗中应加强社会心理调节。

(三)糖尿病患者的个性特征

Menter等早在20世纪80年代初期就开始注意到个性特征与糖尿病之间的关系。他们对相同年龄、性别、文化背景的500名糖尿病患者和500名非糖尿病患者进行了心理和个性特征的比较研究，结果发现糖尿病患者具有较少的攻击性，他们不容易感情冲动，大多缺乏自主，多趋向于抱怨，有较多的生理不适，很少具有公开性和开展自我批评。Stabler也在最近的研究中阐明了个性特征对糖尿病的影响作用。他通过患者对电视竞赛的反应的调查，观察了糖尿病患者A型性格与B型性格的对比较结果，发现A型性格患者对紧张可产生高血糖的反应，而B型性格的患者则无此反应，说明性格特征对患者的血糖调节影响是有区别的。

(四)糖尿病的社会支持与治疗

Robinson研究发现糖尿病患者不仅有巨大的应激，而且社会接触量锐减。实际上，社会支持对生活事件的对抗能力可以削弱应激对机体的不利影响。社会支持能缓冲近一半家庭成员应激的致病作用。因此，应高度注重社会支持在糖尿病治疗和康复中的积极作用，从而减少各种人群中的糖尿病发病情况。

对糖尿病的治疗除了用降糖药物和胰岛素替代治疗外，还应加强心理治疗，一方面可以改善患者的情绪，消除其对疾病的恐惧，增加治疗防病的信心；另一方面也可以帮助患者提高自控能力，落实药物治疗和饮食控制计划。

五、消化性溃疡

消化性溃疡包括胃溃疡和十二指肠溃疡，是消化系统心身疾病的典型代表。20世纪以来，消化性溃疡的发病率显著增加。目前有充分证据说明，消化性溃疡除了受各种生物学因素影响外，心理行为因素在疾病的发生、发展过程中也起着相当重要的作用。

(一)消化性溃疡的发病原因

1. 社会心理因素

精神刺激，如焦虑、紧张、愤怒等，与消化性溃疡的发病有关。个体在遭遇上述刺激时，可导致胃酸分泌增加，胃蛋白酶原含量升高，胃黏膜自行消化产生溃疡。而长期处于失望、失助和悲哀的情绪状态时，可导致胃黏膜供血减少，对自行消化作用的抵抗力降低，结果也易导致溃疡的发展。此外，对高应激职业群体的研究表明，应激可使已有的溃疡恶化。还有学者用卡特尔16种人格因素问卷进行了调查研究，其结果显示溃疡病患者具有焦虑、紧张、情绪不稳定的特点。此外，用心理行为评定量表调查发现，十二指肠溃疡患者存在焦虑和疑病特质，并具有情绪表达障碍。

2. 遗传因素

研究证实，某些人具有较高的胃蛋白酶原水平，这种高胃蛋白酶原水平与家族遗传有关。这些人在应激情境下易患消化性溃疡。

(二)消化性溃疡的心理干预

消化性溃疡的药物治疗在消除症状、促进溃疡愈合和防止并发症方面的疗效是肯定的，然而对于复发方面的控制还不是十分尽如人意。许多患者害怕复发、害怕癌变的心理压力确实长期存在，而且这种压力通常又会影响着溃疡的稳定和愈合。因此，科学有效的心理治疗对于防止病情恶化，预防溃疡复发来说是十分重要的。心理干预的具体内容包括：指导患者避免不良精神因素、社会因素以及不良行为方式(包括生活方式和饮食习惯等)的刺激，解除心理负担，排解郁闷情绪，使其保持良好向上的情绪状态和规律的生活方式。日本川上登等研究发现，如单纯用抗溃疡药物治疗消化性溃疡，其复发率为29%，而合并心理疗法者，其复发率降至16%。国内有些学者研究发现，对消化性溃疡患者治疗期间辅以镇静剂及心理治疗，不论溃疡愈合率还是疼痛缓解率均高于单纯用抗溃疡药的情况。上述研究成果说明心理治疗是消化性溃疡治疗过程中必须加以考虑的重要辅助方法。

六、支气管哮喘

支气管哮喘是指临床表现为发作性，带有哮鸣音的呼气性呼吸困难，持续时间长短不一，病因复杂，除特异性体质、感染和变态反应以外，心理社会因素也是重要的发病因素。

(一)生活事件与支气管哮喘

生活事件与支气管哮喘的关系很早就受到人们的关注。生活事件中常见的应激性刺激很多，如恋爱和婚姻中的重大精神刺激、家庭矛盾、人际关系紧张，以及学习、工作和生活中的重大挫折，重大自然灾害和人为伤害等。应激性刺激是小儿哮喘的重要诱发因素，常见的有亲子关系冲突、亲人死亡、进入幼稚园或托儿所导致的环境改变、心爱的玩具被损坏、家庭不和引起的不愉快情绪等。国外有报道说明，角色关系紧张能通过神经内分泌系统影响免疫系统导致哮喘发病。高危家庭，如单亲家庭、家庭成员患病或家庭长期处于矛盾状态，其家庭成员哮喘发病率显著提高。新近的研究表明，丧偶、失业也是引起哮喘者死亡的重要原因。Lang 等报道在黑人、妇女、低收入阶层哮喘死亡率较高。Mahan 等也发现 34 例哮喘死亡病例中，有 25 例经历了较多的生活压力。

(二)个性特征与支气管哮喘

国内有些学者用卡特尔 16PF 调查问卷对哮喘患者的人格特征进行了探测，结果发现，男、女两性均表现为顺从、随和、工作负责，其心理防御机制不成熟，对事敏感、被动、懦弱。王大川等研究的结果说明，自我克制、情绪压抑、内蕴性强的人，也就是所谓的 C 型行为特征的人，容易患哮喘；还发现哮喘患者大多不善于发泄情绪，长期愤怒内泄可使机体的免疫功能发生变化。

总的来说，哮喘患者具有下列个性特征：暗示性强、被动服从、缺乏自信、依赖性强、内向、懦弱、神经质、不适应社会、过于敏感。有些成年患者有强迫症性格、歇斯底里性格、情感不稳定、过度焦虑、抑郁、潜在攻击性、易怒、强烈敌意等。正因为哮喘者具有以上人格特点，故而在日常生活中，应尽可能避免这些弱点，不断地完善自我，建立积极的、健康向上的个性特征，这样做将有利于防止哮喘的发生和有助于哮喘的顺利康复。

(三)应付方式与社会支持

在临床上，除注重对哮喘患者的药物治疗外，还应注重对其讲解哮喘的相关知识、药物治疗的必要性和局限性，使其认识到疾病的发生、发展进程以及治疗效果不仅与生理条件相关，而且与心理因素特别是情绪有关，这样做将有利于患者从生理和心理两个方面注重哮喘症状的改善。究竟哪些具体的应付方式更科学、更合理，还有待于进一步研究和探索。但总的来说，正确地认识和对待生活中的意外和挫折，是一种积极的应付方式。患者若能保持理性和镇定，有意识地缓解紧张情绪和焦虑，减少恐惧，则有利于症状的缓解。

社会支持对哮喘的发病也起到重要的作用。良好的社会支持有益于人的健康，而劣性社会关系则损害人的身心健康。社会支持一方面对应激状态下的个体提供保护，即对应激起到缓冲的作用；另一方面还对维护良好的情绪体验和积极的心理状态具有重要作用。Kang 等通过对哮喘青少年社会支持和免疫功能的测定发现，尽管社会支持对免疫反应无直接影响，但高度的社会支持将会减弱生理免疫力和心理免疫力降低，这表明在应激期间社会支持的作用是保护性对抗免疫功能下降。

第八章　焦虑、压力与健康

第一节　焦虑的概述

生活中有喜、怒、忧、思、悲、恐、惊，但每个人的感受却有很大的差异，其中兴奋、紧张、期待、担心、不安、烦恼等心情就是焦虑。这样的体验，强度或许有所不同，但都可能成为潜在的压力。也就是说，焦虑的感受程度越高，情绪体验的持续时间越久，个人感受到的压力就会越大。

一、焦虑的概念

焦虑(anxiety)是指一种缺乏明显客观原因的内心不安或无根据的恐惧，是人们遇到某些事情，如挑战、困难或危险时出现的一种情绪反应。产生的症状和害怕相类似，但焦虑是因外来的刺激或危险与个人内在状态相合而引起的，常见的主观心理感受有急躁、不安、紧张、忧虑、恐惧、神经质、慌乱、注意力难以集中等。典型的躯体症状有腹胀、胸闷、晕眩、头痛、口干、呼吸困难、肌肉紧张、发抖、心悸、恶心、呕吐、尿频、性功能失调或障碍等。这些反应是很普遍而且复杂的，可能会因身体状况而影响到心理状况以及情绪和行为表现，同样的是，心理状况也会影响到身体的一系列健康状况。换句话说，身体状况和心理状况是双向影响、双向作用、双向制约的。

虽说焦虑产生的症状与害怕相似，但严格地说，两者的概念是不同的。所谓害怕，是因感到外在实际危险而产生的感觉，可以说是对外界事物的直接心理反应，如看到车祸现场或海啸时触目惊心、恐慌不安；而焦虑则是一种预期的、想象的不安感觉或状态，牵挂的事物可能早已过去，或尚未发生，只觉莫名的忧愁，如担心病情的检查结果、未来前途及生活的牵挂等。一般而言，在日常生活、学习和工作中，每个人或多或少都会因外来刺激而呈现不安的感觉，然而适度的焦虑对于每个人来说是必要的，因为焦虑可以驱使人们改善现状，以适应实际需要。但是，倘若不安的程度严重到影响生活和能力的表现或发挥时，就超过了正常的不安程度，必须靠个人来进行心理自助和调适；如果难以自拔，则需寻求他人和社会的支持或接受心理治疗。

二、焦虑的理论

焦虑的症状涉及身体和心理方面，因此其理论也就包括了身体和心理两个方面。

(一)心理动力理论

弗洛伊德提出心理动力理论，认为焦虑是自我受到潜在威胁的征兆，并解释焦虑是人格中本我、自我、超我三者间冲突的结果。自我代表本我、超我和现实间的统合、联系，这些精神内在冲突是被压抑的冲动(如性冲动等)，当其与代表道德规范的超我不相符合时，两者就会产生冲突，造成本我和超我的对立，这时焦虑即成为自我寻求防卫行为以自保的信号。当所使用的防卫机制是成功有效时，就可以降低焦虑再寻得安全感。但是，如果所使用的防卫机制未能使冲突化解，焦虑状况持续或增加，就会呈现一系列症状，如恐惧症、强迫症等。

苏利文(H. S. Sullivan)认为，焦虑的产生是人际间的冲突所致，而并非精神内在的过程，他强调焦虑与婴儿期，儿童早期的经验感受有关；婴儿首次感受到的情绪不愉快，急性的焦虑可能会成为以后情感受挫时的反应模式。

(二)行为理论

根据行为学派的理论，焦虑是因某一特定的刺激所引起的条件反射现象。当个体接受某种刺激一段时间后，就会对特定的刺激发展一套学习的条件反射反应，特别是在运用行为治疗技术成功地治疗了恐惧症和强迫症之后，柯特斯(Cartis)则更加强化了焦虑是学习得来的条件反射结果的理论。

(三)生物学理论

霍尔(Hall)认为，焦虑是由于身体疾病或异常，而不是情绪上的冲突。例如因脑瘤、内分泌失调、贫血等生理不适而导致的焦虑，称为继发性焦虑。还有些学者在研究某些心身性疾病和焦虑症者之间的关联时，也发现极高的相关性。这些都对生理过程引发焦虑的假说给予了支持。

三、焦虑的主要类型

(一)广泛性焦虑

有广泛性焦虑体验的人持续感到害怕，但无法指出具体害怕什么。这种无来由的焦虑症状可以持续几个月或更长。在广泛性焦虑障碍中伴随的焦虑并没有与现实接触不当的思维等问题，其焦虑是行为中突出的特点。

(二)恐慌感觉

有恐慌感觉的人，往往会体验到突然的、强烈的、不断出现的，并且常常是无法预测的焦虑行为的袭击。这种焦虑可能只持续几秒钟，也可能持续几小时或几天，而后会消失，却又会在不经意间重新出现。每当感到焦虑袭击时，个体表现为极度恐慌，担心自己会死亡，要发疯了或做出某种无法控制的行为。

(三)特异性恐惧焦虑

特异性恐惧焦虑主要是对一些特异性的场合、物品等在并无危险的情景下产生极度强烈的恐怖，如怕乘电梯、怕黑暗中独自睡眠，怕蛇、鳝鱼等。在有些人身上可能会几种恐惧同时存在。个体只是对这些特异性的事物产生极度夸大的恐惧，而对现实中的其他场合或物品等，却通常没有过度地歪曲。这种类型的恐惧反应似乎是无法解释，并无法控制的。

(四)强迫焦虑

有强迫症的人常常没有理由地重复一些思想和行为。有些人如果不做出一套仪式性的行为就会感到极度紧张，如重复清理东西，将东西按一定的角度和距离摆放整齐等，如果不做就会感到不安、惶恐。上述摆弄、清理东西的仪式性行为则会帮助强迫症者缓解内在的焦虑、不安全感。

(五)创伤后焦虑

创伤后焦虑最常见的表现是对创伤事件的重复体验。创伤事件指对个体的生活带来极大的痛苦和伤害的事件，如目睹亲人或朋友的死亡、背叛，受到战争或灾害的伤害等。当事人在清醒时被痛苦和不断出现的回忆所困扰，在睡眠时则出现关于创伤事件的噩梦。这种创伤后焦虑会随着时间的推移逐渐减轻，有严重创伤体验的人，可以通过向关心自己的人表达思想和情感而获得不良情绪能量的释放。

四、焦虑的等级

焦虑的程度有预期的、轻度的、中度的、重度的、恐慌的几个等级。预期的和轻度的焦虑是日常生活中普遍遭遇到的紧张，处在此种状况下，人的头脑是清楚的，而且比平常在视、听、触觉的知觉感受方面更敏锐，这种焦虑能够增进个体的学习，促进成长和创新。

个体处于中度焦虑时，仅能注意到即刻发生的事，而周围的刺激受到阻断，减少了视、听、触觉的知觉感受能力；个体会表现得粗心大意，但如果能够专注些，情况就会有些改善。

个体处于重度焦虑时，其知觉能力大大降低，只能专注于即刻发生的小细节，而不会考虑其他事情，所采取行为的目的是要解除焦虑，以便能放松心情，所以此时需要更多的指点和提醒，多看看其他未曾留意的方向和层面。

个体处于恐慌焦虑时，已失去自我控制，即使加以指点也不能使之做任何事情，曲解其知觉感受，理性思考混乱，肢体活动增加，无法有效的沟通。个体若持续长时间的恐慌焦虑，则可能会因耗竭而亡。

五、焦虑的反应

(一)生理反应

当人处在焦虑状态时，躯体会产生一系列的反应，主要有以下几个方面的生理变化：(1)心脏血管方面：心悸、心跳过速、血压变高或变低、头晕。(2)呼吸方面：呼吸急促、胸部有压迫感、喉头窒息或呼吸困难。(3)神经肌肉方面：过度反射，眼皮跳动、失眠、全身无力。(4)肠胃消化方面：食欲差、腹部不适或疼痛、胸口灼热感、恶心。(5)排泄方面：尿频、尿急、便秘、腹泻。(6)皮肤方面：脸红、盗汗、瘙痒、忽冷忽热。

(二)行为反应

行为反应主要表现为：不安、紧张、颤抖、惊吓反应，讲话速度加快，动作失调，人际关系变得退缩、逃避、换气过度等。

(三)认知反应

注意力不集中，先入为主，健忘，思考中断或混乱，无法客观判断，知觉感受能力降低，缺乏创造性，害怕失去控制力，担心有视觉幻像，害怕受伤或死亡。

（四）情感反应

在情感方面：容易产生惊吓或兴奋的反应，不耐烦，不愉快，害怕，有压迫感和危机的心理，受惊，战战兢兢等。

第二节　压力的相关问题

一、什么是压力

压力是指人们在对付那些自己认为很难对付的情况时所产生的情绪和身体上的异常反应。它是人和环境相互作用的结果，是机体的内部状态，是焦虑、紧张、强烈的情绪和生理上的唤醒，以及挫折等各种情感反应。还有学者认为，压力是一种不愉快的情绪状态。当人们觉察到所面临的事物具有挑战性，同时对自己能否成功难以确定时，就会产生压力感。就压力而言，包含三个重要的特点：一是觉察到“挑战性”；二是觉察到“重要的价值”；三是觉察到“成功的不确定性”。也就是说，当人们从事任何工作时，只有当事物具有上述特点时，才会对人们构成压力，否则就没有压力。

当今社会，压力影响的层面颇广，它不仅影响我们的心情和行为，更严重的是带来切身的危险。压力是目前六大死因——癌症、心脏病、肺病、意外伤害、肝硬化、自杀的直接或间接祸首。生活中面临的压力主要由内在的、人际间的以及外在环境等方面的原因所导致。具体在追求各种需求满足的过程中，不可避免地会遭遇到各种挫折，挫折结果有可能导致身心反应，甚至会引起全身系统的变化。因此，在研究或探讨压力对人类的影响过程中，必须是多方面的，整体观的，从而有利于科学、客观地评估压力对个人的身体、心理所造成的影响。

二、压力源

压力源是指向个人适应能力挑战的因素或作用力，引发压力反应甚至产生疾病的力量。生活中的压力源可能存在于人们自身，也可能存在于环境之中。一般压力源主要有以下几种：

（1）生理压力源：如饥饿、口渴、疲倦、疼痛、感染、发烧、身体健康情形改变、睡眠问题等。

（2）心理压力源：主要来自人们头脑中的紧张性信息，如自尊，否定自我，被爱和受尊重不能得到满足，感受到危险、威胁、失望、绝望、挫折、没有安全感、自我控制能力不足、不切实际的期望、不祥预感以及与工作责任有关的紧张等。

（3）情境压力源：如噪音、空气污染、交通紊乱、缺乏空间和隐蔽性、生活环境品质欠佳、经济拮据、缺乏资源等。

（4）生存发展压力源：如上学、离家、谋职、结婚、布置新居、开始一段新的生涯、生孩子、发现身体的改变、退休、独居、配偶死亡等。

（5）人际关系压力源：如与家人或同事的关系紧张，很少得到支持，受到敌对疏离，被排斥，不为人所接纳，社会生活发生改变等。

(6)社会文化压力源：如文化环境差异、陌生的风俗习惯、难以适应的异国或异域的语言环境和生活方式、角色期待、负担、被迫改变生活状况、战争或国际纠纷、价值观念或社会经济、政治地位的改变等。

三、压力反应

(一)生理反应

人体对压力源的反应，是敏感地体验到威胁、立即警戒自己、采取“应战或逃避”的生理反应。神经系统与内分泌系统感受到情况危急，立即调整分泌，以增加身体应付的能量，保持警醒状态，采取适当的应对策略。通过自主性神经系统和肾上腺素的影响，调节全身各系统对外来刺激的反应。为了应对外来的压力紧张状态，当采取应对策略时，交感神经特别兴奋，从而增加心跳以及心脏收缩力，使血压升高、瞳孔放大、四肢肌肉收缩、出汗、呼吸加快、新陈代谢速度增加、血糖增加、抑制肠胃蠕动、保持动作加快、肌肉紧张度增加及敏感性增加的警觉状态。同时内分泌系统中的肾上腺素及去甲肾上腺素的分泌增加，并有助于应付身心的压力情境，增加蛋白质、脂肪及糖类的新陈代谢，提供身体所需的能量。相反的，当采取逃避反应时，副交感神经系统作用后，乙酰胆碱将导致相反的生理反应。

(二)情绪反应

有失望、生气、挫折、愤怒、焦虑、敌意，导致害怕、忧郁、羞愧、苦闷、恐惧、罪恶感、否定、压抑或扭曲，甚至会有幻想，失去自我控制，精神分裂等情绪反应。

(三)行为反应

有紧张、颤抖、厌食或大吃大喝、失眠或昏睡、恶心、疲倦、注意力不集中、心悸、绞痛、呼吸困难，以及退缩、不动或活动量减少、行为退化、易怒、脾气暴躁、知觉扭曲、解决问题的能力降低、自杀等行为反应。

四、压力的调适

雷札鲁斯(Richard Lazarus)提出压力与调适模式，认为压力的意义是环境中任何外来的事件或内在的需求，可能因超乎个人的负荷或能力，以至于消耗掉个人组织系统或社会的适应资源；强调通过理性的认知和评价，决定哪些事件属压力事件，进而采取适当的方法进行调适。在调适过程中，情绪常常被看成是压力反应的诱因，而不是最后的结果(图 8-1)。

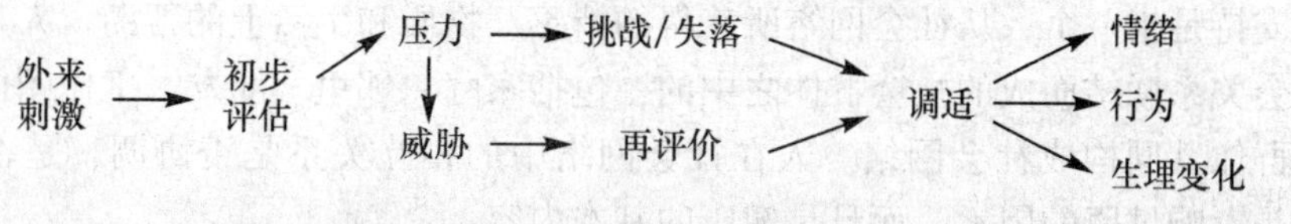

图 8-1　压力和调适的过程反应①

① 转引自毛家龄. 心理学与心理卫生. 北京：科学技术文献出版社，1999：202.

压力和调适过程，随时间和引发的原因而改变，不仅是处理当前所面临的压力和需求，同时也产生新的压力和需求。调适的结果会改变个人对压力经验的感受和评价，亦会影响往后对事件的处理态度。

第三节 解决焦虑与压力的策略

一、焦虑与压力的关系

焦虑和压力都是主观上的感觉和体验，是一种能量状态，无法直接进行测量或观察出明显的反应。正因为如此，焦虑和压力的研究存在着一定的困难和复杂性。随着医学的思想从疾病治疗转化为健康维护，有关焦虑和压力的研究就显得越来越重要。

一般来说，在有压力的情境下，焦虑是最直接的情绪反应；压力则是为完成个人期望的目标时所感受到的挑战，同时也会引起紧张、不安等焦虑情绪的产生。也就是说，焦虑的程度越高，持续时间越长，个体感受的压力也就越大。所以，了解个人的焦虑反应，进一步控制焦虑，就能将焦虑导向有积极意义的建设性压力源，进而增进个体身心状态的健康成长。

二、解决焦虑与压力策略

在社会竞争日益激烈的今天，人类所面临的压力源不仅种类繁多，而且出现的频率也更高。但是值得注意的是，并不是每一个遭遇挫折的人都会出现焦虑、抑郁以及精神崩溃等反应。仍有许多人在受创后，迅速从逆境中奋起，表现出豁达、超脱。正是因为压力、困境以及挫折是可以跨越的，所以我们每个人均应掌握适当的应对焦虑与压力的方法和技巧。常见的应对策略有以下几种：

(一)正确认识压力源

要想有效地对焦虑和压力进行调适，首先应了解情境的压力源，采取有效的措施，处理好压力，同时也要努力去改善相关的问题，如感到工作、学习压力太大时，就要提前准备、分阶段运行或完成，不要事到临头去临时抱佛脚，这样做会十分被动，甚至造成恶性循环的后果。通过认知，确认压力源后，进而辨识个人的情绪反应或感觉，提高自我的认识，了解个人在面对挫折时焦虑和紧张的表现，评估自我行为和思考层面，面对困难或问题的反应，寻找出个人适合的应对策略，如自我心理防卫机制的应用等。

(二)运用社会支持系统

社会支持是指一个人从社会网络所获得的情感、物质和生活上的帮助。人是生活在由一定的社会关系联结而成的社会群体之中的，包括家庭、邻里、朋友、工作团体等，这些基本社会群体共同构成社会网络。人在社会网络中的相互关系是否协调、是否能相互支持，不仅是影响健康的因素，而且是健康的基本内容。

人们在处于困境时，如有人耐心倾听，有人分担痛苦和忧愁，适时伸出援助之手，确实可以协助脱困。寇伯(Cobb)指出，拥有强大的社会支持者较少生病，心理较健康，也活得久些。因此，适时地换位思考，体验和理解他人的感受或是主动地寻求支援，都是明智之举。如亲朋好友、同事间的安慰扶持，可以缓解压力的潜在影响，使彼此生活过得愉快些。有些研究资料证实，好交际、朋友多的人不仅生活质量高，而且寿命长。

三、减少压力的生理影响

人身体健康时，往往对挫折的忍受力较高，心情也不易受外界的影响，各种防御功能较正常。如果我们能利用平时的自我锻炼，有适度的运动习惯以保持个人的警醒状态，当压力来临时，就能做出最好的应对或反应；如果平时缺乏适度的运动，则可能导致慢性疲劳、肢体酸痛、高血压、动脉硬化等慢性病，一旦面对压力时，生理反应就乱了套，这样就难以有效地应对压力带来的不良后果。故而平时就要养成适量的运动习惯，有意识地放松心情，去除过度的压力。此外，还要注意运用相应的心理调适方法来减少压力的生理影响，如放松法、限制饮食习惯、音乐治疗、思考中断法、脱敏疗法等。

最后应该强调的是，事实上我们不可能完全去除生活中的压力，我们只是希望通过学习来了解压力或压力源，进而控制并疏导、减轻压力对生活造成的负面影响。同时在预防重于治疗的前提下，加强个人的心理调适，减少适应不良及各种心身疾病的发生，唯有适度地缓解压力，方能减少焦虑程度的增加。

生活、学习和工作中处处充满了压力和挑战，通过焦虑的反应，呈现在身体、心理和行为上，使个体警觉到危险信号，进而尝试去除压力的不适，经过正确地评估压力源，并运用有效的方法和支持系统处理压力反应，发展自身的调适机制和应对策略，化危机为生机，重获生活的平衡和适应。

个体学会适当地处理压力和焦虑的技巧，不仅有利于个体在日常生活中减少情境中的压力和焦虑，保留心身方面的能量，使之用于生活、学习和工作中的创新和突破，而且还有利于协助周围的其他人培养处理压力的能力，以降低生理的反应和情绪的困扰，增进个人的生存潜能。

第九章　人类行为与健康

第一节　健康行为与健康

一、健康的概念

健康是人的一项基本需求和权利，也是社会进步的一个重要标志和潜在的动力。它要求人们重视健康的价值，树立“人人为健康，健康为人人”的正确的思想观念，指出健康不仅是卫生部门的责任，而且是全社会的共同责任，所有部门都要把自己的工作和人民的健康联系起来，努力维护和增进人民健康，促进社会发展，为实现人人享有卫生保健的战略目标共同努力。

健康不仅是免于疾病和衰弱，而且是保持体格方面、精神方面和社会方面的完善状态。也就是说，一个人只有在躯体健康、心理健康、社会适应良好和道德健康四个方面都健全，才算是完全健康的人。世界卫生组织还提出了一些衡量人体健康的具体标志，如：(1)精力充沛，能从容不迫地应付日常生活和工作；(2)处事乐观，态度积极，乐于承担任务而不挑剔；(3)善于休息，睡眠良好；(4)应变能力强，能适应各种环境的各种变化；(5)对一般感冒和传染病有一定的抵抗力；(6)体重适当，体型匀称，头、臂、臀比例协调；(7)眼睛明亮，反应敏锐，眼睑不发炎；(8)牙齿清洁，无缺损，无疼痛，齿龈颜色正常，无出血；(9)头发光泽，无头屑；(10)肌肉、皮肤富有弹性，走路轻松。

对健康概念的全面理解，有助于人们提高健康信念，形成良好的健康习惯和行为，从而为提高健康水平和促进社会发展，打下坚实的基础。

二、健康行为的概念

健康行为是指人们为了增强体质和维持身心健康而进行的各种活动，如充足的睡眠、合理的营养、适当的运动、愉快的心情等。健康行为的重要性不仅在于能不断地增强体质，维持良好的心身健康和预防各种因行为、心理因素引起的疾病，而且还在于它能帮助人们养成良好的健康习惯。健康行为是一种理想的行为模式，常有明显的理想色彩。事实上，现实生活中具有十全十美行为的人是没有的，人们只有以渐进的方式逐步完善自己的行为。随着社会的不断进步和发展，人们的行为内容和方式也在不断变化和更新，人们在新的环境中还会产生新的心理冲突和社会适应问题，故健康行为的内涵也是动态发展变化的。

健康行为是从小由家庭养成的、自觉主动进行的各种有益于维护健康的活动。世界卫生组织(WHO)分析现代非传染性流行性疾病时，发现它们有着共同的病因，即不良的生活方式和不良的行为习惯。因此，要使人们形成健康的行为，首先要在“健康信息”的建立方面下工夫。可以说，健康行为的建立主要受健康信念的支配。健康信念是指人们对自己心身健康的追求、认识和标准。任何一种健康行为的建立都是在正确、科学的健康信念的指导下，通过经典性条件反射或操作性条件反射和社会观察学习而学来的。

目前，在有关健康行为的研究中，基本上将其分为团体健康行为和个人健康行为。团体健康行为是社会群体或团体作为行为主体而采取的旨在保证公众健康的活动。个体健康行为是每一个体作为行为主体而采取的旨在保证自身健康的活动。就某一具体的人来说，可以将其健康行为分为外显健康行为和内在健康行为。外显健康行为，如饮食的定时定量、充足的睡眠时间、适当的体育锻炼、不吸烟、不酗酒、体重适中等；内在健康行为可表述为情绪愉快、关系和谐、人格统一、自知之明、适应环境、健康投资等。

三、增进健康的要求

健康要求每个社会成员不仅立足于自身的身心状态完好，而且还要关心全社会的精神面貌和民族文化素质的提高。作为社会中的一员，我们要从思想上、行为上重视健康行为养成或建立的问题，并不断地提高自身健康水平，为人类的进步和发展作出不懈努力。从个体健康行为的角度来说，要不断强化增进健康的五个方面的要求，即合理膳食、适量运动、消除疲劳、心理健康、戒除劣习。

(一)合理膳食

所谓合理膳食，是指膳食要符合个体生长发育和生理状态等特点，含有人体所需要的各种营养成分，且含量适当，不缺乏，也不过多，全面满足身体的需要，能维持正常的生理功能，促进生长发育和健康。具体来说，合理膳食要注意以下几个方面的问题：

(1)饮食中应含有机体所需要的营养素 。如粗粮和细粮相搭配，肉鱼蛋、豆制品和蔬菜等食品合理搭配食用，饮食要多样化，不偏食。

(2)饮食要与人的生长发育的不同阶段和不同的生理状况相适应。如儿童、青少年时期代谢旺盛、发展迅速，故而在能量、蛋白质和其他营养素的需要上要多于成年人；再如婴儿、老年人和妊娠妇女等特殊人群要科学地考虑其饮食的合理供给量。

(3)根据人们的生活和劳动环境的不同来满足特殊的营养需要。如在高温环境下，应供给较多的无机盐、淡盐水和充足的蛋白质；而在寒冷地区，机体基础代谢增高，则应增加热量供给，适当地供给脂肪、蛋白质以及各种维生素。

(4)注意限制碳水化合物、钠盐和脂肪的摄取总量。钠盐的过多摄入与高血压的发病有关，所以每天要适量地摄入钠盐、碳水化合物和脂肪。

(5)饮食结构要科学、合理。如对于贫困地区来说，要注意防止营养不良，注意补充饮食中缺乏的高蛋白、足够的维生素和微量元素等。对于经济发达地区而言，就要注意防止营养过剩，特别要对高蛋白、高脂肪、高热量的“三高”型饮食要有所警觉和防范，要制定出有益于人体健康的“低脂肪、低热量”的饮食方案。

(6)其他。早餐营养应丰富，注意水的补充，合理烹调加工，饮食要定时、定量等。

(二)适量运动

运动有利于锻炼和增强人体各系统、各器官的功能；能增强肺活量、改善呼吸系统的功能；能促进肌肉发育，推迟骨关节、肌肉的老年性变化；能提高思维和反应能力，使神经系统处于良好状态；能改善消化系统机能，减轻体重，控制肥胖。

运动的方法和种类有很多，在选用时要注意科学性、合理性。要遵守相应的原则和注意事项。运动的原则主要包括：(1)必须根据年龄、性别、健康状况等特点，选择适宜的锻炼项目，合理掌握运动量；(2)要争取循序渐进的锻炼方法，技术上由易到难，运动强度由小到大，逐步提高，逐步适应，切不可操之过急；(3)要持之以恒，身体运动只有在长期的、不间断的锻炼以后才能获得应有的效果。

运动中应加以注意的事项主要有：

(1)运动前要做准备活动，使机体从相对的安静状态逐步过渡到活动状态。

(2)运动后要做整理活动。在剧烈运动后应做些深呼吸和整理活动，促进血液的回流，并使其他系统和器官由剧烈活动状态恢复到正常状态。

(3)运动前要检查运动场地或器械设备，避免因场地、设备问题而发生伤害事故。

(4)饭后不宜马上进行剧烈运动，一般在饭后1小时以后再锻炼，以免影响消化功能。

(5)剧烈运动大量流汗后不宜大量饮水，因为一时饮水过多，水分进入血液中，使循环血量骤增，会加重心脏负担，加速疲劳，会造成胃肠不适，应当少量多次地补充饮水量。

(三)消除疲劳

疲劳是体内营养成分消耗，代谢产物乳酸等增多所发出的警戒信号。疲劳可分为体力疲劳、大脑疲劳和慢性疲劳综合征三种。体力疲劳的表现是：浑身无力、手抖、躯体有酸痛感。大脑疲劳的表现是：头昏眼花、听力下降、四肢无力、连打哈欠、嗜睡或瞌睡、注意力不集中，记忆力下降、思维不敏捷、反应迟钝、食欲不振、烦躁、忧郁等。“慢性疲劳综合征”的表现是：情绪烦乱、性情异常、易怒，经常惊慌失措、头发大量脱落。

消除疲劳的主要措施和方法有：

(1)起居有序。生活要有规律，要养成良好的生活习惯，这将有利于维持人的旺盛精力，提高活动效率。

(2)生活适度。生活中的各项活动都要注意适度，如工作、学习、娱乐，甚至睡眠、房事等。适度有益于养生，不适度则会损害健康。

(3)劳逸结合。只有使紧张与松弛、劳动与休息、大脑的兴奋与抑制保持协调，才能对身体健康有益。

(4)适当放慢生活节奏。在实施各项工作或活动的过程中，有时是欲速而不达。故而不论做什么事，都要从容不迫，有计划、有步骤地进行。同时还要注意从自己的实际出发，量力而行。

(5)善于休息。在忙忙碌碌的工作和学习之余，要见缝插针地让自己松弛、休息，平时更要有规律地让自己遵守作息时间，以消除精神紧张和过度的疲劳。

(6)完善行为方式。要经常对自己进行诊断和自查，及时修正和完善自己的生活行为方式，如主动纠正熬夜习惯、酗酒、赌博、抽烟成瘾等不良行为。

(7)充足的睡眠。充足的睡眠不仅有益于身体部位组织的良好生长发育和修复，而且还有利于增强人体的免疫功能。同时，睡眠也是消除疲劳、缓解紧张的有效措施。

(四)心理健康

人们要努力学会做自己情绪的主人，将自己的情绪状态或心境调节在最佳状态，乐观、进取、奋发、向上的情绪状态，是人们获得健康、幸福与成功的动力和保证；而抑郁、焦虑、烦躁等消极情绪状态，则会使人们沮丧消沉、心灰意冷。倘若不妥善地排解不良情绪状态，就会影响人们的身心健康。为此，主动、自觉地培养乐观情绪或积极心态对于维护身心健康是至关重要的。

那么，究竟如何有效地培养乐观情绪或积极心态呢？总的来说，要注意做好以下几个方面：

(1)培养幽默感。幽默感有助于我们适应社会。采用幽默的方法，会使人有一种超脱感，把原本紧张的情况变得轻松起来，使原来窘迫的场面在笑声中消逝。

(2)增加愉快的生活体验。有意识地组织和参与带来愉悦心情的各种活动，这种令人快乐的生活体验，有助于人在心情低落和压抑时，重振情绪状态，重拾自信，恢复自我。

(3)使情绪得到良好的整理。人在情绪不安与焦虑时，不妨找好朋友聊聊，找心理医生咨询倾吐，从而使自己尽快地从被动的情绪状态之中走出。

(4)从多角度观察事物。我们考虑任何事物，都应有系统的观念，也就是要从整体而不是局部的角度去考虑事物或问题，因为在具体的生活、学习、工作过程中，许多表面上看起来令人生气、惹人烦恼的事物，如果从另外的角度去看，则可以发现许多有积极意义的方面。

(五)戒除劣习

经常对自己提醒或暗示，努力戒除一切有损于健康的不良行为方式，特别是要加大力度阻止或消除高危行为，如吸毒等。应充分调动社会的力量，让大家形成一种互相监督、互相完善的新行为模式，只有这样，才能有效地戒除一切不利于健康的劣习，才能真正维护自己的身心健康，从而促进人群健康水平的不断提高。

第二节 不良行为与健康

不良行为是指个体或群体所表现出的与社会要求或期望相违背的某些行为。与健康有关的不良行为包括吸烟、酗酒、药物成瘾或滥用，缺乏体育锻炼，不良的性行为，紧张的行为类型(A型行为)和不良的饮食习惯(高盐、高脂、暴饮暴食、饮食无规律)等。不良行为不仅对个人的健康带来损害，有时还会妨害正常的社会秩序，因此，有必要对不良行为产生的规律进行研究和探讨，从而有效地对不良行为进行预防和矫正。

一、不良生活习惯

所谓习惯，是指经反复多次练习而巩固下来的行为方式。习惯是融入人们日常生活和人际交往中的一种传统文化，是一种无形的力量，约束着人们的行为，对人的身心健康产生着重要的影响。良好的习惯有利于人们的健康，不良习惯则对健康不利，甚至严重危害健康。如：有些现代女性，为了追求线条美，过分地控制饮食摄入量，结果导致低血糖、消瘦、浮肿等现象。而良好的娱乐活动习惯则可以使人精神放松、心情愉快、消除生活、学习、工作中所造成的紧张和疲劳，对人体健康有着促进作用。

(一)不良饮食习惯

1. 进食不规律

进食不规律的情况在人群中非常普遍。有的人习惯于忍饥挨饿，有的人则喜欢放任自己，让自己有时候暴饮暴食。饥饿的情况多半是由于睡懒觉，错过了早餐时间，或夜晚活动或看书熬得太晚造成。暴饮暴食的情况则大多发生于亲朋聚会，过生日、野餐等场合。一下吃得很多，一下又吃得很少或没有进食，使得胃内有时长时间得不到食物，有时又一下子胀得满满的，长此以往，胃肠功能就会失调，甚至造成胃肠的机能衰退，最后导致胃肠道疾病。

2. 滥用滋补药

用滋补药并不是对所有的人均适宜。滋补药主要是调整提高人的某些生理功能，是否需要补，究竟怎么补，应因人而异。社会上有许多人往往没有科学的观念，盲目地相信广告，夸大滋补药的作用，甚至把补药当食物来食用。

3. 不卫生的共食现象

共食是一种落后的习惯，虽然在一定程度上能密切感情、交融思想，但非常容易传播某些疾病，应该说是弊大于利，故而应当尽量避免共食现象以及共用餐具的行为。

4. 不注重营养平衡和饮食卫生

不注重营养平衡和饮食卫生的直接后果就会导致许多疾病的发生，如贫血，多见于妇女与儿童。妇女在妊娠和哺乳期需铁量增加，加之妊娠期胃肠功能紊乱、胃酸缺乏，影响铁的吸收，故而妇女在这些特殊时期，如果不注意饮食的科学合理搭配，偏食、挑食或盲目节食，就容易产生缺铁性贫血。再如儿童体内缺乏造血必需的原料，如铁质、蛋白质、维生素等，较易产生营养不良性贫血。有些家长过分溺爱孩子，使孩子养成偏食挑食的习惯，或因缺乏喂养知识而造成孩子贫血。还有些家长过多地给孩子提供高档食品，如各种补品、巧克力等，而对孩子生长发育和造血所需的一些营养物质却供应不足，其结果也造成孩子患缺铁性贫血。此外，对普通人群来说，在正常情况下，铁的摄入与排泄基本上是平衡的，不会出现缺铁性贫血；但是，有些人吃东西十分挑剔，吃米面只讲精细可口，而不知这些米面中的大量铁元素在加工过程中被丢失了，这样一来，铁的摄取量就会大大降低，这种情况也有可能导致缺铁性贫血。

(二)缺乏运动

运动不足可以引起运动不足综合征。所谓运动不足综合征，是指由于人体长期缺乏运动，导致心、肺、肝、肾等内脏器官功能降低，肌力下降，自主性神经功能失调的症候群。长期运动不足，还可诱发或加重肥胖病、冠心病、心肌梗死等一系列疾病。运动不足综合征表现为腿部和上肢肌肉瘦弱，腰背部肌肉扁薄，肌力低下，甚至不能负担正常的工作和生活，容易发生腰痛、腿软、抽筋等现象，肺活量小，稍稍活动一下就会感到气力不支，呼吸急促；心率快，心输出量小，常常会感到心慌、胸闷、头昏、恶心，甚至可出现昏厥的现象，有的人还出现脂肪堆积，过度肥胖。

儿童青少年倘若运动不足，就会表现为身材矮小，胸部狭小，肌肉纤维缺乏弹性，并容易出现“O”形、“X”形腿或鸡胸等佝偻病。中老年人如果运动不足，则容易导致肥胖，诱发或加重高血压、冠心病、心肌梗死、糖尿病，且易发生骨折、软组织损伤等疾病。

为了增强体质，减少疾病，促进健康，每个人都应该选择与自己身体的体质状况相适宜的运动项目，注重运动的适量性、坚持性。只要你努力做到适度地运动，又能坚持不懈，你的体质一定会逐渐增强起来，疾病也就会离你远去。

二、不良嗜好、习惯

(一)吸烟行为

吸烟已成为全球性公害。全球著名咨询公司盖勒普公司发布的一项调查表明，中国烟民数量达3.2亿，占全世界吸烟总人口的三分之一，这一数字甚至超过了美国的人口总数。调查显示，中国每天有3000人死于与吸烟相关的疾病，按照目前的趋势发展，到了2050年，这一数字将上升到8000人。与此同时，中国二手烟受害者已高达7.4亿。吸烟是我国的社会和公共卫生问题。正因为我国是世界吸烟人数最多、烟品产量最大的国家，所以，就必须采取迅速、有效的措施，严格控制和禁止吸烟行为。

1. 吸烟与多种疾病的关系

(1)吸烟与癌症的关系。早在20世纪30年代，人们就注意到肺癌患者中大多数有吸烟史；40年代后期，许多国家研究发现肺癌死亡率有明显增长；50年代后，通过大规模调查，初步肯定吸烟与肺癌死亡率的增长有直接关系，从而激起了人们对吸烟致癌研究的热潮。在20世纪60年代，英国和美国曾进行过三次大规模的流行病学调查，从多方面证明吸烟与肺癌的发生有着密切的关系。即：吸烟者死于肺癌的危险性比不吸烟者要多2~28倍；每日吸烟量与死于肺癌的危险性有明显的剂量-效应关系，每日吸烟量越大，危险性也越大；开始吸烟年龄越小，死于肺癌的危险性越大，如14~19岁开始吸烟者，危险性比25岁后开始吸烟者大3倍多；吸烟者戒烟后，死于肺癌的危险比吸烟者明显减少；戒烟时间越长，其危险性减小越明显；吸含烟碱和焦油低的卷烟者危险性较小。

(2)吸烟与心脑血管病的关系。吸烟不仅可引发冠心病，而且对心肌梗死的预后也有影响。心肌梗死后戒烟者的死亡率比继续吸烟者低一半。吸烟还会增加被动吸烟者患冠心病的危险。吸烟者如果停止吸烟两年以上，则发生心肌梗死的危险可降至不吸烟者的水平。近年来的大量研究表明，吸烟者不仅易患心脏病、肿瘤和其他疾病，而且还会导致脑血管意外，这是在排除了年龄和高血压的因素后得出的结论。吸烟的男性发生脑血管意外的机会比不吸烟的男性高42%，吸烟的女性比不吸烟的女性发生脑血管意外的机会高61%。研究还发现，吸烟者发生脑血管意外后，遗留脑损害的机会比不吸烟者高。

(3)吸烟与脉管炎的关系。血栓性闭塞性脉管炎是一种顽固的慢性血管阻塞病，病程长，治疗困难，病人痛苦大。有些严重情况还要截肢，以致终生残废。据统计，在脉管炎病人中吸烟者占90%左右。吸烟多的病人，其症状往往较严重，病程也较长。有些学者认为吸烟所产生的尼古丁中毒以及精神方面的因素往往是发病的重要诱因。

(4)吸烟与其他疾病的关系。有些研究表明，吸烟者和不吸烟者比较起来，有以下行为倾向：经常滥用药物、严重的压抑感、精神失常、个性天真，并伴有攻击性和社会不容的行为。吸烟导致的精神失常在男女青年中表现得最为突出。还有人认为，吸烟者比不吸烟者平均要早 5 年患老年性痴呆，并证实吸烟年龄越早，衰老发生得越早，衰老进程也越迅速。另外，还有报告说明，吸烟会造成不孕症。

2. 吸烟行为的形成及戒烟的影响因素

(1)吸烟行为的形成。吸烟是一种复杂的行为模式，它的形成受许多心理社会因素的影响。最初为尝试阶段，这一阶段主要开始于 20 岁以前。随后进入分化阶段，处于这一阶段的尝试者在社会环境因素和心理因素的影响下分化为以下几种情况：吸烟者和只停留在尝试阶段的不吸烟者；接下来吸烟者处于吸烟行为的保持阶段；再随后其中一部分人处于戒烟和戒烟状态的保持阶段。最初尝试吸烟主要受伙伴压力等社会因素以及地位认同、人际交往等心理因素的影响。社会因素在吸烟习惯的形成阶段中所起的作用要比保持阶段要大得多。在吸烟习惯的保持阶段，吸烟已成为吸烟者生活中维持心理和某些生理功能所必需的固有部分。因此情绪的变化和生理的需要是维持吸烟行为的重要因素。

(2)戒烟的影响因素。一旦形成了吸烟习惯，要想戒除往往是十分困难的。究其原因主要是由于：一是，吸烟对人体的危害往往需要很长的一段时间之后才会显现出来，也就是其危害性的隐蔽时间很长。二是，吸烟有提神作用。吸烟时烟雾中的尼古丁进入血液之中，对人有一定的兴奋作用，有人借此解乏，消除疲劳，还有人习惯于用烟化解忧愁，促进思维。三是，吸烟具有成瘾性。吸烟者吸入烟雾后，烟雾中的尼古丁可迅速到达大脑，吸烟时间久后，会使人产生依赖性，即成瘾性。正是由于上述原因，使许多人养成吸烟习惯后，想戒除却难以如愿。

(二)酗酒行为

酗酒又称为问题饮酒或酒滥用，是一种不健康行为。酒精中毒属于行为病的范畴，关于酒精中毒，一般指对酒精的依赖性而不能自制的长期过量饮酒造成的以神经精神紊乱和行为障碍为特征的慢性疾病。

1. 酒对人体的致病作用

酒精进入人体后，会对体内的各器官产生影响，长期酗酒则会产生各种并发症。

(1)神经系统并发症。酗酒引起的神经系统的并发症一般可分为三类：急性酒精中毒；与戒酒综合征有关的异常，如震颤、高谵忘等；与长期饮酒和酒依赖有关的异常，包括中枢神经病变、外周神经病变及自主性神经病变等。长期酗酒可引起迷走神经变性，造成部分患者吞咽困难和发音困难，重者心率减慢，且对体位改变和药物的反应能力降低。慢性酒精中毒有中枢性睡眠呼吸暂停或呼吸障碍，这可能与饮酒造成的中枢神经系统和迷走神经的损害有关。酗酒者的性功能障碍也可部分归因于自主性神经系统功能紊乱。酗酒会导致人格的明显改变，大部分酗酒者往往不能很好地料理自己的生活，同时也不关心、体谅别人，甚至对亲人也是这样。酗酒所造成的人格改变的机制尚不十分清楚，但有一些学者认为，这种人格改变为器质性的，与额叶功能障碍有关。

(2)消化系统并发症。研究表明，口腔和咽部癌症在酗酒者中发生率明显增高。此外，酗酒者多见龋齿。酗酒者中常见返流性食道炎。研究还发现，酗酒者中消化道溃疡的患病率比不饮酒者要高。国外有关研究显示，有 30%~60%的胰腺类发病与饮酒有关。据统计，酒相关性肝硬化是35～54岁年龄组男性死亡原因的第4位，是该年龄组女性死亡原因的第5位。

(3)心血管系统并发症。长期饮酒可导致心肌缺血，而倘若缺血的程度过重或持续时间过长，则会出现酒相关性的心脏病，如心肌炎、心律失常、冠心病等。1997年，有些学者对84000人进行了健康调查，结果发现无论男性还是女性，中、重度饮酒者的血压都比不饮酒者高，且前者达到临床高血压的比例也高于后者。上述饮酒与高血压关系的研究结果是在排除了某些干扰因素(每日食盐摄入量、吸烟情况、咖啡消耗量、种族、性别、年龄等)的前提下得出的。因此，这一研究结果的临床意义较大。戒酒过程中，许多人逐渐恢复到正常水平。有人认为，酗酒所致的血压升高可能与Na^+潴留和血液循环中儿茶酚胺增多有关。

(4)其他系统并发症。大量的研究结果揭示，酗酒者中发生肺炎、肺脓肿、肺结核的比例均高于一般人群。乙醇对红细胞、白细胞、血小板的生成有抑制作用。大多数酗酒者伴有程度不同的营养不良。研究还发现，乙醇对睾丸、卵巢产生直接的毒性作用。

2. 酗酒行为的产生原因

(1)生物学因素。近年来许多双生子与寄养子及一些染色体研究结果表明，酗酒的个体存在着遗传上的易感性。从寄养子的研究中发现，出生于双亲酒依赖家庭而发展为酗酒者的远远高于出身于双亲非酒依赖家庭者。在性别上，男性比女性的遗传易感性更为明显。

(2)心理因素。个体早年心理发育不良与心理创伤可以形成受压抑的、痛苦的心理冲突。随着年龄的增长，当这些压抑着的心理冲突进入意识领域之后，就可能产生焦虑抑郁的心理症状。乃至成年后，每当再受各种应激的影响时，原始心灵冲突的痕迹就会被激活而重现。酗酒行为可以看成是个体抑制功能的释放，使受压抑的各种心理冲突得以表现。

(3)社会因素。社会因素对酗酒的形成有诱导、促发的作用。每一个人都在一定的社会环境中生活、学习和工作，受到各种社会因素的影响。在各种社会因素中，对嗜酒影响最大的数社会文化因素。不同的社会文化背景对嗜酒有不同的看法和态度。西方人通常将酒作为一种饮料来招待客人，而东方人则往往是在节日、社交时才饮酒助兴。一般认为：嗜酒有助于密切工作关系，增加个人间的感情交流；从事繁重体力劳动者一般易嗜酒，而经济条件好，容易得到酒者也易嗜酒；缺乏母爱、婚姻冲突、家庭不和睦等也容易产生对酒精的依赖。

第三节　高危行为与健康

吸毒、卖淫、嫖娼、赌博、迷信等行为，不仅对自己心身健康带来不利影响，而且给家庭、社会也带来难以估量的危害。这些行为通常与盗窃、抢劫、贪污、强奸、凶杀等犯罪行为以及性病的快速传播紧密相关，所以将这些行为称为高危行为。戒除和控制高危行为显然是意义重大的艰巨任务，并且需要个人、家庭以及社会各阶层的共同努力，还包括国家法律的制裁，才可能形成强大的威慑力量，达到较好的防治效果。

一、吸毒行为与健康

(一)吸毒对个人、家庭、社会的危害

1. 吸毒对个人的危害

吸毒会导致人体中毒，中毒状况有急性和慢性之分。急性中毒多由于吸毒量过大，发生急性中毒而身亡。慢性中毒主要产生精神和躯体对毒品的依赖症状，时间一长，使人的精神受到摧残，使人的性格出现变态，丧失事业心、进取心、责任感和正确的道德观。吸毒对个人的危害主要表现在躯体损害和精神摧残两个方面。

(1)吸毒对人躯体的危害。目前，吸毒者主要以海洛因为主。海洛因是烈性毒品，它是鸦片类物质，但毒性比鸦片强几十倍。海洛因的最大毒害性是使人迅速成瘾。一般连续吸食5~7次就可成瘾，有的人则仅吸一次就产生成瘾性。海洛因成瘾不同于大麻与可卡因，它既产生精神上的成瘾(精神依赖性)，同时又产生肉体上的成瘾(身体依赖性)。精神上的成瘾几乎会延续终生，让上瘾者时时刻刻不忘吸食海洛因带来的舒服、刺激和陶醉，这也是中断海洛因又复吸的根本原因。最令人头痛的是肉体的成瘾。当毒瘾发作又无海洛因解瘾时，就会表现为全身肌肉疼痛、抽搐、震颤，鼻涕眼泪一齐流，满地翻滚，腹痛、腹泻、呕吐一齐来。一旦吸上海洛因，上述症状立即消失，一般吸1次可维持5~6小时，越吸瘾越大，间隔时间越来越短，海洛因的用量也就越来越大，长期吸食下去的结果就是慢性中毒。吸毒可致心率加速、血液循环加强、眼充血、口干、血压升高，还会使心脏病发病率增高，并且增加吸毒者的心脏病和心脑血管疾病的复发几率和死亡概率。长期吸毒还会导致肺气肿、肺癌等，影响男女生育能力，引起性功能障碍。其他毒品虽然不如海洛因的作用强、成瘾快，但一旦成瘾，后果和海洛因基本上是相同的。

(2)吸毒对人精神的危害。近年来的研究证实，毒品能直接改变脑内部分化学物质结构，引起神经错乱，导致智能衰退，使人缺乏创造性，增加依赖性，主动性减低，意志薄弱，思想模糊，记忆力下降，注意力不集中，神经过敏，性情怪僻、怯懦、猜疑，染上毒瘾的人均无远大理想、抱负可言。有人专门对几十名学者、教授、作家、干部吸毒后的状况进行了追踪研究，发现他们吸食海洛因成瘾一个月以后，就不能胜任自己的工作，并且没有新成就，工作无计划性，性情异常，主动性降低，注意力不集中。

2. 吸毒对家庭社会的危害

吸毒成瘾后，绝大多数人表现为自私，对家庭的一切漠不关心。为了购买毒品，把家里的钱物挥霍一空，甚至卖儿卖女，遗弃老人，妻离子散。许多家属由于长期的担心、紧张会带来许多心身疾病，如高血压、冠心病等。有些吸毒者还会感染得全家吸毒，或夫妻吸毒、父子吸毒，最后毁了全家。吸毒不仅自己易感染艾滋病，而且还会成为艾滋病传播者。大量女性吸毒者要靠卖淫来维持，因而吸毒者可成为性病的传播者，给社会带来极大的危害。搞好戒毒工作有着重要的现实意义和深远的历史意义。

(二)吸毒行为的产生原因

1. 社会因素

世界上只要还存在毒品的生产土壤和贩毒现象，就会有吸毒。因此，要预防或杜绝吸毒和成瘾，就必须注重从毒品管理工作抓起，禁止毒品的种植和生产，彻底打击和铲除贩毒集团和贩毒者，倘若人们得不到毒品，也就只有停止吸食。

2. 生理心理因素

有些吸毒者追求快乐和刺激，还有些人企图在毒品中找到消除心灰意冷等消极情绪的办法，认为毒品能帮助他们解决一切烦恼和问题，因此，精神不健康是吸毒成瘾的生理心理基础。消除吸毒成瘾的关键是从本质上做好心理卫生工作。

(三)戒毒的防治和干预

戒毒是一项系统工程，包括诊断、治疗、康复和预防等多项程序。除了对吸毒者进行药物治疗外，还要进行心理治疗、社会教育，要根据每个人的吸毒史，对症施治，做好思想工作。目前存在最大的一个难题是，戒断容易巩固难。说到底还是一个心瘾难以割除的问题。从戒毒效果来分析，自愿戒毒者复吸率比较低，强制戒毒者复吸率比较高。因此，要设法研究或探索如何使吸毒者由强制戒毒转变为自愿戒毒。

戒毒工作还需要吸毒者、家庭和社会之间相互协调和配合，创造一个良好的监督、帮助和教育戒毒者戒断后巩固的社会环境；否则，戒毒者从戒毒所出来后，接触的仍是原来的伙伴，所处的还是原来的环境，要想把戒毒状态巩固下来会十分困难。

目前脱瘾治疗药物已经很多，疗效也还不错，关键仍然是脱瘾后的康复和预防复吸的问题。康复是指恢复成瘾者身心健康和社会功能的过程，包括医治各种疾病，矫正病态人格，治疗不良行为，学习新的观念和态度，培养职业和生存技能等。康复过程也就是预防复吸的过程。预防复吸的过程极具挑战性，受生理、心理、社会、经济及环境等多种因素的制约和影响，今后应进一步加强其研究和探讨，并对之建立严肃的思想和态度。

近年来，我国一些重点地区相继建立了不少戒毒机构，有些医院还成立了戒毒病房。这些戒毒机构有的仅做脱瘾治疗，有的除做脱瘾治疗外，还做大量类似治疗社区的康复工作，并形成了自己的康复模式。有些戒毒机构的康复工作做得很好，他们采取各种举措，使吸毒者告别昨天，重新做人。开展各种形式的康复活动，包括宣传教育、心理治疗、行为矫正、早事训练、集体劳动等，而且还对已出戒毒机构的人进行定期随访活动，取得了可喜的效果。

还需强调的是，要加强重视社会支持在戒毒工作中的作用。这是因为吸毒者经过脱瘾、康复等活动治疗后，最终还是要回归于一定的群体和社会。如前所述，回归社会后，最重要的仍是防止复吸。复吸问题与社会心理因素的关系最为密切。因此加强社会支持、改善家庭职能、提高应对能力(包括社交能力、选择能力、决策能力、拒绝诱惑和伙伴压力的能力)以及建设一个良好的新环境，是非常重要的。同时，还要加强对吸毒者回归社会后的社会监督。建立社会支持和管理机制是一项复杂的社会系统工程，需要各级部门齐心协力、密切配合。要全社会行动起来，人人为戒毒工作贡献自己的力量。

二、赌博行为与健康

赌博是一种极其恶劣的行为，是以财物作注比较输赢的活动。根据赌博行为的严重程度，有人将其分为普通性赌博(社交赌博)和病理性赌博(强迫性赌博)。

(一)赌博行为对个人和社会的危害

1. 赌博行为对个人的危害

赌博对人体健康有很大的摧残，赌博者往往处于高度紧张状态。由于不分昼夜地沉溺于赌博之中，使得体力和精力大量消耗。赢钱时高兴，输钱时痛心，心理上经常处在变化幅度较大的不平衡状态。许多人时间一长就患上相应的心身性疾病，如高血压、冠心病等。有些赌博者可以一连几天不吃不睡，只吸烟、喝水，或临时吃一点方便食品，吃东西时也是食而不知其味，心思只在赌桌上，这正是消化系统受到严重损害的根本原因。

2. 赌博行为对社会的危害

国外有些报告指出，强迫性的、成瘾性的或病态性的赌博者大多数与社会的规范相抵触。赌博行为常常会损害或破坏家庭和职业前程。热衷于赌博的人，人格素质多不健全，表现为自私、固执、意志薄弱、好占便宜、投机取巧和好逸恶劳。赌博者的嗜赌行为一方面与从小的不良生活环境有关；另一方面则与自身不注重学习、不求上进，无追求、无寄托的空虚精神状态相关，当然也有社会环境的原因。正是因为上述因素的综合作用，使赌博者陷入无法自拔的生活方式。赌博往往使人意志颓丧，不负责任，对子女、配偶丧失责任感，导致家庭不和、身败名裂。有些赌博者为了还债或凑齐赌资甚至贪污、盗窃。诈骗、赌博还严重地危害社会秩序和社会稳定，影响社会主义精神文明的建设。

(二)赌博的行为干预

赌博可分为普通性赌博和病理性(或强迫性)赌博。普通性赌博虽说危害较小，但也影响社会良好风气的形成。如有些社区居委会专门开设麻将室，为普通性赌博活动大开方便之门，这种做法是不应推崇的，因为它有可能成为滋长犯罪的土壤，侵蚀社会主义精神文明。为此，应当依靠健康的风俗习惯、社会舆论对其进行制约。

病理性赌博是指赌博已达到难以控制，非赌不可的程度，严重干扰其学习、职业和家庭生活，并造成对社会功能的损害。在西欧和美国一些发达国家，普遍认为病理性赌博是一种需要治疗的精神障碍。对于病理性赌博，可以采用下列一些防治方法：(1)强化社会治安管理，绝对戒赌。(2)对屡教不改的赌徒则应集中管教，长期监督。(3)采用心理治疗，进行精神分析、催眠治疗、森田治疗、厌恶疗法、行为矫正、集体心理治疗等，还可建立赌友会互相交流戒赌的经验和教训，互相监督和鼓励。

三、自杀行为

自杀是由于社会心理冲突无法解决而导致的一种有意终止自己生命的自我毁灭性行为。本节主要讨论如何预防引起自杀的生物—心理—社会学病因及自杀的预测与控制等相关问题。

(一)自杀的生物、心理、社会病因

自杀行为是一种社会病理现象，其产生原因非常复杂，国内外学者对其进行了广泛的研究，并认为产生原因主要涉及生物、心理和社会三个方面。

1. 生物学病因

自杀的致病因素，目前大多停留在假说阶段。首先是遗传学研究，曾经有许多报道，提出自杀冲动与遗传相关，有人甚至认为自杀就是由遗传决定的，这是因为自杀存在遗传传递的心理反应和人格特征，从而使得他们中的一些人，在一定的环境条件下发生自杀。这些人格特征包括果断性和冲动性的结合，或者是他们难以应付和抵抗不良处境，或者是有绝望的心理倾向。

许多学者还从生物化学的角度，对自杀原因进行研究。生化研究的病因学发现最先是5-羟色胺，最后是5-羟吲哚醋酸水平的下降。临床和尸检研究表明，躯体疾病同自杀有关，如由于身患绝症，使患者增加绝望感；长期的慢性疾患增加个人和家庭的负担，以及对恶疾带来的痛苦难以忍受，上述因素使精神症状增加，最终导致自杀。精神病的自杀率高于一般人群的10~30倍，导致自杀的精神病种很多，尤其以精神分裂症和抑郁症最多。

研究还发现，女性自杀与月经周期前后的情绪变化或波动有关；青少年自杀与出生创伤有关。有人注意到青少年自杀者中，有出生创伤者比对照组高3倍。

2. 心理学病因

有自杀行为的人，多数有抑郁症状或轻度或重度的情感性疾患。这些人存在明显的心理脆弱性。心理脆弱性是指在社会化过程中，焦虑控制的自我调节机制发育不全；容易被无法忍受的痛苦感所压倒，当精神寄托物(如人、物、信仰和信念)丧失时，容易出现精神崩溃等现象。形成自杀脆弱性的内部根源是绝望，外部根源是支持源的丧失。支持源的渠道有亲属关系、爱情关系、朋友关系、宗教关系、民族关系、同乡关系、同学关系和同事关系。这些关系中渗透着温情、道义和利害因素。当人与人之间的切身利益产生冲突时，就有可能使利害因素代替温情或道义因素，从而导致支持源通道阻塞，甚至丧失。最后如果连自信心也丧失，即自助或自救渠道也闭塞时，就会造成自杀危机的形成。

3. 社会生态因素

社会生态是指人与社会环境在特定空间的组合。社会生态因素包括社会整合力、社会信息负荷、社会角色冲突、社会生活事件、社会生活节奏、婚姻家庭制度、社会隔离以及城市化等。

社会整合力是指社会的价值导向或道德导向、社区的凝聚力、组织的向心力和法律的约束力等综合作用力，尤其是社会的价值导向作用在自杀现象中的意义更大。倘若社会的价值导向是革命英雄主义或殉道精神时，利他性献身者必然增多；如果社会流行拜金主义或个人主义时，那么因攀比、落第、失宠而自杀的情况会增加。

人际冲突和角色冲突是与自杀密切相关的重要因素，人际冲突主要包括婚恋冲突、家庭人际冲突和社会人际冲突。青年人自杀主要是由婚恋纠纷所致。一般来说，失恋、单相思、被遗弃、未婚先孕、第三者插足、离婚等所造成的心理创伤与痛苦，是导致自杀的诱发原因。角色冲突是指社会对个体的角色期待发生错误，或是个体对角色认知发生错误。研究表明，自杀意念和自杀行为高发的人群是：受政治迫害与精神折磨者、受冤屈者、被侮辱者，战场、官场、情场失败者、被遗弃者、绝症患者、严重残疾或毁容者、人格缺陷者等。

人口老龄化也是重要的自杀致死因素。老龄人口有特殊的老年疾患，慢性疾病多；老人赡养缺乏应有的、稳定的支持保障，因此，在不同的历史时期，往往会出现一部分老人由于不堪疾病折磨或缺乏应有的社会照顾和家庭照顾而被迫地、病态地或自愿地自杀。

家庭转型和夫妻关系的越轨行为也是自杀的重要因素。中国传统的家庭形式是几代同堂的大家庭。随着时代的发展，家庭形式向核心家庭(即以夫妻为核心兼有小孩的家庭)转化。核心家庭的形成，使下辈的赡养意识大大减弱。这种赡养功能的削弱，是造成老年人口自杀的致病原因。国外报道老人容易产生空巢综合征，无配偶者容易出现轻生厌世的不良情绪，从而选择自杀行为。此外，夫妻关系出现越轨行为，如婚外性关系等，都可能成为自杀的诱发原因。

需要强调的是，经济与自杀的关系十分密切。当人们处于穷困潦倒、失业走投无路、投资失败、企业倒闭时，往往会产生自杀念头，采取自杀行为来解脱。当然，不仅仅是经济不景气，贫穷也可导致自杀人数增加，而且经济繁荣也同样会使自杀增加。

(二)对自杀行为的防范

1. 弄清自杀者的相关情况

导致人们产生自杀行为的原因通常有很多，因此有必要对自杀者的情况进行综合考察和分析。既要了解其成长历史，又要弄清其当前的心理状态；既要注重外在环境因素的影响，又要推测内心世界的隐患；既要确定其人格特质，又要了解其心理创伤，只有这样，才有可能对自杀行为做到有效地防范。

第一，我们应弄清自杀者的过去经历情况。要设法找出自杀者一生中的最失意时期或阶段，以及他们在调适心情、获得心理平衡过程中，依靠过什么样的人，进行过哪些相应的活动，对过去所出现的危机采取过什么样的应对方式，等等。各种研究证实，有过精神病史的人，自杀的危机比常人大得多。心灵上有创伤的人，危险系数是很大的，这种人大约占自杀比例的1/2甚至2/3。还有研究提出，15%有严重抑郁症的人因自杀而死亡。忧郁性妄想症的患者，比没有妄想症的抑郁症患者，自杀的可能性大出5倍之多。

第二，用发展的眼光来观察自杀者的家庭历史。有人研究注意到，家庭中前辈出现过自杀行为的，颇易导致后人的自杀效仿行为。这种现象可能与遗传因素或微观环境有关。有关双生子自杀的研究表明，每9例自杀案例中，就有两例是双生子同时自杀的。这种环境因素的影响作用，必须引起警惕。因为儿童期和青少年期父母的死亡与自杀者的自杀意图有很大的关联。儿童期父母的死亡能激化自杀者成年的丧失，使之痛苦不堪，以致自杀。一项典型的研究说明，许多自杀者在12岁以前，均经历过父母死亡的惨境。另外，青少年的自杀危机，往往是与家庭破裂、家长嗜酒如命、家人经常打闹争吵以及遭遗弃等分不开的，而且，这种家庭有时还存在浓厚的自杀氛围。更应该注意的是，有的孩子还可能成为这种不和睦家庭的出气筒和替罪羊，这些不愉快的体验和经历，会极大地挫伤青少年的心灵和志向。

第三，从成长的经历来看，在孤儿院成长的孩子，成年后易患抑郁症，且有轻生和自杀倾向。受到家庭或社会冷遇的孩子，长大以后容易产生适应不良症。有研究证实，孩子身心方面受到虐待的情况，往往会使其产生自残行为；有自残行为的人，又常容易走自杀之路。显而易见，这种自残行为与受虐倾向，与人们的早期经历是分不开的。有些学者认为，自杀者在个性化、自尊焦虑控制、攻击行为、性方面的不良发展与异常表现，一般可以追溯到生命开始的最初6年。家庭的破裂，家长因离婚或疾病，尤其是家长的自杀，都会在孩子的心灵深处烙下深深的印痕。这些均会影响其对人生的乐趣，对未来的追求以及对于各种不断变化的新环境的良好适应。

第四，从职业历史来看自杀现象，也是不可忽略的问题。应了解自杀者是什么时候开始工作的，工作过程和经历是否顺心或顺利；对工作的看法、感觉如何；工作的调动情况，调动的原因是什么；与同事和上司的关系怎样；上司处理事务是否公正、公平；工作是否有成就感，能否给自己带来自尊、自信；每当工作不称心如意时，自己的反应和表现如何；从学校毕业后，是否能有效适应新环境，等等。有些人往往不能正确地认识自己、评价自己、看待自己，对自己的工作要求过高，常常不切实际地把自己的弱项与他人的强项相比较，越比越心灰意冷、无地自容。由于对自己的工作过于担心，故而当不如意时就会惊慌失措、焦虑不安，为此，有必要对自杀者过去对职业的态度，与同事、上司的关系，对各种工作的胜任情况，对环境的适应情况以及对调离、升级、解雇的反应情况进行深入细致的调查研究，以便全面掌握自杀者的实际情况。

第五，还应搞清楚自杀者的社会历史，其中包括自杀者的人际交往、性生活史、婚史、宗教信仰及个人习惯等。自杀者一般仅有很少的朋友或没有可真正交心的知心朋友，由于缺乏社会支持和援助，故而容易出现抑郁烦闷，产生轻生或自杀念头和行为。还有些自杀者是由于婚姻生活过得不愉悦。要么过分地依从和无原则地迁就，将丈夫(妻子)作为唯一的精神支柱以保持自己内心的平衡状态；要么产生病态的嫉妒心理和占有欲望，极端地担心伴侣的离异或病逝，一旦得知伴侣生病死亡或有什么情变，便会乱了方寸，无所适从，倘若这种人遭遇情感背叛、离婚、丧偶的冲突情境，就会在心理上对挫折难以承受和应对，于是自杀的念头和行为便会由此产生。另外，有些人产生自杀行为，是由于失去了精神上的寄托。因此，每个人应给自己确立积极的生活目标和追求，注意给自己营造快乐的工作、学习、生活环境，做生活的主动者，而不是被动地顺应者，让自己的生活过得充实，有寄托，有意义。

2. 自杀的防治

(1)危机干预。所谓危机干预，也就是对产生自杀危机的人进行干涉，使之解除危机，取消自杀意图，使其转危为安的过程。危机又称为应激障碍，患者不仅自身体验到巨大的痛苦，还可能导致自杀、暴力等严重后果。因此，当医生接触自杀者后，一定要做到态度端正，头脑清晰，思想冷静。如果发现有自杀倾向性的患者，应立刻收其住院。个别可以寄住亲友家或自己家中，但亲人或家人必须明确责任，对自杀者要进行细心的监护。如果其拒绝住院而又无可靠的院外收容，就必须强迫住院。危机干预实际上就是给应激障碍的患者以及时的帮助，使其安全渡过危机，迅速地恢复到应激前的生理、心理和社会功能水平，预防不测发生。

(2)心理治疗。常规的方法是支持性心理治疗，包括倾听、提示、解释、劝告、安慰、疏导、建议、指导、鼓励、同情、保证等，目的在于增强自杀者自理生活的能力；促进其心理和社会功能；唤起其对生活的兴趣和热情；激发其自尊和自信；弄清事情的本质或问题的真相；弱化其消极的情感体验；促使其成为积极心境的主人。尝试由专业支持过渡到家庭或朋友的支持，此外还可用行为矫正等疗法。

(3)高危人群筛查。采用心理测试量表，筛查人群中有自杀念头、情绪障碍(焦虑、抑郁)者、绝望者，将其看成自杀的高危人群，加以重点保护和防范，并采用心理咨询、心理疏导、危机干预等措施和方法，预防和控制其自杀或轻生念头和行为。

(4)建立危机干预组织机构。危机干预组织机构应设立电话、面谈、信访、专题讲座、科学宣传、心理辅导等多种服务形式，尤其是对高危人群，应更多地给予密切关注，对其自杀苗头做到及时发现，及早施行干预措施。

(5)加强危险物品的控制管理。如加强枪支弹药买卖的控制、农药及其他可能致死药物的控制和管理，从而最大限度地降低自杀的发生率。

(6)理顺各种社会因素。要重视社会的稳定和谐发展，这包括政治、经济、文化、教育等方面的协调性、合理性、科学性等。国内外研究结果显示，战争、瘟疫、灾害、饥荒、政治迫害、经济萧条等状态，往往使自杀率明显提高。另外，要注重心理健康教育和促进工作，增强人们的心理素质和抗御挫折的能力，这样可以防范人们由于心理脆弱而走向自杀之途。

第十章　不同年龄阶段的心理健康

人从出生至老年，在生理、心理、社会等方面会不断发生变化，不同的个体，由于各方面的差异性，如生理素质、知识、能力、性格、气质、价值观、社会化的环境等方面的不同，各个不同年龄阶段的心理健康状况也各异。了解和掌握人的不同年龄阶段的心理健康特点，将有利于有的放矢地增强人们的心理健康，提高人们的生活、学习及工作质量。

第一节　儿童期心理健康

一、乳儿期心理健康

（一）注重感官、动作、言语训练

感官、动作、言语训练对于维护和增进乳儿的心理健康及其促进其生理功能是非常重要的。感官训练就是经常给乳儿的眼、耳、鼻、舌、皮肤等感觉器官以适宜的信息刺激。以视觉训练为例，可在乳儿的周围或上方悬挂五颜六色的气球、花朵或彩带，将乳儿所接触的物品尽可能装饰为彩色的，让孩子经常接受丰富的色彩刺激及训练，当然，应注意使视觉内容经常发生变化。当乳儿长到六七个月大的时候，就要注意常常抱其到户外看些事物，扩大其视野或眼界，使视觉得到更多的训练。再如听觉训练，应让乳儿经常能听到亲切悦耳的说话声音和悠扬动听的乐曲。室内不要过于安静，只要不发出令人不舒适的噪声，人们的走路声以及做事发出的响声等，对乳儿来说，都是正常的听觉刺激和训练。

乳儿的动作训练应按顺序有计划地进行。乳儿动作发展的顺序是口、头、四肢，最后是躯体。当乳儿2~3个月大的时候，可对其做被动体操；空腹时可训练俯卧和渐渐俯卧抬头。对4~5个月大的乳儿可在俯卧的基础上训练其四肢活动，并由成人帮助其翻身。随后继续训练乳儿用手抓握物品，用腿迈步、站立、走路等。有些学者研究认为，进行乳儿的动作训练不仅对大脑的发育有益处，而且还有助于小脑的发展，从而使乳儿的动作更加协调灵巧，促进身心健康发展。

（二）注重乳儿的母爱欲求

父母或其他抚育者都应尽量满足孩子母爱的需要。要尽可能多地让乳儿身体与母亲的身体接触，最好能赤身裸体地靠近母亲的胸膛，清楚地听到母亲的心跳声。尤其要注意的是，尽可能地用母乳，这是因为母亲喂孩子吃奶，不仅仅是满足孩子的生理需要，更重要的是能让孩子享受到母爱。有人研究注意到，哺乳方式和哺乳者的情绪状态对乳儿身心健康有着很大的影响作用。例如，国外有个保育院，采用自动化喂奶的方法，孩子一吸吮奶嘴就吃奶，结果这种喂养方式养育的孩子情绪很不稳定，甚至非常糟糕，以致患病率和死亡率均颇高。后来增加保育员的数量，并规定抱起孩子喂奶，而且还必须每天抱着孩子玩几次，结果其情绪就大大改善。有些学者还研究观察到，如果母亲把喂奶当完成任务，孩子吃孩子的，母亲只顾想别的事，这样的结果就只能满足孩子的饥饿需要，却不能满足其对母爱的需求。

二、婴儿期心理健康

婴儿期主要应注意处理好断奶、孩子的大小便控制、逗孩子玩的方法等问题。

(1)科学的断奶是个需要高度重视的问题，倘若处理不当，会对幼小的心灵造成重大的精神创伤。比如，有的妈妈为了断奶突然与孩子隔离，虽然是暂时的，但由于隔离之前没有给孩子创造一个过渡的适应阶段，因而婴儿会在情绪上、心理感受上产生不良的反应。还有的妈妈突然断奶，一次未断成，接下来又突然断奶一次，接二连三地给孩子不良的情绪刺激，以上做法是十分不科学的，易导致孩子的情绪不稳、大哭大闹，或者夜惊、拒食，成人后易患神经症。为此，妈妈应有计划地、逐步地对孩子进行断奶，可以在断奶之前的二三个月内，有计划地添加辅食(蛋糕、稀粥)，也就是给断奶创造一个过渡过程，从而有效地达到断奶目的。

(2)应注重训练孩子自己控制大小便。婴儿期的孩子已逐渐能够控制自己的大小便。然而，婴儿真正做好这一点，则要求成人对其进行耐心训练。从心理健康的角度来说，孩子大小便的自我控制训练不宜过早，从 22 个月开始训练为宜。有些学者观察发现，过早地要求孩子自我控制大小便，或采取打骂、斥责的方式来训练，不但训练过程延长，而且容易造成心理上的挫折或创伤。

(3)逗着孩子玩也要讲究心理健康，婴儿期的孩子虽然已开始渐渐地懂事，但又非常幼稚单纯，无论是生理上还是心理上都十分脆弱，故而，在逗孩子玩的时候，千万不要用吓唬的方式，以避免孩子受到惊吓，产生恐惧情绪。

三、幼儿期心理健康

随着年龄的增长，幼儿期的心理健康问题比乳儿期、婴儿期要复杂得多。但主要应注意处理好以下几个方面：

第一，摆正孩子在家中的位置。不要把孩子放在众星捧月的位置上，处处以孩子为家庭的中心，对孩子诸事依从、娇生惯养。因为这种方式教养的孩子，易于形成以自我为中心、自私、任性、怯懦，过分依赖他人，缺乏耐心、意志力薄弱，心胸狭隘等不良性格特征。长大后一旦失去家人的保护和帮助，就会表现为难以与人相处、胆小畏缩、适应新环境困难。再加上他们心理抵抗力或心理免疫力差，故而容易产生挫折感。

第二，创设和睦的家庭氛围。温暖而和谐的家庭气氛，对于幼儿的心身健康及道德情操的发展是非常有利的。如果家庭中成员的关系紧张、经常争吵不休，则容易导致孩子产生紧张焦虑、恐惧不安等情绪。有研究表明，在不和睦的家庭气氛下生长的孩子，容易患口吃、夜尿症和胃病等。父母离婚对孩子的打击会很大，所以，对破裂家庭或单亲家庭的孩子，应给予更多的关注，尤其要避免孩子产生遭受歧视的不良感受。

第三，科学处理幼儿遗尿症和口吃等疾病。幼儿口吃的产生与其模仿他人或精神突然紧张有密切的关系。一般说来，女孩子患口吃的几率大约为2%，男孩大约为4%。口吃表面上看起来似乎是不足挂齿的“小事”，而实际上会隐藏很深的心理问题，对孩子的心理挫伤很严重，往往易使孩子形成孤独、退缩、羞怯、自卑等不良性格特征。因此，家长要注意孩子的心理状况，防止孩子受到意外惊吓后产生口吃。如果孩子患上了口吃的毛病，千万不要讥笑他，更不要打他、骂他，而是要注意引导其精神放松、建立信心、宣泄不良的心理感受或心理能量，逐渐纠正口吃毛病。

遗尿症情况既可能是孩子精神突然紧张所致，也可能是受溺爱而不加训练所造成的。遗尿症患儿遗尿后，往往会感到不好意思，因此家长应该注意其感受，不要对其责骂或羞辱。研究证实，孩子的情绪越紧张，遗尿症越难治。另外，孩子遗尿后遭责打，易使之产生抑郁、焦虑、自卑等不良性格特征。

第四，正确对待孩子的过失和错误。幼儿期的孩子知识经验少，许多方面分不清楚对与错，解决问题的能力也不够，故而经常会犯些错误，这实际上是一种十分自然的现象。正因为如此，所以对于孩子的错误和过失要心平气和地对待，教育过程要仔细而有耐心，要真正做到动之以情、晓之以理，要给孩子讲清道理，不要让孩子觉得委屈。不要随意打骂孩子，更不要在有他人在场的场合斥责孩子，这样做会损害其自尊心，不利于批评和教育，甚至使其形成不良的品德和人格。在批评教育孩子时，父母在意见、看法、做法等方面要口径一致，以免孩子不知究竟该怎样做才好，使之无所适从，不愿接受教育。

第五，创造环境，让孩子多参与游戏活动。游戏是孩子十分喜爱的活动，也是儿童身心健康发展的重要途径。要积极创造环境，让孩子多玩自己爱玩的游戏，要多一些支持，少一些干涉。孩子们在一起玩游戏的过程，也就是互动学习、交流的过程。这对于身心健康发展，学习生活技能，培养交际能力，更好地适应社会环境是非常有利的。

第六，要注重培养孩子的独立性。孩子在3岁时往往就可能表现出自己独立的愿望。如在饮食和穿着上就表现出自己的意愿，显得不太听话了。实际上，这正是孩子心理发展的一个明显标志，是独立性开始发展的表现。有些学者将这一时期称为孩子的“第一反抗期”。为此，家长应接受这一提醒。在思想上要对这一时期加以警觉和重视，要采用科学的教育方式，对孩子因势利导，切不可违背规律，想方设法地制服孩子的“犟劲”。因为这样尝试的结果，只会让自己在对孩子的教育上“输得更惨”。

四、童年期心理健康

童年期是孩子由游戏为主导活动转变为以学习为主导活动的时期。在此期间，孩子的生活环境变化较大，家长应在思想上重视孩子对于环境变化的心理适应情况。

首先，要做好孩子从幼儿园进入小学的衔接工作。如果能处理好这一衔接工作，就可以减少孩子入学后的适应性困难。故而，不论是家庭，还是学校，都要高度重视这一问题。家长可对孩子做一些入学准备活动，如可以带孩子去学校熟悉学校环境，或者和前一届同学交谈一下，让其对于生活和学习相关的情况有所了解。学校方面也要注意孩子的感受，让其有温暖感、亲切感、安全感。如果学校能在准备妥善的基础上让幼儿园的孩子到学校参观，给孩子留下好印象，这也是很好的做法。因为良好的学校形象、愉快的学校生活，都会给孩子带来愉快的体验，并有益于孩子的身心健康发展。

其次，不要按刻板、固定的标准或模式去培养儿童。对于孩子的培养要根据孩子的个性特点来运作。要因人而异地采取相适当的教育方式，充分挖掘每个孩子的内在潜质，使其心理得到充分的发展，才智得到充分的展现。一定要注意改变过去那种培养“小羊羔”式的教育方式，也就是“一切听从大人的嘱咐，一切按大人的意图行事”的教育方式。在这种教育方式下培养的儿童往往是教师喜欢的学生、父母的好孩子，但是这种教育方式被实践所证实并不是科学合理的。这种孩子在心理上及早过分地防卫，一切按成人的指点办事，一旦没有大人的指点，就会表现得茫然不知所措，没有独立见解，没有独立适应环境的能力。因此，在教育儿童时应注意孩子的个性特点，让孩子有一定的独立性。只要孩子遵守良好的生活制度、讲卫生、有礼貌、不自私、不说谎，有时候犯一点“淘气”的毛病，不必过多地干涉。

最后，不要使孩子的课外负担过重。在现行教育中，有些学校给孩子的课外增加了许多学习负担，让孩子成为作业的奴隶。有些家长望子成才心切，还给孩子增加许多额外的学习内容。此外，还有些家长甚至逼着孩子去争名次、争分数，这些做法均不利于孩子身心的健康发展。因此，学校和家长各个方面都要从促进孩子身心健康发展的角度来思考问题，要鼓励孩子主动、活泼地学习，使其从沉重的学习负担中得到解脱。

第二节　青少年期心理健康

青少年是个体从儿童过渡到成年，逐步达到生理上和心理上成熟的阶段。一般认为11~15岁是少年期，也叫做青春期。16~25岁的则属青年期。在青少年期，人的身体和心理的发展十分迅速，主要表现为身体的发育成熟，自我意识发展与完善，人生观逐步成熟，开始选择恋人和职业。同时，青少年期又呈现出生理、心理变化最为激烈的特点，故而易于发生心理矛盾和冲突。为此，应充分了解或掌握青少年时期的心身发展特点和规律，重视其心理健康教育，以及这个阶段中普遍出现的心理问题和解决措施，从而最大限度地维护青少年的心理健康。

一、青春期的生理心理特征

青春期又称发育期，这一时期生理变化的特点是第二特征开始出现到体格发育完全及性成熟。青春期所发生的一系列形态生理、生化以及心理和行为的改变程度，对每一个体来说，均是他一生中其他年龄阶段所不能比拟的。尤其是生殖系统，在青春期迅速发育而达到性成熟。这些迅速的性生理变化，不可避免地会在心理上带来一些波动。因此，应以科学的态度对待青春期的性生理及性心理的激烈变化，高度关注青少年的心身健康。

(一)青春期的内分泌作用

青春期在人体结构和机能上的迅速发展或激烈变化，是由于激素的作用而发生的。在青春期，下丘脑和垂体所分泌的激素几乎和成年人相同。在这一时期，机体的生长素、促肾上腺皮质激素，促甲状腺素、促性腺素等的分泌都达到新的水平。生长素直接作用于全身的组织细胞，可以增加细胞的体积和数量，促进个体生长。促甲状腺素分泌增加所引起体内甲状腺素水平的增高，可以增进全身的代谢过程。促性腺素有两种：一种是卵胞刺激素，刺激卵巢中卵泡的发育和睾丸中精子的生成；另一种是黄体生成素，促进卵巢黄体的生成和睾丸中间隙细胞的功能。促肾上腺皮质激素刺激肾上腺皮质活动，肾上腺皮质主要产生糖皮质类固醇和性激素。这些激素水平的高低主要是受下丘脑-垂体系统的调节，并对青春期的生理心理变化有着直接的影响作用。

（二）青春期体态的性别差异

一般来说，女性在 9～10 岁时身高、体重、肩宽、骨盆宽的发育水平都超过同龄男性，15 岁左右男性各项发育水平的指标又超过同龄女性。男性到 18 岁时，在上述四项指标的绝对值上都比女性达到更高水平。最后形成男子身体较高、肩部较宽，女子身体丰满、髋部较宽的不同性别的体态特征。女性骨骼比男性大约要轻 20%，肌肉的重量大约是男性的 60%，这种生理特点使得女性在承重和耐力方面都不如男性。女性的身高平均值也低于男性，步子也没有男性迈得大。

（三）生理机能逐步增强

脑的重量和体积在青春期前已接近成人，在青春期人脑的发展主要是脑神经纤维变粗增长、分支及髓鞘化，脑细胞的分化机能达到成人的水平。在青春期，第二信号系统的作用也显著提高，为个体适应外界的复杂变化提供了物质基础。另外，由于青春期的社会实践活动越来越丰富和扩大，就促进了脑的内部结构和机能的不断分化和迅速发展。所有这些新的变化均使青少年的记忆力、理解力和思维能力有很大的提高。同时，心脏进一步迅速增大，心肌变厚，心功能显著提高，这对于个体有效地适应各种活动有着重要的意义。

（四）生殖系统发育成熟

胎儿从第 14 周开始，就呈现出较明显的性别差异。睾丸是促使男性性成熟的主要器官。睾丸可分泌雄激素。雄激素的主要作用是刺激男性附性器官和第二特征的发育，并维持正常的性欲。此外，人体的肾上腺皮质和卵巢也分泌少量的雄激素。在青春期，雄激素的分泌明显增加，并刺激性器官的迅速发育，促使第二性征出现。当男性的性成熟以后，会出现遗精现象。女性到达青春期的第一个信息就是乳房发育。卵巢是女性最主要的性器官，它产生卵子和雌激素，月经初潮时卵巢尚未发育完全。青春期后，卵巢功能才逐步完善。卵巢分泌雌激素、孕激素和少量雄激素。卵巢的周期性变化，使得月经周期对女性的心理、情绪和身体各系统生理机能均产生一系列影响。

二、青年心理特征

青年期的心理发展存在着两个明显的特征：一是反映在心理发展的积极面十分突出，但有些积极冲动在度上把握不适当，就有可能成为消极面；二是自我意识存在明显矛盾。

（一）心理发展中的积极和消极特点

1. 精力充沛、自信自强

由于身心均处于成熟高峰时期，具有充沛的精力，对自己的力量充满信心，觉得没有什么能够阻挡自己不断向前，表现为意气风发、朝气蓬勃，无所顾忌、勇往直前。但是，这种奋进向前的积极冲动如果超出一定的限度，就有可能走向反面，成为消极因素，有些青年就是由于精力太旺盛，又没有找到正确的宣泄途径，所以才无事生非，做出一些对社会有害的事情。

2. 积极主动、勇于创新

在青年期，抽象思维有很大的发展，对事物的认识与评价不仅限于当前直接接触到的，而且能更多地进行间接的判断和推理，并有预见性，尤其是对新生事物有着较高的敏感性，主张开拓、创新。但是有时也容易把尚未认识清楚的腐朽的东西、错误的东西当做真理来看待或接受。抽象思维能力较强，因而也容易脱离实际产生片面性结论，虽善于推理论证，但又可能表现为强词夺理。

3. 不断产生新的需要，对未来充满向往

在此青春期随着知识的增长，交际范围和生活领域的拓展，新的需要像雨后春笋般不断涌现，如希望独立、希望受到尊重、希望参与社会活动、希望获得成功、希望获得亲密友情和爱情等。但是人的欲求是无休止的，更何况许多需求是不符合客观环境条件许可的。因此，有些青年人由于没有充分考虑客观具体情况，每当需求遭到阻碍而难以实现时，就会表现出对现实的极为不满。有些青年人凭一时冲动而蛮干；一旦受挫，就呈现出抑郁、沮丧等悲观情绪。还有人由于想象力非常丰富，也易于陶醉在憧憬中的快乐中，而削弱进取心和实际行动。

4. 情绪或情感强烈而丰富

青春期就其心理发展水平而言，是迅速走向成熟而又尚未达到完全成熟的阶段，故而青年人往往误认为凡是需要的东西均是合理的，如果需要未能得到满足就会产生强烈的不满。他们总是以自己的情感体验去度量别人，看问题的全面性、整体性、透彻性还不够，故易受某种宣传的影响而诱发激情，并由于认知及判断能力的不成熟、不稳定，易发生一些有害的盲动行为。另外，在与异性的交往过程中，也容易激情冲动而超越正常友谊界限。

总的说来，青年人的精力旺盛、进取向上、向往真理、富有抱负等积极特点给他们的开拓、创新、成功打下了良好的基础。但也往往由于其认识上的局限性和心理上的尚未成熟性，易于在客观现实与想象不符时遭受挫折和打击，以致消极颓废甚至萎靡不振，强烈的自尊也会转化为自卑、自弃。上述这些方面的问题倘若处理不当，会影响青年人的身心健康发展。

(二)青年自我意识的矛盾

1. 孤独感与强烈交往需要的矛盾

个体在此时期的一个特点是，不轻易向他人吐露自己内心深处的真实情感和思想。许多家庭的长辈和下辈缺乏有效的思想和情感沟通，故而彼此难以理解，形成代沟。正是这些原因造成青年心理上的闭锁性。这种闭锁性易于导致青年与其父母、师长及其他人之间产生心理距离，感到缺乏可以倾诉衷肠的知心人。由于家长对青年往往是责备多于积极肯定，批评多于鼓励，因此可能会进一步加重其由闭锁性产生的孤独感。

2. 独立性与依赖性的矛盾

个体在青年期内，认为自己已经是成人，渴望和企图摆脱父母对自己的诸多要求和管束，在生活、学习等许多方面往往希望自己拿主意、作决定。他们非常反感周围的人仍把他们当小孩一样看待。这种现象被许多学者看做是心理上的“断乳”，即从心理上割断对父母的依赖关系。研究表明，心理上“断乳”往往要比生理上“断乳”的难度要大，倘若这一时期没有处理好，常常会产生许多意想不到的矛盾或问题，甚至会导致身心障碍。产生心理上矛盾的原因是多方面的，一方面青年的实践阅历浅，当处于陌生或复杂的情境时，往往会感到心中不踏实；另一方面是由于在求学期间，其经济上还不可能做到真正的独立，而且由于既往的意识倾向的影响作用，要想一下子摆脱多年来对父母的依赖性并非易事，如报考大学、选择就业、择偶婚配等，都要征求父母的意见。

3. 求知欲强而识别力低的矛盾

青年期是求知欲最为旺盛的时期，这一特点对于青年人增长知识和才干来说是十分有益处的。然而在此期间，青年常常又由于识别能力低，有时会瑕瑜不分，甚至吸取了一些有害的东西。青年期还有一个突出的共同的特点是，对不理解的事物往往不像儿童那样去询问别人，而大多是按自己的理解或想法解释，结果有可能造成一误再误。

4. 幻想与现实的矛盾

青年的抽象思维活跃，想象力、创造力丰富，对未来充满热情和希望，但也易产生不切实际的“理想”或幻想，容易和现实发生矛盾或冲突，甚至导致对现实的不满，即表现为“理想我”与“现实我”的冲突，自找烦恼，造成心理难以平衡的危机。情况轻者感到苦恼，经常发牢骚，情况严重者则可能做出不堪设想的越轨行为。

5. 情绪与理智的矛盾

青年期往往容易感情用事，虽说也懂得一些有关人情世故的道理，然而却不善于处理情感与理智之间的关系。为此，在遇到一些应激事件时，常常不能冷静和理智的对待，有效地对自己的不良情绪加以控制。在很多情况发生后，又感到懊悔莫及、苦恼万分。

6. 强烈的性意识与社会规范的矛盾

青春期对性的好奇和对性知识的需求是性发育和性心理发展的必然产物。然而，由于对性的传统意识影响，青少年很难从学校或家长、科技书刊上获得系统的科学的性知识，虽然生物、生理教科书上有关于生殖器官的解剖结构和生理功能的介绍，但对性功能及性心理方面的内容都很少涉及。由于得不到相关的性知识对自身的心理体验和行为进行解答，有些青少年容易产生性心理困惑，进而影响其身心的健康发育。

此外，青年自我意识发展过程中的矛盾还有反抗与屈从、自负与自卑、自信与气馁等，这些均是青年心理不成熟的表现。青春期的精神病发病率是相当高的，究其诱因往往是上述矛盾心理加深或未能及时排解所致。故而，不论是家长还是教师，都应从思想上高度重视青年期自我意识发展过程中矛盾的特殊性，要善于主动地和青年交知心朋友，循循善诱，平等、友好地对其给予指导，促进其心理的健康发展。

第三节　中年期心理健康

中年期一般是指45~59岁的人群。中年期也是个体在一生中心智最成熟、能力最强的阶段。处在这一年龄阶段的人群是社会发展的中坚力量。中年期的心理健康状况不仅影响其本人和家庭的幸福，而且也会给事业和工作，乃至整个社会的稳定发展带来很大的影响。了解和掌握中年期的生理和心理特点，有的放矢地解决其所出现的心理问题，是应当加强重视，并且加强研究的重要课题。

一、中年期的生理、心理特点

(一)中年期的生理特点

当人步入中年期后，个体的各个系统、器官和组织的生理功能便开始由完全的成熟逐渐走向衰退。通常认为，30岁以后的个体，其生理功能的衰退平均每年以1%左右的速度递增。由于组织器官功能的逐渐衰退，导致疾病产生的可能性也随之而增加。

1. 心脑血管系统的变化

个体从30岁起，每10年心输血量下降6%~8%，同期血压都上升5%~6%。血管壁弹性由于动脉逐渐硬化而降低，心输血量降低，血压的自我调节能力减弱而呈逐渐升高的趋势。血液胆固醇浓度也随着年龄的增长而增高，心脏冠状动脉和脑动脉可因而发生粥样硬化。当粥样硬化的病变进一步发展严重时，就会导致动脉管腔变窄，引起心脏或脑的供血不足甚至缺血，造成诸如慢性心肌缺氧、心绞痛、心肌梗塞、猝死、脑溢血、脑血栓形成等疾病的发生。上述这些疾病对中年人的健康和生命造成严重的威胁。

2. 呼吸系统的变化

呼吸系统的功能也逐年下降，肺泡和毛细支气管的直径随年龄增长而扩大，肺组织弹性逐渐减小，肺的扩张与收缩能力随之下降，肺活量因而变小。由于肺泡间质纤维增生，毛细血管壁增厚，肺的气体交换功能也逐年降低，在肺呼吸功能下降的同时，其抗病能力也下降，慢性支气管炎等呼吸道慢性疾病的发病率随年龄增长而增高。

3. 消化系统的变化

消化系统最明显的变化是胃液分泌量逐渐减少，胃液酸度和胃蛋白酶原含量降低，其他消化腺的功能也发生减退。这是由于人体生长发育停止，不再需要满足新陈代谢正平衡的营养要求；同时，机体功能减弱，新陈代谢趋于缓慢，基础代谢率逐年缓慢下降，需要的营养也相应减少。

4. 内分泌系统的变化

人到中年，各种内分泌腺的功能也在衰退。随着内分泌腺功能的减弱，就可能导致机体产生一些相应的疾病。如胰岛素分泌的异常可能导致糖尿病，性激素分泌的减少可造成性欲减退。到中年后期，还会因内分泌功能紊乱而出现更年期综合征。

5. 免疫系统的变化

中年后期，细胞免疫和体液免疫都开始出现功能减退的现象。在细胞免疫方面，各种免疫细胞的功能开始下降，对各种感染的抵抗力明显不如以前。免疫监视功能下降，对变异细胞的免疫监视作用减弱，因而中年期易患癌症。这种变化在50岁左右和50岁以后非常突出，这也是50岁前后通常感到心力交瘁，易患各种疾病的重要原因。在体液免疫方面，各种免疫球蛋白的产生随年龄的增长而逐渐减少，而针对正常组织的自身抗体的形成则可能会增加，因此自身免疫性疾病的发病率可能升高。

6. 其他器官系统的变化

在中年期阶段，其他器官系统的功能也在衰退，如肌肉开始萎缩，收缩力降低、弹性减弱；骨骼出现脱钙过程，引起骨质密度降低，这种缺钙所致的骨质疏松，易于造成骨折等疾病的发生；胃功能减低，导致清除体内废物的能力下降，等等。

上述各系统生理功能的减退性变化倘若与个体不良的心理状态相结合，就有可能使中年人罹患各种疾病。

(二) 中年期的心理特点

中年期的个体，其生理功能逐渐转弱，而心理能力则处于相对稳定和继续向上发展的时期，这一时期也是个体的心理能力的最成熟时期。然而，此期每一个体的心理状况却存在很大的差异性，这主要与个体的个性心理，如理想、抱负、信念、价值观、人生观和性格等因素有密切关系。只有那些具有乐观心态、努力进取、奋发向上，正确认识社会与自我，勇于探索和创新的人，才能永远保持心理上的青春活力。由于中年期的心理能力发展过程是相对稳定的动态过程，并且个体差异又很大，故而其心理特点颇难界定，一般认为主要包括以下几个方面：

1. 智力发展的最佳阶段

中年时期是出成果和获得事业上成功的主要阶段。这一时期的个体，其知识的积累、实践的才干、观察和思维事物的能力均达到最佳状态。他们往往能够能动自主地观察周围的事物，并积极主动地进行思维和联想，善于综合分析，并作出理智的判断和决策。在处理各种事物的过程中，表现出独特的见解和独立解决问题的能力和技巧。

2. 心理素质相对稳定

虽说中年期在体力和精力、感知和记忆以及反应速度等方面比年轻时有所衰退，但总体上来说，这时心理素质还是相对稳定的。在这一时期中，较为稳定的素质特征属情绪和性格。表现为有较强的独立自主性，能够按自己的意愿和想法安排生活，并且能够根据社会或环境的变化主动地调节生活、学习、工作目标，有较强的适应能力。

3. 意志坚定，自我意识明确

中年时期的个体对自己的既定目标具有勇于攀登、不畏困难的精神，并且还具备百折不挠、不达目的誓不罢休的坚强意志。当既定目标失去实现的客观可能性时，通常能理智地调整和选择通达目标的途径。之所以能这样做，主要还是在于中年人有一定的“自知之明”，对于自己所处的社会地位、社会环境以及自己的能力水平有较明确的认识，故而能根据自身及社会的要求，调节和完善自己的思想和行为。

4. 沉重的角色责任和工作压力

中年人是社会的中坚力量，扮演着许多社会、事业、家庭、生活等方面的多重角色，其工作压力和社会责任很大。在工作上，要胜任和完成各种繁重的工作；在社会关系方面，要善于处理好各个方面错综复杂的关系；在家庭中，既要处理好与双方父母、夫妻、子女等关系，还要承担琐碎的家务和教育子女的重任。上述各方面的处理往往并不是那么顺心如意，通常会出其不意地产生这样或那样的麻烦或矛盾。因此，中年时期的个体面临的心理压力较大，容易出现心理上的紧张状态。

二、中年人的主要心理问题和保健

(一) 中年人的主要心理问题

1. 忽视身心保健

中年人是社会的中坚力量，肩负着重要的任务和职责。他们都懂得搞好工作的本钱和前提就是要有健康的体魄、充沛的精力、良好的心态。然而，在繁忙的工作和高度的责任心、成就心的作用下，他们常常忽视了自身的健康。中年人忽视自己的身心保健的现象非常普遍，这种现象应引起中年人在思想上、行为上的高度注意和警觉。国内有些调查研究证实，40 岁以后的中年人恶性肿瘤、心脑血管疾病的发病率明显上升。

20 世纪 80 年代，中年知识分子蒋筑英、罗健夫的英年早逝，引起了国家领导对知识分子待遇问题的高度重视；1995 年国家体委科研所在一份《对中关村知识分子健康状况的调查报告》中指出，“知识分子平均寿命 58.2 岁，低于全国人均寿命 10 岁”，掀动了整个社会对知识分子健康和体育健身锻炼的关注与研究。然而，在知识分子物质生活水平、社会工作环境得以极大改善、“全民健身计划”实施 10 年后的今天，“过劳死”的残酷事实，再一次将中国知识分子健康问题摆到人们面前。中国科学院研究员、博士生导师、国家重大基础研究项目首席科学家助理胡可心 38 岁撒手人寰，36 岁的清华大学电机与应用电子技术系讲师焦连伟博士突然发病，经抢救无效去世……从报道可以看出，繁重的工作压力可能是他们患病的根源，而且工作的繁忙，也使他们错过了最佳治疗时机。许多有才华的中年知识分子，由于没有从思想上真正意识到健康的重要性，故而忽视体检、日常保健而损害了身体，还有的中年知识分子是小病挨、大病拖，为了出成果，生怕耽误时间，最后错过了治疗的最佳时机，导致英年早逝。他们这种忽视健康所造成的后果，给家庭和社会带来巨大的损失。

2. 力不从心的苦恼

人到中年，身体的各个系统、器官的功能都开始下降，而智力活动则处于相对稳定和向上继续发展的状况。体力的衰退通常使人感到心有余而力不足；有的中年人甚至产生自我价值的丧失感而变得压抑和失落。因此，中年人应学会协调智力与体力的关系，扬长避短，充分利用自己的优势，这样做将有利于减轻心理的压力感。

3. 角色的转变和人际关系的矛盾

中年时期的个体随着知识、经验、才干的积累，地位、身份、角色也发生了相应的变化。许多中年人由原来的下级变为同事，甚至成为过去领导的上级。究竟如何有效地处理复杂的人际关系，以及社会地位、身份、角色的转变，对中年人来说均是一个新的考验和挑战。倘若处理不好，就有可能产生人际关系紧张，造成心理上的冲突和矛盾。

4. 家庭矛盾

中年夫妻经过多年的朝夕相处、患难同当、荣辱与共，互相鼓励、互相支持，感情通常十分深厚。一旦丧偶，就会出现心理上的危机，使整个家庭的稳定失去平衡。国内外有些研究报道指出，丧偶者在配偶去世后 6 个月内的死亡率明显上升，大约是同龄组死亡总数的 40%，而在 1 年内其死亡率高于正常人的 7 倍多。这些均说明配偶死亡所带来的精神创伤会极大地损害丧偶者的身心健康。丧偶之后，再娶或再嫁，有些人由于情感上的创伤一时难以愈合，对新的家庭关系适应困难，再加之经济状况、子女负担、生活习惯等可能发生的改变，这些都会对丧偶者形成心理上的沉重压力。

中年时期与子女关系的相处问题也是影响中年人身心健康的重要因素。首先是望子成龙的问题。父母总是希望自己的子女能够有所成就。然而，并非所有人的这种期望均能成为现实。尤其是父母期望值过高，以及子女努力的程度、机遇、环境条件等内外因素不尽如人意时，就会产生令父母失望的结果，这种情况会导致亲子关系紧张，心理上产生创伤。还要注意亲子关系及两代人的差异问题。两代人处于不同的时代背景，社会化的过程及内容有较大的差异性，因而造成两代人在心理上的差异性。年轻一辈随着年龄的增长，活动范围和领域逐渐扩展，知识不断增长，想象力丰富，家庭已难以满足他们的需要。在年轻一辈，同辈群体的影响往往大于父母的管教作用，他们通常坚持自己的理想和判断是非的标准，形成自己的人生观、价值观和世界观，在求学、交友、就业、生活(如服饰、发型等)等方面均不愿父母加以干涉。如果父母不懂得科学、合理地处理好两代人之间的差异性问题，不懂得尊重和理解子女的思想和行为，甚至粗暴、生硬地进行干预，这样就有可能引起子女的不满而导致家庭的不和，增添心理上的烦恼和痛苦。此外，在协调与夫妻双方父母的关系、夫妻之间感情的延续、合理地计划家庭的收入和开销、处理在教育子女问题上的不同方式等，都与中年人心理问题的产生有着密切的关系。

5. 组织变革带来的心理矛盾

为了顺应社会发展的需要，社会组织产生一系列的变革。这种组织变革既给人们带来了新的希望、新的生机，但同时也给一部分人的利益带来一定的影响。在组织机构的组合、精简、调整、转岗、下岗等变更过程中，受到冲击最大的主要是中年人。尤其是有些下岗后的中年人，他们往往感到困惑，进而产生废弃感。还有些人在当前激烈竞争的形势下，不能正确地应对现实的变化和挑战，结果产生紧张、焦虑、压抑等心理上的应激行为。

(二)中年人心理健康的保健措施

1. 全社会应加强重视中年人的心理健康

中年人是整个社会的中坚力量，全社会应对其给予高度的关注，既要为他们创设良好的环境条件，让其充分发挥才智，为社会多作贡献，多出成果；同时又要重视他们的身心健康，经常提醒他们从思想上重视身体健康的重要性，督促他们注意劳逸结合，生活有规律，锻炼身体，饮食营养以及做身体的常规检查。

2. 中年人应注重自我的心理保健

中年人首先应对自己的生理、心理特点有所了解，正确认识体力与智力之间的关系。凡事要量力而行，不要超负荷地长期工作，要懂得有关“亚健康”方面的预防知识。一般情况下，不要带病坚持工作，应定期体检，及时发现疾病的早期症状，并及时诊治和治疗。要以豁达而宽阔的胸怀面对身份、地位的变更、人际关系的改变，尽快适应社会角色的转变。在处理各种人际关系时，要学会换位思考，多站在对方的角度考虑问题，设身处地地体谅他人的难处，以超脱的态度、宽容大度的行为，减少人际关系的冲突和摩擦。

3. 要注重加强自我的心理素质的修养

一般来说，中年时期由于家务事、工作太忙，没有太多的时间与亲戚、朋友来往和走动，故而使许多人际关系逐渐淡漠。当儿女离开家庭后，中年人又不易重新建立新的人际关系，不易变换工作和改变生活方式，在这种情况下，有许多中年人容易产生情绪抑郁、低落等不良的心理现象。为此，中年人应学会用积极的态度面对这些变化。

良好的心理素质、豁达的气度是维持心理平衡的根本。中年人要主动去适应这些新变化，扩大交往面，心胸开阔，正确地看待成功与失败，淡化名利地位，提高自己抵御挫折的能力。

4. 要注重建立和谐的家庭关系

夫妻之间相互理解、相互信任、相互尊重、相互支持是建立和谐家庭关系的重要基础条件。夫妻双方要共同努力地创造这种良好家庭氛围，无论是在孝顺老人方面，还是在教育子女方面，夫妻之间都要通过协商达到共识后，然后再去具体运作。只有双方取得一致的意见，才有利于减少家庭的矛盾，增进家庭的和睦。

第四节　更年期心理健康

一、更年期的生理和心理反应特点

更年期标志着中年向老年的过渡。女性一般在 47~52 岁，绝经后 2~3 年开始。男性通常比女性晚 10 年左右。更年期阶段是生理和心理上比较明显地呈现衰老过程的一个起点，是一生中的“多事之秋”，也是变化比较剧烈的时期。

更年期主要表现为大脑功能在某些方面开始衰退，内分泌系统功能下降，卵巢和睾丸分泌减少，内分泌系统和神经系统之间存在着相互影响、相互作用、相互制约的关系，所以，当性腺发生变化时，神经系统也就受到一定的影响，表现为月经紊乱、性功能下降、性欲减退，记忆力下降、感知觉迟钝、动作缓慢等。这些变化在大多数人身上表现为缓慢而不明显，往往通过自主性神经系统的调节、代偿及相应的行为改变来适应。但有些人却变化明显，并且非常突然，以致自主性神经系统功能紊乱，产生一系列的生理、心理反应。生理反应主要是心悸、呼吸不畅、耳鸣、眩晕、失眠、麻木、胃肠功能紊乱、食欲减退、便秘等，而心理反应则主要表现为情绪不稳定、焦虑、敏感、抑郁、多疑、注意力难以集中、易产生无名火、因小事而冲动等。

更年期的生理、心理反应以及轻重程度往往因人而异。倘若各种反应多且集中，则称为更年期综合征。更年期的变化反应是功能性变化的病症，而不是器质性病变。经过一段时间之后，这些症状会逐步自行消失。因此，不要背上思想包袱，不要过分忧虑和担心。事实表明，积极而乐观的情绪状态，是战胜疾病的强大武器。如果善于调节，顺利地渡过更年期，则还能继续为社会作贡献；反之，如果整天悲观沮丧、忧心忡忡、心烦意乱、闷闷不乐，就会削弱机体的免疫机能和器官的整体机能，加重更年期综合征的变化反应。有些中年人由于不懂得更年期这一特殊时期的相应变化，因而不能正确地应对和调节，结果不仅对心身健康造成不良影响，并且还有可能对家庭关系带来破坏作用。

二、更年期综合征产生的原因

(一) 生理因素

由于雌激素分泌减退，导致体内内分泌失去平衡，进而引起自主性神经系统的功能紊乱。所表现出的头晕、心悸、潮红潮热、出汗等症状，均与雌激素分泌减少，自主性神经系统功能紊乱密切相关。

（二）认知因素

由于许多妇女不了解有关更年期的生理和心理方面的科学知识，对于突然发生的生理和心理方面的变化、不适感以及不良的情绪体验不知所措，担心身体会有什么大的疾病，故而感到恐惧、不安。

（三）生活环境因素

更年期的妇女处于情绪的高度敏感时期，如果在这一特殊的时期中，再加上不良的生活环境刺激，会使情绪更加敏感。如亲子关系紧张、夫妻不和睦、人际关系不良、工作不顺心等不良因素的刺激，会使精神症状出现得更早和更严重。研究证实，从事脑力劳动的妇女比从事体力劳动的妇女，职业妇女比家庭妇女更容易出现各种症状。

（四）人格因素

在更年期之前就存在人格和情绪问题（如易焦虑、紧张、恐惧、抑郁等）的人，到了更年期时，以往的不良人格和情绪问题会更严重。更年期的高敏感性，会使过去潜意识中难以觉察或意识不到的东西变得情绪体验强烈而深刻。

三、更年期的身心保健

（一）正确认识"更年期"反应

更年期所出现的相应反应是不以人的主观意志为转移的自然规律，每个人均不可避免地要经历这一特殊过程。更年期之际，即使有了症状，也不要害怕和惊慌。对自身的生理反应、心理反应要有正确的认识，努力提高自我的调节和控制能力。

（二）加强家庭与社会的重视

对那些更年期心身障碍非常明显的个体，社会与家庭应对其多多支持和帮助，在工作中要关心、理解他们，家庭成员和他们每天相处的时间最长，互动机会也最多，因而更要对其照顾、体贴和谅解，使之平稳地渡过更年期。

（三）加强个人的自我保健

在更年期到来之前，要主动学习有关更年期的科学知识，做到防患于未然。根据更年期情绪高敏感性的特点，有意识地降低生活和社会压力，减少不良生活和社会因素的刺激。如果在更年期以前就存在较大的心理问题，则应尽早去看心理医生；积极参与一些有意义的活动和适当的体育锻炼，使生活安排得丰富充实而有意义。

第五节　老年期心理健康

国际卫生组织把65岁以上称为老年期。如何使老年人愉快地度过晚年，提高其身心健康水平，已成为全社会高度关注的问题。当今，我国人口老龄化速度惊人，老年人数已占世界老年人的五分之一。老年人多了，必然会给老年人自身和社会带来一系列问题，如老年人体弱多病、行动和生活不方便；老年人的赡养、医疗保健和社会福利设施的负担加重等，都会给老年人带来忧虑和苦恼，给社会增加压力。因此，应高度重视老年期的心理健康问题，从而使老年人的晚年生活过得真正幸福和愉快。

一、老年期生理衰老

进入老年后，人的各种生理机能都进入衰退阶段，这必然会导致身心出现一系列的变化，使老年人产生特殊的生理状况。主要表现在：(1)形态上的衰老。最为突出和明显的是头发变白、皮肤粗糙变皱，衰老的形象使老年人感到无奈和自卑，使其自尊心遭受伤害。(2)感觉器官功能下降，知觉和反射活动减弱，老眼昏花、听力下降、味觉迟钝。尤其是视觉、听觉能力的下降，给老年人的生活和社交带来诸多不便，使之生活质量大不如以前。(3)神经运动机能缓慢。老年人的关节僵硬，使其行动以及生活中的各种操作技能变得缓慢、不准确、不协调，甚至笨拙，这些都会使老年人参与社会活动的积极性降低。(4)记忆力减退。老年人记忆衰退的特点是，容易遗忘近期发生的事情，而对以前的事情，甚至儿时久远的往事却记忆清楚。虽说速记、强记感到困难，但是理解性记忆、逻辑性记忆常常尚好。(5)内脏功能减退。主要表现为脑动脉硬化和脑体退化，血液循环系统的输出量和血管弹性下降，呼吸系统功能明显降低，消化系统功能退化，泌尿生殖和体温调节功能减弱等。

二、老年期心理衰老

从社会心理学的角度来看，老年人的心理问题缘于角色失调。随着年龄的增长，老年人会逐步退出过去的角色岗位。角色岗位的丧失，也就意味着社会身份和地位的丧失。有些老年人，对离、退休的思想准备不够，会出现强烈的情绪波动，出现焦虑、抑郁、孤独感和被社会抛弃感等，还有些老年人总是无精打采，提不起精神，更为严重的情况甚至演变成老年型精神病。另外，老年期心理衰老还突出表现在性格的改变。老年人由于记忆力衰退，所以说话重复唠叨，生怕别人和自己一样忘事；思维散漫，抽象概括能力差，讲话抓不住重点；学习新知识、新事物的兴趣减少，故而大多还是按老规矩、老经验办事，固执、刻板；工作能力明显下降，使之增加老朽感、无能感、情感脆弱和情绪不稳定；还有些老年人常常以自我为中心，因此，影响人际关系和夫妻感情。

三、老年期的社会衰老

社会方面的衰老主要表现在废用感和无所作为方面。由于离、退休和体弱多病，使老年人的社会交往明显减少。看的、听的、想的少了，活动范围和交际圈越来越窄了，必然孤陋寡闻，慢慢地与社会隔离，也就逐渐变得反应迟钝而缺乏生命的活力。尤其是亲朋好友的相继去世，都会接二连三地给老年人带来不良的心理刺激和感受，使他们感到自己生命的终点就要到来，死亡一天一天地向自己逼近。实际上，老年人的生活安排，也应遵循“生命在于运动”的原则，适当地做一点家务劳动，参加一些社会工作，多和亲朋好友来往和走动，多从事一些爱好和消遣，这些都是老年人最好的精神营养。因此，健康心理学应加强研究老年人在离、退休后，如何保持与社会的联系，以及量力而行地继续发挥余热。

四、增进老年人心理健康的措施

(一)对健康持乐观态度，正确评价自己的健康

对老年人的幸福而言，其对自身健康的自我评价，要比实际的健康状况更有意义。这种自我评价包括两个标准：一是老年人实际健康水平的高低；二是老年人对疾病不适感的态度。对自我健康评价高的老年人，其晚年幸福高于自我评价低的老年人。对自我健康评价低的老年人，由于对疾病的过于担忧、整日忧心忡忡，对死亡恐惧，故而十分不利于老年人的心理健康。因此，在老年人身心健康的实践指导中，应指导老年人正确评价自己的健康，对健康应持乐观态度。

健康的好坏还影响老年人的认识活动。健康状况差的老年人，往往会觉得日益衰老、死亡临近，感到自己跟不上时代的节奏和步伐，生活态度十分消极悲观。因此，要注意引导老年人建立乐观、开朗、幸福的感受和理念。让他们明白，社会十分关注他们、尊重他们。从近些年来医学界对老年医学研究的重视程度的不断加强，特别是对老年人的常见病、多发病的研究，改善老年人卫生保健措施的探索，以及老年病防治水平的不断提高等，都可以看到全社会对老年人的爱护和重视。还需说明的是，健康对老年人幸福感的影响比经济水平的高低更重要。据研究和观察发现，许多老年人虽说经济上十分富裕，但由于其对自我健康的评价低、幸福感差，因此晚年生活觉得不愉快、不开心。而另有一些老年人虽说经济收入较低，但由于他们乐于安命，怡然自得，对自我健康评价高，晚年的幸福感也高，故而晚年过得十分快乐。由此可见，劝导老年人对健康持乐观态度，正确评价自己的健康，使之建立起良好的幸福感，对于提高老年人的生活质量是十分重要的。

(二)积极参与社会活动，保持与社会接触

健康的退休老人中，有50%希望继续工作，大约1/3的老年人不愿意退休。有关调查表明，1/3的退休老人有自己的兴趣和爱好，退休后有的兼职、充当顾问，有的从事某些公益活动；27.1%的老年人觉得工作会给他们带来快乐；46.2%的老年人把工作视为发挥余热，为社会尽责和奉献；24.6%的老年人把工作看成是对晚年经济收入的补偿途径。上述数据说明，一方面老年人深感社会生活的重要意义和价值，希望承担新的社会角色，充分地自我实现；另一方面老年人希望扩大自己的社会活动范围，减缓衰老的进程，在继续学习、工作和与人际交往中摆脱空虚感和孤独感，使晚年生活过得充实和愉快，从而增进长寿。在帮助老人与社会广泛接触方面，日本是做得较好的，为了反映百岁老人在社会上越来越大的影响力，日本广播协会(NHK)从2002年开始播出每周一次的节目，讲的就是日本各地普遍而活跃的百岁老人。据联合国预测，到2050年，日本的百岁老人将达到100万，居世界首位。现在，不少百岁老人都成了社会上的名人，他们越来越多地出现在电视和杂志上。

(三)家庭和睦和独立支配的经济收入

老年人的生活有子女体贴照料，有病能及时诊治，经济上有保障，就会使老年人感到温暖；家庭成员间和睦相处、互助友爱，会使老年人感受到天伦之乐。但有些家庭，在尊重老年人方面，是做得不够好的，有的子女对老年人的生活不闻不问，还有的子女把老年人当做勒索和役使的对象，使老年人在精神上备受折磨，进而产生抑郁、焦虑和对晚景担

忧之感。此外，有无经济收入和经济收入的多少，也必然影响老年人的晚年生活和心理感受。现在尤其是农村社区，有相当一部分无经济收入的农村老年人，他们只有全靠子女赡养，没有自己支配的经济权。城市中有些收入低的老年人也会因通货膨胀、物价上涨，影响生活水平。无论是子女不孝顺问题，还是老年人无收入或收入低的问题，都会使老年人没有安全感。所以，在老年人的心理健康工作中，应重视改善老年人的经济条件，使其能有足够的经济来源以维持生活。

(四)拓宽生活范围，寻找生活情趣

老年人不能太清闲，只要不过分劳累和紧张，生活安排得张弛有度，对身心健康有益。可从家务劳动做起，也可做一些力所能及的社会义务劳动，从中体会到价值和乐趣。应根据自己的文化程度、爱好和条件，选择一些具体的活动内容，并专心投入和坚持，如琴、棋、书、画或栽花、养鸟、钓鱼、体育锻炼等，这些活动既能使老年人增添对生活的乐趣，又能使老年人的潜能得到充分挖掘。老年人要多互动、沟通，在人与人的交往中，可以交流思想、抒发感情、互相安慰鼓励，学习交流生活的经验。这种交朋友活动，可以减少孤独空虚的消沉之感，体会到人间有友谊无处不温暖。老年人还应关心国家大事，读书、看报，不断更新知识。那些有成就、事业成功的老年人，尚可在晚年著书立说，总结一生的经验和成果。特别需要提醒的是，老年人切不可通宵达旦地打牌、下棋，或长时间地看电视，超量地旅游，这些做法均不利于养生益寿，应当加以避免。

(五)发挥社会支持系统作用，从持续发展的战略高度关注老年问题

政府、社会、单位、邻里、家庭及亲友等，都应对老年人给予关心、安慰、同情和支持，为老年人建立起广泛的社会支持系统网，形成尊老、敬老的社会舆论，满足老年人的物质和文化需要。发展老年人服务事业，提供老龄食品和服装，改善其居住条件，建立老年人公寓、老年人病院、老年人门诊，方便老年人的生活和保健需要，以克服衰老所造成的生活不便；不断丰富老年人的精神文化生活，为老年人开设娱乐场所。国家还应加强老年人的社会保险和法律保护，为维护老年人的合法权益、晚年幸福安定提供社会保障。

我国人口数量是全世界第一，老龄化的进程也越来越快。60%的老年人分布在农村，他们的生活水平颇低，文化、精神生活均很缺乏，社会福利事业也不完善。为此，国家应从系统的、发展的战略观点进行预测和规划，以解决好老龄化带来的一系列社会问题。现代社会已形成科学、技术、生产、生活等方面紧密联系的动态大系统，越来越要求有关各学科专业协同合作和渗透，以促进社会发展整体的最优化。所以，国家有关部门应从政治、人口学、社会学、生态学、医学和经济学诸学科的角度对老年人的心理健康问题进行综合研究和探讨，从而找出行之有效的解决办法和措施。

第十一章　妇女人群与健康

妇女人群的健康问题主要涉及月经、痛经、绝经、怀孕和分娩、流产、乳房切除手术和妇科病等。本章将论及有关生理和医学方面的基础知识，并主要讨论关于这些内容的心理学研究。

第一节　月经与健康

一、月经的生理特点

月经是女性生理功能成熟的象征，第一次月经称为初潮。随后的月经是周期性地出现，一般28~30天为一个周期。月经持续流血天数为月经期，为3~7天。月经周期的调节，主要是通过丘脑下部—垂体—卵巢的激素作用，使子宫内膜产生周期性的变化。这种子宫内膜的周期性改变，大致可分为三期：

(一)增生期

月经周期后，子宫内膜脱落，由新的内膜逐渐代替，在月经周期的5~9天，刚修复的内膜尚薄，腺体稀疏，腺管狭而直，间质内子动脉向内膜表层生长。到10~14天，内膜增厚，腺体增多，弯曲，间质内子动脉增生延长，呈螺旋状卷曲。

(二)分泌期

在月经周期的15~19天，即排卵后15天，内膜继续增厚，腺体更弯曲，间质水肿，螺旋小动脉盘曲，扩张更明显。在月经周期的第20~24天，即排卵后6~10天，上述表现更明显，至月经25~28天，即排卵后11~14天时，如果未发生妊娠，则黄体萎缩，雌孕激素的分泌量减少，于是子宫内膜的腺体及细胞也相应缩小、变化，螺旋小动脉受压，血流不畅。

(三)月经期

螺旋小动脉开始阶段性和阵发性收缩和痉挛，所供组织缺血缺氧，继而局灶性坏死，痉挛后血管又随阵发性扩张，管壁破裂出血，引起内膜下小血肿，继而不同部位出现更多的局灶性血肿，于是坏死的内膜组织剥脱，表现为月经来潮，3~7天，子宫内膜基底层开始修复，出血停止。

二、经前紧张综合征

妇女会随着月经周期的各阶段变化而经历个性或情绪的变化，这对于人们来说早已熟知，有些学者将行经前的3、4天内发生的情绪变化称为“经前紧张”(为月经周期的第

23~26天或第23~28天)。这一阶段以情绪消极为特征，包括忧郁、焦虑不安、烦躁易怒以及自信心低等。有许多学者曾经开展过经前紧张综合征的研究。例如，有人采用问答方式，要求妇女们回顾并陈述月经周期的各个阶段中的综合症状和情绪状况；还有人采用日常的自我报告法，在整个月经周期的28天中，被试妇女都进行自我报告。这类研究发现，在排卵期前后一般都情绪亢奋，而在月经前期则出现各种综合症状，诸如焦虑不安、烦躁易怒、心神沮丧、疲劳和头痛等。艾维和巴德韦克所采取的研究方法是避免直接询问被试者有关综合症状的问题，而代之以一种心理"投射技术"，即在整个月经周期的28天中，每隔一规定的间隔时间便由被试者讲述故事。然后再经标准化的记分来比较这些故事中反映的主题。艾维和巴德韦克记录了26位女大学生在两次月经周期之间的排卵期和经前期自发讲述的故事，继而用焦虑评定量表予以评定。结果发现，妇女在经前期对死、残废和分居的恐惧心最强，在排卵期间的自信心和自我评价最高。总的来说，运用各种方式进行研究所得的结果似乎表明，伴随着月经周期的各阶段的交替、情绪状态也在起伏不定。

尽管经前紧张综合征的产生原因和机制尚不十分清楚，但其不良情绪的出现与体内生化的改变现象已得到人们的共识。雌激素和孕激素不均衡、水盐潴留、醛固酮过多、抗利尿激素过多、低血糖等都可能是导致经前紧张综合征的因素。其中尤其以雌激素和孕激素不均衡的说法最为有力。具体来说，主要是由于雌激素的作用，乳腺、子宫、阴道上皮细胞发生增殖、水潴留以及糖耐量增高，血糖降低。因此，治疗的机理就在于调整雌激素与孕激素两者的不均衡情况。通常应用黄体酮、绒毛膜促性腺激素，同时并用利尿剂，限制钠盐摄入，则可收到良好的效果。还有人采用锂盐或睾丸酮治疗。

近年来，人们研究发现，下丘脑分泌下丘脑神经激素，该激素对垂体前叶的分泌起着促进或抑制作用。下丘脑是调节内分泌活动的重要的皮质下中枢神经系统结构，它与大脑边缘系统、苍白球和前脑有广泛的神经联系，在体温调节、内脏功能活动代谢调节、睡眠与觉醒以及在情感行为等许多方面起着非常重要的作用。所以，有人把经前期紧张综合征的激素代谢紊乱看成是间脑—垂体系统功能失调所致。

还有一些研究揭示，人的心理因素可以影响内激素水平和行为的改变，最常见的实例便是精神紧张可导致某些妇女的月经推迟或闭经。此外，还观察到社会文化因素对月经周期中的情绪反应有一定的影响作用，如不同的国家、民族以及不同的宗教、信仰的妇女对月经的反应均不同；家庭生活的温馨程度、自我生活的满意度以及他人的说教等都有可能影响对症状的知觉与月经的态度。经前紧张综合征的严重程度，往往是因人而异，这不仅取决于她对体内激素水平改变的敏感性，同时也取决于她对心理应激的适应能力，如对于那些有神经质的妇女来说，临床表现往往更为严重。总而言之，经前紧张综合征不仅与月经周期的生理改变有关，更重要的是与个体的心理因素也密切相关，因此可以说它是一种明显的相关心身疾病。经前紧张综合征无疑会给妇女人群的学习、生活、工作带来一些不便和麻烦，有些严重、顽固的症状还会给妇女人群带来许多负面情绪及挫折感。因此，要注意对其进行防治，可选用精神支持疗法，以心理治疗为主，药物治疗为辅。在防治过程中，要认真倾听患者的诉说，与之建立和谐的关系。针对患者对疾病的不正确的思想认识和态度，开展经期生理卫生教育，端正对躯体症状的科学认知，从而解除其精神紧张的原因，提高患者的应激能力。同时要指导她们劳逸结合，注重给予家庭和社会的理解和支持，对生活、学习、工作中可能出现的矛盾、冲突和摩擦，要采取多顺应少对抗、多关心少指责、分散注意力的方法；还可采用音乐疗法、生物反馈疗法、放松疗法等，以降低紧张、焦虑等不适心理反应。对于那些反应严重的病人，可辅以药物治疗，如可选用镇静剂、利尿剂、激素及维生素等，以减轻和改善症状。

三、痛经

月经前后或月经期间出现下腹坠胀、疼痛、腰酸或其他不适，程度较重者以致影响生活和工作质量、效率的情况，称为痛经现象。痛经可分为原发性和继发性两类，前者是指生殖器官无明显器质性病变的痛经，常在月经初潮就可能出现，多属于功能性，尤其以未婚未育的年轻妇女多见；后者则是由于生殖器官产生器质性病变所致。在此主要讨论原发性痛经有关的心理问题。

有关功能性痛经的病因目前尚不清楚，有人认为可能与内分泌因素、子宫因素以及心理行为因素有一定关系。功能性痛经的妇女多半是心理发育不够成熟，有神经质的性格，并常伴有抑郁、神经过敏、精神紧张。她们缺乏有关月经的生理知识和认识，认为月经来潮就是“倒霉”，表现为厌恶、烦躁和焦虑等情绪反应。正是这种恐惧、憎恨心情，或经期产生的情绪不稳，或情感冲突，可能导致体内神经内分泌激素的异常改变，引起子宫肌痉挛性疼痛，也可能与子宫内膜合成和释放前列腺素，加重子宫肌的收缩有关。

痛经的临床表现，主要多见于初潮后的青少年期和未婚未孕的年轻妇女；疼痛多从月经来潮后开始，最早出现在经前 12 小时，持续 2~3 日缓解。疼痛程度不一，重者感觉是痉挛性，部位耻骨以上，有些人感到放射至腰部和大腿内侧；有时伴有恶心、呕吐、腹泻、头晕、乏力等症状，严重时，面色苍白，出冷汗；妇科检查大多没有异常发现。对于痛经现象，从防治上来说，一般主要采用精神支持疗法。应首先让病人认识到月经是女性一生中周期性出现的正常生理现象，是身体发育正常、健康的象征。月经前后或月经期间有轻度不适感，是正常的生理反应。在认识端正的基础上，告知其在月经期应注意的事项，如充足的休息、劳逸结合，同时采用音乐疗法、放松疗法、生物反馈疗法等；帮助她们建立良好的人际环境，如亲人、朋友、单位的关心。通过自身的调节，以及环境的支持和体贴，就可使痛经得到缓解，最终达到完全正常。对症状较严重的病人，可适当采用镇痛、解痉药物，必要时可选用雌、孕激素治疗。

四、闭经

正常的月经周期是下丘脑—垂体—卵巢轴的神经内分泌调节，以及子宫内膜对性激素的周期性反应。上述任何一个环节发生障碍，都可能引起闭经现象。闭经是妇科疾病的常见症状，下丘脑闭经是临床最常见的一种闭经。有人认为，下丘脑闭经与社会心理因素密切相关，因此将其称为心因性闭经。

有些女性由于盼子心切、畏惧妊娠或遭遇某种精神创伤、挫折后，可能会造成大脑皮层功能失调。大脑皮层功能失调具体表现为神经介质、去甲肾上腺素、多巴胺、5-羟色胺的释放失调，部分病人总体表现为对下丘脑的抑制增强，使得下丘脑促性腺激素释放激素分泌减少，使腺体分泌促卵泡素和促黄体素分泌减少，进一步使卵巢的排卵功能发生障碍，影响卵泡成熟而致闭经。由于下丘脑的作用被抑制，同时影响了下丘脑—垂体—肾上腺皮质轴和下丘脑—垂体—甲状腺轴，因此病人同时常常伴有肾上腺、甲状腺功能紊乱。

月经通常是女性自身健康的一个重要标志，当出现闭经后，病人往往会表现为焦虑、烦躁，由此进一步加重内分泌功能的紊乱。因而要及时缓解和治疗心因性闭经造成的恶性循环，防止有可能造成更多的病理性改变。

闭经的临床表现主要反映于伴随着闭经现象，还会产生一系列的心身障碍的反应。如未婚女性闭经后误认为自己怀孕，感到焦虑、紧张、忧郁，整日惶恐不安，有些人还伴有全身症状，食欲差、消瘦、便秘、失眠及低血糖、心率减慢等。

对于心因性闭经的患者所采用的防治手段，首先就是解决心理问题。要帮助患者认识闭经的原因，在正确认识的基础上，解除对闭经的顾虑，树立康复的必胜信念。随着紧张因素的消除，生活方式的改善，同时又注重采用自我控制疗法，大多数患者可自然恢复月经。

五、绝经

(一)生理和心理的变化

许多生理和心理的变化发生在更年期。所谓更年期，是指发生卵巢的逐渐衰老，导致功能退化的那一时期。最为重要的是雌激素分泌的退化，导致绝经和最为明显的更年期综合征，绝经的年龄平均为47岁。另一个影响是生殖器官和乳房的萎缩。

在绝经期会出现许多症状，如阵发性发热等生理现象；忧郁、烦躁易怒、大声喧哗以及注意力不集中等心理现象；还可能有诸如头晕目眩、头痛、心力衰竭等心身疾病症状。有人曾对638名年龄在45~55岁的妇女进行了调查。结果证明，这些妇女中有30%~50%的人自述经历过头晕目眩、心悸、失眠、忧郁、头痛或体重突增；而大多数妇女则自述不仅仅只是经历了这些症状中的一项，而是几项。大约50%的妇女有过阵发性发热，其中的一半人觉得这种阵发性发热令人极度不舒服，据统计，在绝经期大约有10%的妇女患有不同程度的心情沮丧。在某些极端情况下，那些先前从未有过精神病史的妇女，其忧郁也可能极为严重(更年期忧郁症)。心理学家伯尼斯·诺伊加顿和鲁思·克莱恩斯曾对不同年龄组中妇女出现的症状进行了研究。他们发现，青春期和绝经期的妇女报道的疑难症状最多。而绝经后的妇女的疑难症状报道得最少。显然，绝经并不永远"纠缠"妇女的一生。在女青年中，心理症状最为常见(比如紧张)，而在绝经期妇女中，像阵发性发热那样的生理症状最为常见。在心理症状上，主要有以下表现：头痛、烦躁易怒、神经质、情绪低落和窒息感。

(二)生物和文化因素的影响

与绝经有关的困窘，一部分可归于生物因素(尤其是激素的影响)，另一部分则可归于社会文化因素的影响。

从生物学的观点来看，绝经期综合征取决于妇女的激素状态。这些症状尤其和雌激素含量降低以及激素不平衡有关，因此，以前称为"激素缺乏理论"的假说已经越来越得到大多数研究者的关注和支持。这一理论的支持者认为，像阵发性发热这样的生理症状和忧郁这样的心理症状是由体内雌激素含量的下降所引起的。同时应指出的是，在激素分泌上，这一阶段与经前期相类似，都伴有雌激素的含量减少；而在心理症状上也和经前期相类似，出现忧郁和烦躁易怒。

激素缺乏理论最有力的证据是雌激素转换疗法的成功。医生们可能使用天然雌激素(如天雌素等)或合成雌激素(如乙烯雌酚等)，以补充雌激素之缺乏。雌激素转换疗法对于缓解由于雌激素含量下降导致的绝经期症状(如阵发性发热、大汗淋漓、手足僵冷、骨质疏松、阴道淋漓等)方面有显著疗效。此外，雌激素还能缓解诸如烦躁易怒和忧郁等心理症状。这一疗法说明了雌激素的含量减少会引起更年期综合征，而增加雌激素的含量则可以使症状得以缓解。

从社会文化的角度来看，绝经期综合征取决于社会、心理、文化等因素的影响或作用。绝经期的妇女正在日益衰老，而衰老过程本身就可能是一种心理压力。或许正是各种社会文化因素带来的难以跨越的心理压力的长期作用，使绝经期产生一系列对身体健康不利的心身症状。

作为一条解决生物因素、文化因素相互纷争的途径，以下看法似乎有些道理或理由，即绝经期的生理症状，如阵发性发热等可归咎于雌激素的含量降低；而诸如忧郁一类的心理症状则可归咎于雌激素的含量降低或所承受的压力，也可归咎于这两者的混合作用。

第二节 怀孕、分娩与健康

一、怀孕

怀孕是以激素的根本变化为标志的，在这一变化中，雌激素和孕酮这两者的含量都比较高。在怀孕前期，黄体与激素的变化有关，而到怀孕后期，胎盘则是雌激素和孕酮的主要来源。

研究表明，在怀孕期间，有些妇女表现为性格内向、消极被动、依赖心强，对爱抚、感情充满了渴望，对于那些傲慢自负的妇女来说，可能产生焦虑的情绪。还有些研究认为怀孕期并不是妇女普遍幸福安宁的体验。在怀孕期间，情绪在不同的阶段中会有不同的表现。在怀孕的头三个月中，忧郁和疲劳是极为常见的。在以后的三个月中(第 4 个月~第 6 个月)妇女的情绪一般说来是最为乐观的。而最后的三个月可能压力比较重，焦虑也比较多一些，因为妇女们已开始对分娩怎样进行、孩子生下来是否健康等问题烦躁不安。

二、分娩

分娩对于女性身体来说是一项重创。在分娩期间，雌激素和孕酮的含量急剧下降，激素恢复正常状态和恢复月经可能需要数月时间。在心理上则出现产后忧郁症状，患此症的妇女在分娩以后立即感到心情沮丧，并有可能持续一周以上，自杀的企图与平时相比较为常见。经历过某些产后情绪失调或忧郁症的妇女，其数量据估计在 25%~61%之间。严重的失调较为罕见，产后精神病的发生率大约为 1/400。

应该指出的是，心理因素和社会因素对孕期和产后综合征有一定的影响作用。如有些妇女怀孕后表现出喜悦满足而神采奕奕，这种积极的情绪很大程度上是由于想有一个孩子的强烈愿望所致。就中国的国情来说，有许多妇女就是盼望怀孕后能生一个男孩。在心理因素、社会因素的影响下，有些妇女则产生的是消极的情绪表现。这种消极的情绪，忧郁的产生可能和人生中突如其来的转折、不想要孩子、害怕承担或抚养孩子的义务等有关，甚至会与孤单地住在医院里，离开丈夫和家庭等这些小事有关。另外，在医院中，孩子按规定在出生后的12~24小时和母亲分开照料，而这也可能与引起母亲的抑郁有关。总的来说，产后忧郁实际上是生物因素(身体遭受“重创”，激素含量急剧降低)和社会-心理因素相互作用的结果。

第三节　妇女常见心身疾患与健康

一、功能失调性子宫出血

功能失调性子宫出血，简称功血，为妇科常见病。它是由于神经内分泌机制失调所致，其疾病特点是：全身及内外生殖器官无器质性病变存在，常表现为月经周期长短不一，经期延长，经量过多，或不规则阴道出血。

对于功能失调性子宫出血与精神因素有关的说法，目前已有公认。某些精神因素，如忧伤、焦虑、抑郁、恐惧等，通过大脑皮层和中枢神经系统影响下丘脑—垂体—卵巢轴，互相调节体内性激素水平，性激素较低或较高，均使雌、孕激素失衡，造成月经改变。除了上述精神因素导致的神经内分泌紊乱的病因外，功能失调性子宫出血还可能是由于服用雌激素的不足，或持续时间过长，使得病人月经周期缩短或经期延长，经量增多，失去正常月经周期规律。

功能失调性子宫出血主要表现为周期紊乱、长短不一，出血时多时少，甚至大量出血。临床多发生在绝经前或青春期，除了与这两个时期病人的情绪不稳定有关外，还与青春下丘脑和垂体的功能调节未臻成熟有关，它们与卵巢间尚未建立稳定的周期调节和正负反馈作用而更年期可能与卵巢功能衰退有关。

二、乳腺癌

乳腺癌是妇女最常见的癌变。在25岁以下的女青年中较为罕见，而在这个年龄之后，发病的可能性就会随着年龄的增长而增长。美国心理学者兰森调查发现，美国妇女每15人就大约有1人(7%)在一生中的某个时期患有乳腺癌。

由于乳腺癌比较常见，所以每个妇女都应该树立防患于未然的思想，在每月的非月经期间进行乳房的自我检查(不要在经期检查，此时可能存在正常的自然肿块)。而乳腺癌的尽快发现和及早治疗，就能获得恢复健康的良机。

实际上，并非所有的乳房肿块都是恶性的。乳房肿块可以分为三类：囊肿、纤维腺瘤和恶性瘤。至关重要的是，80%的乳腺肿块属于囊肿和纤维腺瘤，这些良性瘤是没有危险的。如果被确定为恶性肿瘤，一般常见的治疗是做某种形式的乳房切除术。乳房切除术所涉及的心理内容是极其广泛的。有些妇女在乳房切除之后随即出现严重的抑郁以致自杀。这是因为对于妇女来说，乳房的切除也就意味着女性特征的消失，这对她的自认感是沉重的，甚至是致命的一击。同时对于她的性要求亦可能有所影响，因为她可能认为不会有哪个男人会喜欢她这样的残缺不全的女人。

此外，还有些学者注意到，心理上最为困扰的时期并不是乳房切除术后的阶段，而是在肿块被发现并被认为是极为严重的癌病变的阶段。大约有3/4的妇女认为手术以后在两性关系中的满足程度并无变化或变得更好。但有1/4的妇女认为她们的性满足程度不如以前。总之，有关乳房切除的研究通过大多数患者的具体情况而为社会提供了一些有参考价值的例证，尤其强调有少数妇女遭受着严重的心理压力。对于乳房切除的患者和她们的丈夫来说，进行有益的沟通和商讨是极为重要的。

第十二章　残疾人群与健康

在人类社会中，残疾人是一个为数不小的社会群体。据世界卫生组织估计，全世界的残疾人约占世界人口的10%。残疾人通常不仅存在躯体伤残，而且往往还伴有心理及行为的障碍，为此，人类除要重视恢复残疾人的躯体功能外，还应高度重视其心理功能的康复。这也是当今残疾人康复工作的客观要求和发展趋势。

目前我国残疾人总数已超过8300万，其中，近5000万残疾人有康复需求，但能得到有效康复服务的仅占10%左右。随着社会的进步，广大社会公众对残疾人的观念和态度也发生了深刻的变化，形成了理解、尊重、关心、帮助残疾人的良好社会风尚。许多残疾人在社会的支持和帮助下，能勇敢地面对残疾的事实，振奋精神，最大限度地发挥自身独立生活和工作的勇气和能力，努力地适应新的社会环境，积极地为社会作出贡献。

第一节　残疾人的相关问题

一、残疾与残疾人概念

残疾是由病伤等原因在人体上遗留下来的固定症状，它给人的身体带来形态和功能上的改变，影响人的正常生活和劳动能力。还有人认为残疾是指人的身心功能缺陷，包括肢体残缺、活动障碍、体内器官功能不全、精神情况和行为异常、智力缺陷等，一般说来，具有上述状况的人就是残疾人。具体来说，所谓残疾人，是指心理、生理、人体结构上，某种组织、功能丧失或者不正常，部分或全部丧失，而不能以正常方式从事某种个人或社会生活的人，包括视力残疾、听力残疾、言语残疾、肢体残疾、智力残疾、精神残疾等。

二、残疾分类

根据残疾的严重程度，可将其分为缺损、残疾和残障三类。

缺损：是指心理、生理上、解剖结构上和功能上的任何丧失或异常，是生物器官系统水平上的残疾，如损伤、疾病或发育上的缺陷，虽说对人的身体、精神、智力活动有一定影响，但生活上仍能自理。

残疾：是指残损使能力受限或缺乏，以至于不能按正常的方式和范围进行活动。这是个体水平上的残疾，如不能独立进行穿衣、洗漱、进食、行动、语言交流等日常生活。

残障：是指缺损或残疾，限制或阻碍一个人正常情况下应能担当的社会责任，是社会水平上的残疾。此种情况由于心身功能严重障碍，不仅个人生活不能自理，而且影响到参加社会生活和工作。

三、残疾人的特点

(1)残疾人是在活动上有不同程度困难的群体。为了使他们在相应领域中提高活动效率，应给予特殊的关照，以便他们克服残疾上的困难，充分挖掘潜能和展现才智水平。

(2)残疾人一般都具有不同程度的生活工作潜力，经过康复训练，这些潜力可以得到发挥，使残疾人的生活和工作能力得到改善。

(3)残疾人和健全人一样，在社会上享受有同等的权利和机会，应受到平等的对待，而不应受到任何歧视。

四、常见的致残原因分析

(一)常见的致残疾病

常见的致残疾病主要包括：传染病，如脊髓灰质炎、乙型脑炎、脊椎结核等，这类传染病常易造成人的肢体出现残疾或截瘫；孕期疾病，如风疹、宫内感染、妊娠毒血症等，可导致胎儿畸形和一些先天性疾病；慢性病和老年病，如心血管疾病、慢性阻塞性肺疾病、类风湿性关节炎、肿瘤等，可限制此类人的日常生活活动能力。

(二)营养不良

儿童在生长发育过程中，食物中严重缺乏蛋白质可导致发育迟缓；若严重缺乏维生素A，可引起角膜软化而致盲；严重缺乏维生素D，可造成骨骼畸形，等等。

(三)遗传因素

某些遗传因素可造成人类天生的畸形、精神发育迟滞、精神病等。

(四)意外事故

意外事故，如工伤事故、交通事故、运动损伤、产伤等情况，可引起颅脑损伤、脊髓损伤、骨骼肌肉系统损伤等。

(五)物理、化学因素

物理、化学因素包括烧伤致残、噪音致聋、药物中毒致聋、酒精中毒致残等。

(六)社会心理因素

社会心理因素、如社会生活过程中的一些不良应激事件的刺激，有可能导致精神病等。

五、残疾人不良心理产生的原因

残疾人之所以和普通人有不同的心理差异和行为改变，主要是两个方面的特殊因素所致：一是特殊的生理条件，二是特殊的社会环境。残疾人自身所存在的不同程度的生理缺陷，往往会妨碍他们对世界的认识活动和与社会的接触和联系，如盲人缺乏形象和有关颜色的知觉；聋哑人缺乏声音的知觉以及由于听觉的困难所致的语言上的障碍。虽说残疾人在生理器官上的功能障碍或缺陷可以由其他器官来代偿。但和正常人相比，其学习、工作、生活和社交方面常会遭遇许多限制和挫折。如此一来，残疾人就会产生与普通人不同的自我意识，就会产生自卑、孤独、多疑、敏感、易于冲动等心理情感。

残疾人的特殊心理情感，从另一个角度来看，则是由特殊的社会环境所造成的。

(1)残疾人由于生理缺陷的缘故，通常生活在一个狭小的社交圈中，他们大多喜欢封闭自我，不愿与普通人交往或互动，而只愿意与同类残疾人交往。为此，认识世界的范围也就受到一定的局限，故而容易产生孤独感。

(2)社会上有些人对残疾人有偏见，有的人甚至对残疾人产生歧视的态度，不愿意与他们交往，也不愿意给残疾人提供机会。如在生活中，不愿为其提供方便；在劳动就业上对其产生歧视心理，有些缺乏道德和同情心的人甚至将残疾人的生理缺陷作为笑料来解闷，使残疾人的自尊心和人格受到极大的伤害和侮辱。

(3)父母和亲友对残疾人缺乏正确的认识和足够的体贴。这种社会支持力量对残疾人心理健康的影响尤为重要。因为家庭和社区这种微观社会环境，是残疾人全面康复和生活的主要场所，尤其在我国目前康复医学尚不够发达、健康教育与促进工作还未受到重视的情况下更是如此。有的父母和亲人将残疾人视为“废物”，认为残疾人的存在使他们没面子，对其产生嫌弃和厌恶心理。另一些父母和亲人则过分地卫护残疾人，生怕他们受到任何歧视和伤害，将他们与社会隔离开来。以上两种极端做法均是不正确的，都会导致残疾人产生不健康的心理状态。

第二节　残疾人的特殊心理特征

弄清残疾人的特殊心理特征，加强对残疾人的行为指导，给残疾人应有的关怀和照顾，是人道主义的体现，也是国家和社会的责任。我们的国家，目前虽说有了一定的进步，但它在有效满足社会的各种需要方面，还存在着巨大的差距。为此，在不增加国家和社会经济负担的前提下，加强对残疾人的心理康复和行为指导工作，对于社会稳定协调的发展，有着重要的意义和价值。

一、研究残疾人特殊心理特征的重要意义

(一)是做好残疾人工作的前提条件

研究残疾人特殊心理特征是做好残疾人工作的重要前提条件。目前残疾人问题是一个全球性的普遍的社会问题，当前全世界残疾人的总数为45 000万，其中 4/5 在发展中国家。随着世界人口的增长及老龄人口比例的增加，残疾人问题会变得更为突出。据联合国教科文组织提供的资料表明，在全世界的总人口中，至少有 25%的人在为残疾人工作、服务，或者与残疾人发生其他各种关系。因此，研究和了解残疾人的心理共性、探讨和摸索不同类型的残疾人的特殊心理个性，是做好残疾人工作的前提和关键。

(二)是社会和残疾人家庭的需要

研究残疾人特殊心理特征是社会和残疾人家庭的需要。就目前来看，残疾人数量已占全世界人口的1/10，他们在生活、学习和工作上不可避免地要与社会发生各种联系。为此，社会有义务和责任去了解残疾人，帮助残疾人。中国一直以来都十分关心残疾人问题。改革开放后，有许多关于帮助残疾人的重大措施相继出台。例如，进行首次全国残疾人抽样调查；颁布《残疾人保障法》和《残疾人教育条例》；制订并实施《残疾人事业“十二五”发展纲要》和“残疾人扶贫攻坚计划”等。这些措施极大地促进了我国残疾人康复事业

的发展。对于家庭而言，家庭的幸福和谐是社会稳定繁荣的重要基础。由于残疾人的特殊性，残疾人家庭的每个成员应当设法懂得残疾人的心理变化，掌握残疾人的行为特点，以及他们在不同时期的心理表现和心理行为发展规律，这样才能帮助残疾亲属有效战胜挫折，保持良好的心态。父母与子女、夫妻间不仅能良好沟通、和睦相处，并且还能鼓励对方树立自立、自强、自信的精神和人生追求。

(三)是残疾人适应社会必备的重要条件

研究残疾人特殊心理特征，对于残疾人自身来说，也是十分重要的，可以帮助残疾人了解自己的心理变化规律，了解自己合理的需要，以及满足需要的方法和途径，让残疾人掌握一定的健康心理学知识，使之增强自我控制行为的能力，克服孤独、自卑、自暴自弃和易于冲动的负性心理，培养残疾人身残志坚、不畏艰难的精神，学会与人相处的艺术，能够较好地适应社会，与周围的人群融洽相处，从而能够积极地为社会做出自己应有的贡献。

二、残疾人的特殊心理特点

残疾人除具有人类共同的心理特点外，还有其特殊的心理表现特点，并且随着残疾类别、程度、发生时间及残疾年龄等的不同而有所不同。

(一)认知特点

不同残疾、不同缺陷的人，具有不同的认知能力、认知方式及行为方式。如严重视力障碍，尤其是先天性的视力残疾者，由于缺乏空间概念，没有视觉形象和对周围事物的完整形象，没有形象思维能力，但是他们的听觉、触觉往往较为灵敏，使其抽象思维和逻辑思维相对发达，又由于其语言、听觉、记忆能力较发达，故而他们大多颇健谈，说话有条不紊，有逻辑性。由于听觉或语言障碍，聋哑人在与他人交往的过程中，需靠手势或直观来获取信息。因此聋哑人的逻辑思维与抽象思维相对来说不是很发达，但其形象思维较为发达，并且由于视觉敏锐，对事物形象的想象力非常丰富。

(二)情感特点

1. 孤独感

孤独感是残疾人共同的心理特征。有的残疾人是因为生理上的缺陷而不方便与社会接触；有的则是根本不愿主动与社会接触。不论是什么原因，他们由于和社会接触少，所以容易产生孤独感。如果有家庭的温暖和关照，社会的支持和帮助，会使残疾人的孤独感的强度减弱。倘若遭遇家庭的冷漠、社会的忽视，就会使残疾人的孤独感增强。一般说来，残疾人的这种孤独感往往随其年龄的增长而日益增长。

2. 自卑感与自尊

自卑是残疾人普遍存在的一种情感体验。残疾人由于离群的孤独生活和自身的生理缺陷，使之自然地产生自卑感，再加上他们在恋爱、婚姻、家庭和职业等问题的处理和解决上的困难性，使他们更是加重了这种自卑感。自卑和自尊历来是一对亲兄弟，残疾人在产生强烈自卑的同时，往往也产生强烈的自尊。残疾人由于生理上的缺陷，往往会过分地注意自己，因而对他人的态度和议论会十分敏感。如果有人做出有损于残疾人自尊的事情，常常使他们愤怒难忍，甚至产生报复行为。

3. 情绪反应强烈且不稳定

在许多残疾人身上都非常明显地表现出情绪反应强烈而不稳定的心理特征。例如，聋哑人大多情绪反应强烈而外露，频率高，持续时间短，易于激动和发怒；盲人情绪反应则多隐藏于内，尽管他们情感体验深刻而激烈，但爆发性的外显情绪则相对较少；那些存在人格缺陷的残疾人，其情绪反应强烈且不稳定的特点更是突出。

4. 富有同情心

这种特征主要体现于残疾人对自己的同类人有特别深厚的同情心。共同的生理缺陷，使他们相互愿意倾诉内心的痛苦体验，交流生活、学习和工作中的感受，互相支持、互相安慰，彼此获得精神上的慰藉。

5. 自强自主

有相当数量的残疾人身残志坚，具有强烈的奋发向上、坚忍不拔的自强自主精神。他们不愿意依靠别人的施舍或帮助，而是希望自己解决自己在生活、学习和工作中的各种问题。有许多残疾人不仅没有成为社会的负担，而且积极为社会创造财富。还有些残疾人的心理素质超过正常人，成为全社会学习的榜样，如张海迪等，就是典型的例子。

(三)性格特点

残疾人在某些方面的生理缺陷自然地限制了他们的交往范围，随着时间的推移，这种狭小的社会交际环境使他们逐渐形成了某些特殊的性格特征。具体分析来看，许多残疾人身上的共有性格特征是孤僻和自卑。一般而言，盲人性格比较内向；聋哑人性格比较外向；肢体残疾的人性格特点主要表现是倔强和自我克制；智残者的整个心理水平都比较低下，因而不能形成一个完整的性格。

三、残疾人的心理行为变化过程

任何人当知道自己的躯体伤残以后，均会产生一种“丧失”的体验，这种“丧失”的体验会引起残疾人强烈的情绪冲击，进而可能产生明显的异常心理反应和行为变化，或较严重的精神症状。临床上多见的情绪变化反应主要是抑郁、焦虑、激惹、猜疑和故意等。当出现上述情况时，工作的重点就是根据每个残疾人的特殊个别化状况，应用科学的生理、心理解决措施，帮助病人渡过艰难的历程，逐步适应“丧失”体验以及功能障碍的现状。

有人认为，当躯体伤残后异常的心理行为反应大致有五个层次，即无知阶段、否定阶段、抑郁反应阶段、对抗独立阶段、适应阶段。

(一)无知阶段

在这一阶段中，残疾人的心理表现为相对平淡，故而此期也称为“平静期”。一般可以分为两种情况：一是先天性残疾；二是后天性残疾。从先天性残疾的情况来看，通常是一生下来就成为残疾，生活在与外界隔离的家庭环境之中，幼小的心灵中还没有自我意识，也没有与其他人对比，聋童习惯于无声的世界，盲童习惯于无光的世界，肢残者习惯于受父母溺爱的温暖环境，心理上十分平衡。无知阶段大约是从出生到学龄前这一时期。后天性残疾通常是指对突发性事件，还没有来得及整合的阶段，也就是受伤者对突发性的严重事故或事件，如车祸等造成的后果，尚未来得及领悟，因此在情感上的反应是麻木、惊呆，或对眼前所发生的突发性事件无反应。此阶段可持续几分钟到几天，因此，这一阶段应注重加强对患者的医疗抢救和心理护理。医护人员应主动、及时地来到患者身旁，给其以温暖和支持，让他们掌握必要的知识，有效地克服困难，战胜疾病。

（二）否定阶段

大多患者最初是不愿承认或不相信自身患有疾病，或者认为就算有病也不像医生所说的那么严重，但一旦检查结果证实医生所说是事实时，许多残疾人的思想情感就会马上陷入极度不安和困惑之中，当得知一切治疗无效或疗效甚微时，就会采取悲观厌世、自暴自弃的自然“否认”态度，以避免因受到太大的打击，使自己心理上难以承受，故而此期被称为“不平静期”。由于残疾人在此阶段中，心理状况十分脆弱，最终易出现心理障碍情况，所以应加强对患者的心理治疗和心理护理措施。

（三）抑郁反应阶段

此阶段的典型表现是沉默、焦虑、对生活失去信心、食欲下降、失眠，甚至希望早日结束生命，随着治疗的进行，患者逐渐对自己的病情和预后有所了解，一旦患者真正承认了自己残疾的事实，就会出现抑郁反应。在此阶段中，首要的是要防止患者自杀寻短见，医护人员应设身处地体谅患者的痛苦感受，多关心和体贴他们，对他们要热情、亲近、理解，加强交流，还应积极组织患者之间的交往活动，设法使他们将注意力从自身转向外界或周围，从而淡化其痛苦的感受。倘若患者长期不能摆脱抑郁状态，则应考虑伤前的性格、人际关系、家庭等方面的实际问题，应与社会工作者联系，进一步帮助解决。

（四）对抗独立阶段

当遭遇残疾现实时，有部分人在心理、行为上出现退化现象，变得由以前的独立转为依赖他人。对于那些残疾前依赖性就强的人来说，伤残后会变得更加依赖，如日常生活中自己能完成的吃饭、穿衣、洗澡等也依赖别人。这种对抗独立现象，与人的心理的脆弱性、承受能力、意志力等有关。

（五）适应阶段

患者经历了上述几个阶段以后，逐渐进入适应阶段。患者开始承认自己的残疾事实和残疾所带来的一系列问题，并逐渐在认知、情感、行为上适应残疾状态，开始挖掘自己的潜能，以新的角色面对社会、面对生活，顽强地在逆境中奋起。

四、残疾人的心理、行为适应及其社会问题

残疾人是需要社会给予帮助和支持的特殊群体，他们应和健全人一样，在社会上享有平等的权利和机会。然而残疾的事实，往往严重影响了他们在社会上应有的权利、地位、荣誉和尊重等，从而也就形成了残疾人的特殊心理和行为适应以及一系列社会问题。

（一）劳动就业问题与求业心理

中华人民共和国成立以后，党和政府十分关心残疾人的问题，使残疾人的生活水平有了较大的提高。随着市场经济的发展，社会竞争的日益激烈，残疾人的就业情况显现出愈加紧张的局面。因此，关心残疾人的生活，尽可能地帮助那些有一定劳动能力的残疾人就业，是残疾人平等参与社会生活的前提，是解决残疾人各种问题的关键环节，也是改善残疾人社会地位和生活状况的根本所在。

残疾人一般很难找到工作，但是他们希望参与工作的心情和健全人一样，也是希望自

立、自强、自食其力。许多事实表明，残疾人一旦有了工作，他们会非常地珍惜，并且会奋发努力，工作得比健全人更好，一般来说，残疾人的求业心理与健全人有很大的差别：(1)畏难情绪较大。他们认为自己在生理方面有缺陷，很难找到工作，更难找到称心和满意的工作。(2)希望工作和自己的生理特点能相适应。残疾人希望寻找适合自己生理特点的工作，希望能发挥自己的一技之长。例如，聋哑人喜欢书法、绘画，而盲人则喜欢说唱的乐器演奏。残疾人的潜力是非常大的，他们能从事许多种类的工作。在工作过程中，他们通常表现出良好的技能和毅力。当然，他们的就业还是受到生理缺陷的限制，如肢残人不能从事手工业工作或长时期行走的工作。(3)职业保护心理。残疾人普遍很担心所从事的工作会对身体器官造成不良的影响或损害，担心残上加残，强烈地要求职业保护。(4)努力工作的心理。残疾人非常珍惜来之不易的工作，在工作中刻苦努力，奋发进取，所取得的工作绩效甚至超过正常人。

(二)教育问题与求知心理

残疾儿童和正常儿童一样，也要完成国家规定的九年义务教育。当然残疾儿童只有通过特殊教育才能达到目标。积极创造条件让残疾人提高受教育水平，是增进残疾人综合素质的根本途径。在对残疾人进行思想品质教育、文化教育和身心缺陷补偿的同时，还应对其加强劳动技能和职业技术教育，以使其提高参与社会生活、适应社会需要的能力。

由于生理上的缺陷、残疾人往往比一般人有更强烈的求知欲和自食其力的愿望。他们希望用知识来弥补自己生理上的缺陷，不断拓展和扩大了解世界的范围。在求知过程中，他们所反映出的心理变化与健全人有明显差异：一是畏难情绪。他们害怕被同学歧视，怕老师没有耐心施教，担忧生理上的不方便所造成的不良成绩遭到同学们的嘲笑等。二是希望掌握实用性强的知识。残疾人通常希望根据他们的生理特点来接受职业教育，学以致用，使所学的知识和今后从事的工作相一致。三是希望教学内容形象、具体而直观。残疾人由于生理上的缺陷所造成的不同程度的困难，使他们在学习知识时十分不便，因此他们不习惯于抽象的教学方法，而希望老师采用形象、具体而直观的教学方法，如盲人要通过学习盲文来识字，聋哑人要通过手语来接受教育。

(三)婚姻家庭问题

残疾人的生理缺陷、心理困惑和社会状况，对其婚姻和家庭往往带来一定的影响和困难。目前男女间择偶首先考虑的就是身体状况。所以，结婚难是残疾人的共同感触，是残疾人平等参与社会生活的一个障碍。残疾人的婚姻状况，在一定程度上反映了社会的文明和进步的程度。帮助残疾人解决婚姻问题，对残疾人本身、对其家庭和对社会都有积极意义。

残疾人与健全人一样，有丰富的感情，有建立美满家庭的强烈愿望。但是残疾人在恋爱婚姻和家庭问题上的心理感受和反应都和健全人有明显的差异性：(1)在择偶标准上，残疾人比较注重现实，而不是那么看重外表，他们非常重视今后能否建立起美满而稳固的家庭。一般说来，残疾人都愿意找健全人为配偶，以便得到生活上的照顾。倘若不能达到这一愿望，他们则会在残疾人中寻求配偶，这样的益处是双方处境相同，能够互相理解、互相沟通、有共同的情感以及共同的经验范围，从而有利于双方和睦相处。(2)有早恋、早婚、早育的心理。残疾人由于择偶困难，盼望能早婚、早育，盼望有一个健全的孩子早日长大成人，成为他们生活和工作中的帮手。(3)盼望成家，又害怕成家。残疾人由于生理上的缺陷，有可能会影响彼此的情感沟通和交流，再加上文化程度有限、经济收入少等原因，使他们担心成家以后，矛盾冲突多，难以维持家庭和谐的关系。

总的来说，残疾人的婚姻、家庭始终笼罩在"残疾"的阴影之中。不幸的遭遇经常影响和冲击着残疾人的生存信念和健康状况，甚至波及其配偶、父母和子女，使他们也陷入痛苦之中。

第三节　残疾人的康复问题与心理康复教育

我国的康复医学迅速发展，全社会各个方面，高度重视残疾人的愿望和感受，为残疾人提供综合的康复保健服务，促进残疾人的健康，以实现残疾人"平等、参与、共享"为崇高目标。

一、残疾人的康复问题

残疾人的康复问题主要涉及医疗康复、教育康复、职业康复及社会康复四个领域。

(一)医疗康复

医疗康复是指通过治疗、训练、教育及器械辅助等，使残疾人的功能重新恢复。功能的重建要以康复的潜力(能否康复、康复程度)和康复要求(着重哪些方面的康复)为基础，采用积极的、综合的康复措施，尽量使功能得到康复。

(二)职业康复

竭尽全力地创造条件和寻找机会，让每个残疾人参与社会，参加工作。残疾人有了职业，既可以减轻家庭的负担，又能依靠自己的力量养活自己，并为社会创造财富和作贡献，充分实现自我的价值和获得尊严。因此，职业康复是使残疾人实现劳动要求和拥有劳动权利的良好途径。

(三)教育康复

通过教育和培训的方法提高残疾人的综合素质和能力水平，包括智力、日常生活能力、职业技能以及适应社会的心理能力等。我国目前的特殊教育已成为教育事业的有机组成部分，是残疾人参与生活、参与社会的重要桥梁。

(四)社会康复

社会康复是从致残原因的社会因素考虑，从解决社会问题入手，为残疾人的社会生活全面服务的工作。也就是从社会学的角度，采取各种有效措施，为残疾人创造一种适合其生存、创造、发展和实现自身价值的社会保健环境，并使残疾人享受与健全人同等的权利，达到全面参与社会生活的目的。

社会康复是针对以残疾人为主体的特殊人群开展服务的社会工作，具有广泛的社会性，也具有一定的专业特点。社会康复的工作内容主要包括：

(1)协助政府机构制定法律、法规和各种政策来保护残疾人的合法权益，使其享有同健全人一样的社会物质生活条件和文化成果。

(2)保障残疾人生存的权利，使其在住房、食物、婚姻家庭方面得到公平的待遇，有适合其生存的必需条件。

(3)为残疾人自身的发展提供帮助，使其有受教育和得到培训的机会，提高其生活自理能力、就业能力和参与社会的能力。

(4)消除家庭中、社区里和社会上的物理性障碍，使残疾人获得生活起居的方便，并享受社会的公共设施服务。

(5)提倡和实现人道主义精神，消除对残疾人的歧视和偏见，激励残疾人自立自强，建立和谐的社会生活环境。

(6)组织残疾人与健全人一起参加社会文化、体育和娱乐活动，支持残疾人自己的社团活动，通过交往，形成全社会理解、尊重、关心和帮助残疾人的良好风尚。

(7)采取措施帮助残疾人实现经济自立或提高其经济自立能力，保障其在经济生活中不受歧视；对于不能实现经济自立的重度残疾人，帮助其得到社会给予的经济保障。

(8)鼓励和促进残疾人参与社会的政治生活，保障其政治权利。总之，要动员全社会的力量，尽可能为残疾人提供良好的生存或生活环境，使之和健全人一样，愉快地享受人生乐趣。

二、残疾人的心理健康保障

大多数残疾人在情绪上往往表现为反应强烈且不稳定，而情绪与精神状态对康复过程的转归来说有着极其重要的作用。美国著名的康复医学教授腊斯克认为，情绪能决定着约50%的残疾成人和约75%的残疾儿童康复的成败。下面简要介绍几种有关残疾人特定的心理健康保健内容。

(一)脑损伤

残疾人中有相当数量是由脑损伤所致。脑损伤的病人常有显著的行为紊乱、焦虑和心理活动障碍，有时可表现出“器质性”精神病综合征。在心理康复治疗的过程中，应提醒患者周围的亲属、朋友或医护人员，与患者建立温暖、融洽的关系，和善地面对或处理患者的“非理智”行为，协助患者逐步恢复生活自理能力及健康的心理状态。

(二)焦虑

每个残疾人都存在有不同程度的焦虑反应。焦虑是一种具有破坏性的紧张状态，并且常常会破坏自主性神经系统的生理功能。气氛和谐的家庭或集体单位，是残疾人最佳的心理康复环境。家庭成员要多体贴和关心残疾人，使其产生温暖感、安全感，进而消除自卑、沮丧和孤独情绪。周围人员的这种社会支持作用，对于残疾人疏泄不良的焦虑能量，具有极好的效果。

(三)抑郁

凡躯体残疾者均存在一定的抑郁情绪，其程度可从轻微悲伤至自杀和精神性妄想不等。对于轻度抑郁者，要帮助其创造良好的社会支持环境，并鼓励其建立向上、进取、乐观的心理状态。周围人员应始终关心、激励病人，协助他们制订科学可行的康复计划，从而使患者逐渐恢复自信，并坚韧不拔地作出努力，最终达到自己的奋斗目标。

(四)自杀

身体残疾者，尤其在早期，容易产生轻生的念头。他们常说“活着没意思、没乐趣”，

“生不如死”之类的话。对于这些话语，不要正面直接给予评论或劝说，而是要尽可能耐心、仔细地和患者谈心、交心，从生命意义上启发，使其重建对生活的信心。特别要提醒注意的是，切不可大惊小怪，甚至采取强制性隔离措施。和谐的家庭、温暖的集体、真诚的友谊等常常能预防他们自杀和阻止自杀念头的产生。

(五)攻击和敌意

有攻击和敌意行为的患者，把残疾看做一种不公正的人祸。他们特别容易被激怒，动不动就发脾气，其愤怒的情绪往往较为持久，具有非指向性。有些人的愤怒情绪甚至蓄积到了不可收拾的地步，从而爆发出激烈的、破坏性行为，周围亲友及医护人员要以极大的爱心和耐心去启发诱导患者，使他们建立平和的心理，创造条件让他们参加一些力所能及的工作或活动，使其分散注意力，减轻敌意，进而产生心理平衡。

(六)依赖性

躯体的残疾状态使每个患者感到惶恐，因而很自然地产生依赖感。他们一方面表现出茫然的无可奈何的孤立感，另一方面则希望周围的人们更多地关注自己。为此，我们应该站在对方立场上为他们着想、重视他们的要求，并尽可能有效地给予满足。对于这类患者，尤其要鼓励他们磨炼自己的坚强意志，对他们独立完成的，哪怕是很小的事情，都要给予积极的肯定。要针对患者的具体情况，制订切实可行的行动计划，指导他们逐渐摆脱依赖的心理。

三、对残疾人的心理康复教育

全社会要对残疾人充满爱心，尽量从各个方面、各个细节来照顾他们的感受，使其健康、愉快地生活，在心理康复教育方面，应注意做好以下几点：

(一)理解、尊重残疾人

残疾人的不幸有些是由于先天的遗传因素、后天的疾病以及个人意外，还有相当一部分则是由于崇高的自我牺牲行为所引起的(如战争、抢救、工伤及事故等)。残疾人和健全人一样，均是社会的物质财富和精神财富的创造者。残疾人应有与健全人同等的地位和权利，包括就业、获得医疗保健等的权利。所以，全社会应尊重残疾人的人格，在与其共事和互动的过程中，不要伤害其自尊心，不能把他们视为社会的包袱而加以歧视，而是要鼓励他们建立起对生活的勇气，并为他们的生活、工作以及全面康复努力创造条件。

(二)正视残疾现象

遗传致残或意外的伤残，有时是难以避免的。一旦遭遇这样的不幸，就应该勇敢地面对现实，要在逆境中奋起，坚强地与命运抗争。同时要根据自身的实际情况，选择出一条恰当的攀登、进取之路。在现实生活中，残疾人取得成就、获得成功的事例就有许多，如海伦·凯勒等就是残疾人的榜样。

(三)正确对待环境

要使残疾人理解国家的困难，理智地看待社会上的某些无知和偏见，千万不要将自己的不幸或遭遇归罪于命运、客观条件和社会环境。因为这种想法不仅仅是没有任何益处，而且会削弱人的斗志，体现出软弱和无能。要帮助残疾人认识到最大的依靠是自己本身，要凭借自己坚强的意志和毅力，努力挖掘自身的潜能，通过其他的方式或途径来弥补自己某些已丧失的功能。要使残疾人自己掌握自己的命运，成为自己生活和事业的开拓者、充实者、实现者。

(四)建立良好的人际关系

身体上出现残疾并不可怕，可怕的是心理上的不健康，不懂得与人和睦相处，建立融洽的人际关系，打造和谐的生存环境。因此，残疾人要学会主动和人交往和沟通，赢得更多的朋友，让自己的生活变得丰富而充实。同时，社会要多给残疾人一些温暖，让他们感受到自己没有被社会所抛弃和遗忘，这样会使他们深刻领悟到生命的价值和意义，就会鼓起生活的信心，更加珍惜人生。

(五)对残疾人加强心理咨询和心理治疗工作

身体上的伤残使许多残疾人心情沮丧、压抑，为此，应将心理咨询和心理治疗工作贯穿于各类残疾的诊治和残疾康复的全过程。一般来说，常用的心理咨询和心理治疗方法有以下几种：

1. 支持疗法

由健全人因故突然变成残疾人，受到生理上、心理上的双重打击，还有些残疾人甚至会面临失业、工作更换、婚姻破裂等挫折的恶性刺激。由于事先对突如其来的事件没有心理准备，许多人难以渡过这一难关。因此，对他们伸出援助之手，给其温暖、理解和鼓励是非常重要的。

2. 理性情绪疗法

通过与患者交心、谈心，了解患者的真实感受和想法，纠正他的非理性或错误的认知，帮助他们建立正确、积极的思想认识，并让其以理性信念去支配自己的情绪与行为。

3. 建立全面而系统的治疗联盟

患者致残后，要使其尽快恢复身心状态，建立自信，往往涉及医疗、康复、社会与心理等问题的综合处理。因此，需要建立一个治疗联盟，由医护人员(包括医生、护士、运动疗法治疗师、作业疗法治疗师、心理工作者、社会工作者)、患者及其家属所组成，大家只有通力协作，互相支持和协调，才能有效地解决残疾人所面临的各种问题。

第十三章　环境适应与健康

当谈到环境适应时，许多人认为这是年轻人的“课题”。然而，在现代这样一个快节奏发展的社会里，所有的人都同样面临这样一个问题。因为我们的身体在变、心理在变、周围的社会环境也在变，这就要求我们自身也要不断地调整和改变，以适应外界不断变化的新环境。只有这样，我们才能获得良好的身心健康、幸福愉快的生活。

第一节　家庭的适应与健康

绝大多数人在其一生中往往会经历两种家庭生活，一种是自幼生长的家庭生活，另一种则是婚姻家庭生活。家庭对于个人来说，它是个人生活的栖息地，是个人认识社会的窗口，还是个人步入社会的初级阶梯。家庭对于社会来说，它是庞大的社会网络的组成部分。家庭不仅为社会承担生产、教化、控制、保障等功能，而且与社会其他机构发生着千丝万缕的联系，因为，绝大多数人都扮演着一定的家庭角色，家庭的影响必然作用于人们的思想和行为。即使是那些已经获得一定社会地位和声望的人，他们对来自家庭的影响也不可能不作出任何反应。

“家”是多数人的生活重心，可以说人类的生活大部分是家庭生活。每一个家庭在历经生活循环的过程中都可能会面临一些危机，环境中也有许多的诱惑或刺激会对家庭的整体性带来影响，有人认为主要有三种影响家庭适应的压力源：急性的情境性压力、人际间的压力和个人的内在压力。急性的情境性压力是每个家庭不可避免，并且都可能面临的生活事件，如孩子的出生或家庭成员的死亡等，这些新的情境都使得家庭去寻求生活上的适应。人际间的压力主要来自配偶、父母、亲子、兄弟姐妹及其他由婚姻所产生的各层关系的处理，上述关系若处理不好，均会影响家庭的和谐状态。个人的内在压力多半是来自外界的影响，如权力、地位、职称、学历、职业等。那么，究竟什么是家庭适应呢？美国心理学者艾克夫认为良好的家庭适应必须从家庭凝聚力、快乐感、家庭任务的达成、问题的解决四个方面来评估。

一、家庭凝聚力

一个家庭最基本的是要有两个以上的成员组合在一起，家给人的感觉不是一间房屋所能代替的，尽管家庭成员住在其中，这个实体的房屋可以满足家人的某些方面的需求。然而，一个真正意义的家，首先要考虑的是家庭成员对家庭是否有向心力。家庭成员是否经常相聚在一起，家不是一个空壳子，而是一种身体上的相聚，心理上的凝聚。良好、和谐的家庭适应，应该是家庭成员间彼此关怀、相互协助、共同生活在一起，为一致的目标而努力，这样每个家庭成员可以在家庭中发挥其能力，同时在相互交往和接触中，学习适应他人，奠定社会化的基础。

二、快乐感

一个人对家庭的适应良好，主要体现在他既爱自己的家庭，又让自己生活在幸福、快乐、和谐的家庭氛围之中。家庭生活要有其乐趣，要主动营造家庭快乐的氛围；否则每天回到一个所谓“空壳”的家中，面对一群自己不喜欢的人或不愉快的气氛，这种受“活罪”或“煎熬”的感觉，哪来凝聚力、向心力可言?！对于家庭幸福感的建立，每个人都有责任去奉献，只有在温暖愉快的家庭气氛中，每个家庭成员才有可能得到足够的情绪安全感。研究指出，如果家庭气氛不和谐或是夫妻离异，很容易造成家庭破碎，使得亲子关系因此而受到影响，导致较多的青少年产生适应不良，而且会因家庭适应不良而进一步使之在学校适应或社区适应方面都产生困难。

三、家庭任务的达成

从新家庭的成立，新生儿的出生，孩子的就学、成长、陆续离家，到最后的空巢期，不同的阶段会有新的任务。也就是说，家庭的功能不是单一的，而是多方面的，并且随着社会的发展、时间的推移等而发生相应的变化。具体来说，家庭的主要功能有性生活功能、经济生活功能、精神生活功能、教育功能、抚养功能、赡养功能、稳定社会功能。家庭对两性生活的满足，不仅有利于个体的身心健康，而且在稳定社会秩序上，也发挥着特殊作用。家庭的经济功能主要包括生产和消费两个方面。在农村，生产功能在一些家庭中仍处于重要的位置。消费功能始终是家庭的重要功能，社会的消费结构与家庭的消费水平密切相关。从精神生活功能来说，家庭是人们休息娱乐的重要场所，人们的许多心理上、精神上的特殊需要，是在家庭中实现的。家庭的教育功能体现在儿童的社会化过程中，发挥着特殊的作用。家庭是人类繁衍后代的唯一社会单位，家庭承担着为社会发展生育人口的职能。家庭中由父母承担抚养婴幼儿的责任，由子女承担赡养老人的义务。家庭作为社会的细胞，执行着社会对个人社会化的要求，传递着社会对个人的控制。因此，家庭对社会的稳定，发挥着重要的作用。总的来说，要使各个时期家庭任务有效达成，家庭必须学习新的适应技巧与方法以减少面对家庭功能不良的新危机。

四、问题的解决

每个家庭都有其特殊的问题，良好的家庭适应是要以积极的态度去面对问题，而不是当遇到困难时，采取逃避的态度。家庭中的每个成员都有责任或义务去认识问题，并且尝试去解决家中的问题，但也不能为了要解决问题而找一个“替罪羊”。家中的问题往往不是靠哪一个人就能解决好的，如果家中的其他成员不能协助分担责任困难，就会造成更多适应上的问题。例如，有的家庭中，妈妈非常能干，经常驾驭和支配家中的大小问题，作出解决各种问题的决策，长此以往，导致其丈夫或子女有更多的依赖性，其结果使之对于许多问题的解决缺乏主见或果断。事实上，家庭的社会责任之一就是使家庭成员在角色学习中，了解到如何分工合作，如何去解决问题。

家庭适应是希望每个人在家庭生活中都能够得到健康成长，同时家庭本身也得到成长，个人的成长可以根据其设定的目标努力充实来达成，而家庭的成长除了可以看到经济状况的改善、生活品质的提高外，是否能对社区及整个社会有更具体的贡献，这些均是家庭适应更深一层的意义。

第二节 婚姻的适应与健康

随着医学的进步和发展，现代人对结婚已有不同的认识和看法。所谓婚姻，不再是单纯从传宗接代的角度来看，而是把婚姻看做成人生活的开始。婚姻关系在爱及相互了解的过程中成为配偶彼此成长及个人自我实现的强力支撑。有爱的婚姻生活与良好的婚姻适应，不仅是夫妻间的最大满足和快乐，同时也是人类和谐的重要基础。

婚姻既有生理功能，也有其心理社会功能。除了满足彼此的性需要外，由于夫妻经常的沟通、交流，彼此的思想、信仰、价值观随着时间的推移而逐渐趋于相似，这种知己知彼、相互信赖的感觉，从马斯洛的观点来看，就是一种归属感需要的满足。在多年的相处过程中，夫妻有难同当，有乐同享，彼此互相安慰、互相支持，这种相互间逐渐形成的强大精神慰藉力量，有时是任何力量都难以取代的。

一、良好婚姻适应的特质

婚姻关系并不是两个人人格的总和，也不是一加一等于二的人际关系。婚姻关系的形成和发展有着极其深刻的内涵和复杂的内容。良好的婚姻适应在早期主要是彼此适应及发展出双方都满意的新的互动方式。有人认为在婚姻关系中配偶双方各自带入婚姻中的生活习惯应该保持，以便能维护自我意识感。但是，为了使夫妻的共同生活能够和谐、美满，配偶双方在婚姻适应过程中，要学会妥协忍让、宽容、耐性等互动模式，这将有助于日后的相处及彼此支持。一般认为良好的婚姻适应主要有两种特质，即婚姻的永久性和幸福感。

婚姻这种由男女之间依照社会风俗或法律的规定而结成的夫妻关系，有其永久性的性质。我国社会学家费孝通认为，在一切婚姻动机中，只有“生育”才是自始至终起决定作用的稳定因素，并认为婚姻是社会为孩子们确定父母的手段。但大多数人都会同意婚姻是一辈子的大事，“婚姻契约”代表的，除了男女双方的成熟度外，还包括整个社会的价值体系。因此从“永久”的角度来界定婚姻适应，可以看出婚姻的内在本质与外在的社会束缚。有些婚姻持久而不幸福，有些婚姻不持久但彼此都感到幸福而美满，而从我国传统观念的角度来说，持久性是婚姻适应的必要条件之一。

良好的婚姻适应仅仅是持久还不够，还必须要男女双方均体验到幸福快乐。从广义上说，婚姻幸福的感觉来自于对婚姻的生理、心理、社会各方面功能的满足，这种满足是要不断地付出、不断地学习才能得到的，其中的过程是动态的，这也就是适应的意义。事实上，结婚只是一个开始，男女双方只有共同努力、共同付出才会有幸福感可言。当然，并不是说男女双方不吵架就一定是幸福的婚姻，关键是要弄清双方为什么吵，怎样吵，吵完后是怎样处理的，怎样促进更多的沟通及更多的共识。

二、影响婚姻适应的因素

一旦决定结婚，男女双方就要树立认真、严肃的态度，就必须对自己和配偶负责，不要草率作出决定，也不要等到婚后发现彼此适应上的困难而将所有的问题归罪于对方。一般说来，影响婚姻适应的因素主要有以下几种情况：

(一)有关生活背景方面的因素

弗洛伊德认为，一个人童年时期的生活经验会大大地影响日后的人格发展与行为表现，因此婚姻适应与男女双方的童年生活经验有关。童年快乐的家庭生活以及双亲的婚姻幸福提供孩子安全的生活环境以及良好的角色模式。从与父母的亲密关系发展成为配偶间的亲密情感，从家庭中的幸福温暖和无私奉献中学习到怎样付出，怎样与人和谐相处，这种良好的人际关系进一步扩展至学校、社会，直至组织家庭。

(二)认识过程

在男女交往、互动的过程中，彼此认识了解的程度愈深，对日后彼此间的婚姻适应愈大。生活中常说“因误会而结合，因了解而分开”，其实就是男女双方一开始并没有做到真正的了解和沟通。所谓分开，只是由于彼此在适应过程中，双方的共同之处或相似之处太少了，以致两人所共有的信仰及价值观不足以提供彼此的支持或是满足对方，因而使自己难以达到自我实现。所以在婚姻适应过程中，双方会重新寻找一个适合于自己的适应模式。

男女双方在接触了解和认识过程中，求婚期是非常重要的决定因素，这段时间若能适应良好，则婚后的适应就会比较顺利。有许多事情往往在婚姻关系正式建立之后，当事人才会逐渐了解及适应，例如经济问题、用钱的方式、儿女的教养等问题。男女双方不能忽略上述这些问题所应达到的共识。因为这些问题如果双方的见解、看法、差异太大，就有可能造成双方的矛盾冲突以及影响儿女的教育质量。

(三)年龄、成熟度、教育程度、人格特质、文化背景等因素

年龄、成熟度、教育程度、文化背景、宗教信仰、人格特质、生活步调，以及对性的看法等都会影响到婚姻适应。一般而言，生理年龄越大，其心智年龄及成熟度越高。婚姻是成熟度的原始表达方式，两情相悦的婚姻可以看做人格成熟度的指标。因此，年龄、成熟度、人格特质对于婚姻适应是具有意义的。此外，男女双方有彼此相当的教育水准及相近的社会文化背景或是具有共同的信仰，这对于价值认定及问题解决的方法会有较多的共同点，配偶双方彼此有较多的共识，对于婚姻关系的稳定维持及良好促进是至关重要的。

认识婚姻适应，就是使成熟的个体对爱有清楚的体会与了解，爱不是占有也不是嫉妒，健康的爱需要付出，成功的婚姻需要共同经营。婚姻就像一盆花，要经常给它浇水、剪枝、施肥和打理等，也就是说，婚姻必须不断地调整、学习才能够持久而幸福。

第三节　学校的适应与健康

在当今社会中，学校是对儿童心理健康影响仅次于家庭的重要环境。每个儿童在学校

中的一切学习活动及学习成果对于日后的社会环境适应影响很大，学校的老师和护理人员都应该对儿童的学校适应有更多的认识。

一、学校适应的内涵

学校适应是指学生在学校里，从各种不同的动、静态社会情境中，学习到应有的知识与技能，并且能从其中发展出潜能，以利于其今后过健康而积极的生活。学校的环境，从心理社会层面来说，是指学校的“人”方面，包括校内各类人际间的相互关系以及学校的风气等；在“事”的方面，包括校内各种措施、各种活动，如奖惩制度、课外活动、作息时间的安排等；就“生理层面”而言，凡有关学生身体健康的，小从通风采光、清洁卫生，大至校舍环境、建筑设计等，这些软、硬件的环境，都是学校适应的范围。

二、各年龄层的学校适应

不同的年龄层，其需要、动机、兴趣以及在学校学习活动中的主要目标也会有所不同。为此，有必要区别不同年龄层的学生适应问题。

(一)中小学阶段的学校适应

中小学阶段的学校适应主要包括学科成就和社会能力这两个方面。学科成就的适应主要是指青少年努力去达到父母师长对他的期望，从赞美与鼓励中得到自信。但是学业成绩的评定是与其他同年龄层的同学相比之下的评量。所以，在学科成就方面，只要每个青少年本身的表现与其能力相当，就可谓适应良好。社会能力主要是指有关“人”方面的适应。青少年与老师、同学间的人际关系及适应状况可以评估其社会能力。在学校的各种活动中、青少年是否能与同学融洽相处，是否合群，与人交往，互动或沟通的情形是否良好，是否太过于以自我为中心，太害羞、太任性，甚至出现太多的攻击行为等，这些现象或情形都必须加以观察和记录，有些个案从家庭环境转换到学校环境，对于群体生活的各种规定或守则以及人际间的交往关系一时难以适应，再加之在学习过程中遭遇到许多意想不到的挫折，这些压力都将对当事人日后的适应造成更多的障碍或困难。

学校的心理咨询人员在学生的适应过程中，应注意将学生的各项健康检查记录与其他各方面的表现结合起来做一个大致的了解，再针对适应不良的个案加以处理及辅导，以避免身体发育异常或学习效果不佳的学生产生心理障碍或自卑感。心理学者艾克森认为，在中、小学阶段的学生，通常会表现为自动自发、会很勤劳，而且很努力地去完成自己的任务，如果有其他因素的影响，则颇可能会产生自卑感或觉得自己处处不如人，这一点应当引起学校教师及心理健康工作人员的高度注意。

(二)高中以后阶段的学校适应

到了高中以后，有关学校的适应除了学业成绩的表现之外，还涉及个人的自我成长问题。在高中阶段的学生，其学业表现的主要目的并不是为了父母、师长的赞美，而是努力朝自己的目标迈进，为了充实和完善自己所做的打算或准备。那些对学校适应良好的青少年，往往会扮演好自己的“学生”角色，尽管在学习上仍会遭遇困难或障碍，同时对于自己的兴趣及未来的发展方向仍处于摸索阶段。那么，是不是学业成绩优秀的学生，在其他各方面的表现也就一定是优秀呢？回答是不一定！只能说学业成绩是学校适应良好的必要条件之一。因此，对于高中以后的青少年来说，还包括重要的自我成长问题。学生在认知方面的积累逐渐增加之后，对于自己的潜能发挥及自我要求方面也会愈加重视，除了在学校接受师长的传授、解惑之外，对自己各方面的能力，包括自信、社会参与、人生目标的选择、交友等，都希望有更多的机会展现其才华和潜能。

(三)影响学校适应的因素

影响学校适应的因素主要包括学生的个人能力、学习动机、人格特质、学习环境、教学方法、人际关系等。有些心理学者认为，学生家庭的稳定性也会影响学生在学校的行为表现。研究表明，父母分居或离异，甚至父母生重病死亡等重大事件会使学生在学校中的适应情形较差，也使之较容易受到伤害。所以，学校心理健康工作人员应了解学生潜在的压力源，除了要积极地筛检身体发育异常的学生之外，还应该辅导学校适应障碍的学生，必要时还应经常以电话联系的方式与学生家长或其监护人联络，这样方能帮助更多的学生，同时也可以预防许多不必要的意外伤害的产生。

第四节　职业的适应与健康

职业对于个人而言，有着十分重要的意义。工作给人带来精神上的乐趣和享受，使人觉得活在世界上有价值，工作还给人带来另一层意义，即自我实现。人类究竟如何才能在工作中得到快乐和满足以达到自我实现呢？这就是职业适应所要探讨的内容。

一、良好职业适应的定义

倘若每一个人均有健康的职业，并且将自己的力量贡献给社会，通过热情、积极的投入来达到建设性社会参与的目的，同时还能从工作的过程中学到自信满足与互相合作的精神，这样的工作状态可以说就是良好的职业适应。一般来说，职业适应需要有以下三个条件：

(一)职业成熟度

职业的选择能够配合个人的能力，即个人的能力与相应的职业选择合拍或相匹配，这种情况对于个人生活及行为往往产生正面的影响效应，并且能使自己在其工作岗位上有良好的表现，这种工作状态就称为职业成熟。

(二)按部就班的进展

个体谋求到一份稳定的工作，并且为之付出努力，在稳固的基础上循序渐进地向上攀升，拓展出一连串愈来愈符合自己理念的价值体系及人生目标，在获得满足的同时，也能进一步的计划另一阶段的工作重点，这种按部就班的进展是职业适应的必要条件。

(三)工作满足感

职业适应最重要的就是要能从自己的工作当中得到快乐及满足，唯有获得工作满足感之后，才能进一步地达到自我实现。当然，这里所指的职业适应是积极的社会参与，如医生、教师、律师等职业。这些人对自己的职业感到骄傲，那是因为他们的工作对社会而言是健康而富有建设性的。另有一些职业，如黑社会的老大，虽说也有社会参与，这种职业是不健康的职业，其行为是逆社会发展的反社会行为，是一种病态性的社会参与，因此，这种职业的工作满足感不是我们所指的职业适应。

二、职业适应的发展阶段

心理学学者米勒及方姆曾经提出职业适应的五个发展阶段：工作准备期、工作初期、工作尝试期、工作稳定期、退休期。

在工作准备期中，个体开始快速的社会化，接触家人、朋友以及社区的各种工作环境。在工作初期，也就是从青春期开始，部分的青少年会在寒暑假的时间参与假期的工读或是累积半工半读的社会经验。在工作尝试期，许多人在开始找工作时会有一连串更换工作的经验，一直到工作稳定为止。职业适应期间的长短与此阶段的关系最为密切。在工作稳定期，每个人一旦决定了职业，找到自己的兴趣及价值，就会有动机一直保有这份工作，这是工作效率及工作满意度的最高阶段。最后期为退休期，在这一期中，个体一直到60岁左右才由原来的工作岗位上退出，再开始另一阶段的生涯规划。欧美有些国家没有退休制度，不论个人的年龄多大，只要能在自己的岗位上胜任工作，则可以继续贡献他的才能。

三、影响职业适应的因素

影响职业适应的因素是多方面的，概括起来主要有人际关系、待遇、兴趣、能力、人格、领导作风、组织政策、行政管理以及家庭生活形态、运气、性别等。虽然许多人认为，所谓的机遇是不科学的说法，然而不可否认的是，良好的职业适应确实需要天时、地利、人和的相互配合才能有最佳的表现。一个人即使有优秀的才能和超群的技术水平，如果没有良好的工作市场需求对其才能及抱负给予展现，则也是一种现实的阻碍和挫折。至于性别因素，尽管许多学者认为男女平等，性别在工作表现上不会造成太大的差别，但是也有学者指出男女两性各有不同的职业生涯形态。男性没有怀孕的生理改变，因此，在职业的选择及适应上会与女性有些相应的不同。目前，社会上的双生涯的家庭是十分普遍的。双生涯家庭无疑会对男女双方的职业适应带来较大的影响，处理双生涯家庭职业适应的先决条件是妇女将其生育子女的责任暂时安顿妥当之后又重新回到社会上工作，这种工作形态是由于男女性别不同所造成的不同适应形态。这些影响因素也是在职业适应的过程中应加以考虑的。

第五节 社区的适应与健康

社区常指以一定地域为基础的社会群体。具体地说，居住于一定地区里的，具有共同联系并彼此交往的人们，就构成一个社区。例如村庄、集镇、街坊邻里、城市的一个市区或一个郊区甚至整个城市等，都是在规模上大小不一的社区。每个社区都有其特定的人口和特定的地理区域，其居民之间有着他们共同的制度、共同的价值观念以及重要的社会交往。社区是整个大社会的一部分，是地方上的小社会。

一、社区的构成要素和类型

（一）社区的构成要素

社区是整个社会的组成部分，是整个社会的缩影。那么从本质上说，人类社会的构成要素也就是社区的构成要素。以下我们分别从人口、地区、经济、文化和组织五个方面来谈一谈构成社区的要素。

1. 人口

人口是构成社区的主体。我们曾经说过，社区是一种地域性的群体。任何一个社会群体都是由一定的人口组成的，没有一定人口聚居和活动的自然地区就不称其为人类社区。而不同的人口状况，则对社区的生活，对社区的建设和发展有着不同的影响。因此，了解社区的人口状况，是研究社区适应的重要内容之一。

要了解一个社区必须先了解其人口之年龄组合、性别比例、教育水准、职业、信仰、收入、意识形态等，这些都是影响社区发展的重要因素。尤其重点是要知道社区人口数量、密度、年龄性别结构状况、人口变动情况等。社区人口数量的多少、密度的高低，会影响到社区规模的大小，从而极大地影响到社区建设。例如，人口较多较集中的社区，其住宅建设、交通安排和各种市政设施也就要相应地增加，才能满足社区活动的需要。社区人口年龄性别结构状况如何，对社区生活也有很大的影响，不同的人口性别比以及人口中各种年龄组比例的不同，又会带来社区职业结构的差异以及商品供应和社会服务上的不同需要。例如，在老龄人口比重很大的情况下，社区为老人而开支的经济负担就会加重一些，而为老年人服务的医疗保健机构也要相应地增加一些。另外，社区人口变动的情况如何，也密切影响着社区的发展。人口的变动包括人口数量在出生、死亡和迁移（移入或移出）三个方面的变动。人口变动的状况就是这三个方面合计的结果。对一个人口过多过密的社区来说，控制人口增长和向外移民，无疑会有利于减轻其人口压力。而对一个人口过于稀少的社区来说，鼓励人口增长特别是吸收外来移民，则有利于促进社区的开发和繁荣。

2. 地区

此即社区的地理环境，如地势、面积、自然资源、公共设施、交通、建筑等。地理环境是社区赖以存在的客观前提。在形成社区的过程中，丰富的矿藏、肥沃的土壤，以及河流水利、天然港湾等自然条件和自然资源起着十分重要的作用。社区的地理环境还包括经过人们改造的自然环境，即人类创造的环境。人类建造的城市、村落、桥梁、运河、道路、房屋等，这些都成为社区环境的组成部分而影响着社区的生活方式。

3. 经济

经济是一个社区赖以维持生计的要素。社区的经济包括作为社区营生基础的物资生产和为社区提供日常生活消费的商业与服务。经济生活是社区全部生活的基础，社区的经济状况直接影响着社区的盛衰，社区的经济发达，当地的收入水平就会提高，地方财政也就随之充裕，就能提供更多的财力、物力为当地兴建住宅、学校、医院及各种福利设施，从而提高当地的生活水平。

4. 文化

社区文化是流行于一个社区范围之内的文化现象。它包括当地人们的信仰、价值观、规范、制度、传统、风俗习惯、生活方式等。它从思想上和心理、行为上对社区成员起着维系的作用。其中对社区生活有突出影响的，是当地共同的价值观和认同意识。社区文化特点是由社区的地域特点，人口特性以及居民长期共同的特定经济、社会生活所造成的。正是由于各社区的文化上的差异，所以不同地方的社区之间在衣着服饰、饮食习惯、待人接物、婚丧礼俗等各方面的行为模式上也存在一定的差别。

5. 组织

社区里的各种组织，体现了人们之间各种持续稳定的关系。制度与组织是密切相关的，社区的各种制度都必须有相应的组织机构去维持和执行。因此，社区里的每个人都必然会属于一定的组织，通过所属的组织而与社区相沟通并参与社区的活动。换句话说，社会组织是维系社区成员和安排，推动社区生活的重要手段。社区的组织包括非正式组织和正式组织，如家庭、邻里、街道群众组织和经济、政治、文化、福利等机构。无论社区各种组织的具体情况如何，它们均是适应于社区生活的需要而存在和发展变化的。

(二)社区的类型

社区可依其不同的客观特征而区分为不同的类型。就社区最基本的类型来说，有乡村社区和城市社区。这两种社区类型的出现，是人类社会历史发展的结果。

乡村社区是由少量、稀疏、同质的人口聚居形成，这是它最基本的特征。所谓同质人口或人口的同质性，是指人口各个分子具有相同的社会性质，如相同的职业、文化背景、生活经验、价值观念、风俗习惯、生活方式，等等。很明显，即使是现代发达的工业国家的乡村社区，多数居民仍然是以农业为同一职业，父子相传，过着类似的生活方式。而城市社区则是相对地由大量、密集、异质的人口聚居而成。所谓异质人口或人口的异质性，是指人口中各个分子有相异的社会性质，如相异的职业、文化背景、生活经验、价值观念、风俗习惯、生活方式等。

需强调的是，在现实生活和科学研究中，城市社区与乡村社区的划分并不是绝对的。在当代社会，即使是乡村里，我们也可以在较低程度上看到某些城市社区特征影响的表现。例如，随着乡村工业的兴起，乡村人口也就开始有了异质性。现代社会的发展趋势之一就是城市化。

二、社区与健康

(一)社区人口与健康

(1)社区人口数量与健康。社区人口数量过多，往往会加重社区卫生事业的负担，导致社区医疗保健水平降低，最终影响到社区居民的身体健康及人口质量。社区人口密度过大，还会为传染病的流行创造有利条件。此外，还应关注到人口数量太多，会加重环境的污染，进而影响人的身体健康状况。

(2)社区人口结构与健康。人口结构主要是指人口的性别、年龄、婚姻、职业、文化等结构。其中与健康关系最为密切的是年龄结构。在社区中，老年人口疾病的患病率最高，卫生资源消耗量最大。随着社会向人口老龄化方向变化，老年性疾病的患病率增加，对我国社区的医疗卫生事业已造成了沉重负担。

（二）社区文化与健康

广义的文化，是指物质文化和精神文化的总和。狭义的文化即精神文化。各种文化因素都可能对人群健康产生影响。人们通常更注重研究文化教育对健康的影响。教育主要通过培养人的良好的生活行为方式、风俗习惯、宗教信仰等，进而促进人们产生健康保健意识，主动关心和维护自己的健康状况。

不论是农村社区，还是城市社区，都有其自身特点的文化背景，这种文化背景在某种程度上都会影响着特定社区的人群对健康和疾病的信念和思想、就医行为和健康维护的态度，也影响着人群的生活习惯、风俗规范、行为方式和自我保护的能力。

（三）社区经济与健康

社区的经济资源是搞好社区健康教育与健康促进的重要因素之一。社区经济发达，可以改善公共卫生设施和卫生保健服务，有利于提高社区居民对健康重要性的认识水平，改变思想观念，进而改变人们不良的生活行为方式。此外，社区经济的发展有利于为社区居民提供丰富的衣、食、住、行等基本物质条件，促进物质生活内容及环境、卫生状况的改善；有利于增加卫生投资，促进社区医疗卫生事业的发展；还有利于社区居民提高受教育文化水平，自觉接受和强化健康维护理念。

（四）社区环境与健康

（1）地理位置与健康。社区的地理位置会给人的健康带来不同程度的影响，如社区位于工业区，就有造成污染的可能；位于商业区，则需要考虑噪音给居民带来的干扰或影响。

（2）环境、气候与健康。社区环境包括物理环境、生物环境及社会文化环境。每一个社区都有其独特性，并可对社区居民的健康状况产生一定的影响。如社区是否靠近河川，气温是否过冷或过热，湿度如何，社区周围是否有污染源，文化生活是否丰富多彩，等等。

（3）人为环境与健康。厂房、桥梁等的建造，生活垃圾与医疗垃圾的处理，动物、植物生态环境的改变，这些都有可能破坏自然环境，直接或间接地影响或威胁社区居民的健康。

（五）社区卫生服务机构与健康

社区卫生服务机构是社区卫生服务工作的主要载体，它是非营利性、公益性的医疗卫生机构，主要由社区卫生服务中心和服务站组成。

社区卫生服务机构的功能是健康促进、疾病诊治、卫生防病、妇幼老年保健、慢性病防治和计划生育技术服务指导的“六位一体”，以妇女、儿童、老年人、慢性病人、残疾人等为重点，以解决社区主要卫生问题、满足基本卫生服务需求为目的，提供有效、经济、方便、综合、连续的基层卫生服务。社区卫生服务工作开展的效果如何，直接关乎社区居民的健康素质和生命质量。

第十四章　心身健康自助疗法——积极心理治疗

积极心理治疗由德国心理治疗专家诺斯拉特·佩塞斯基安创立。在理论上，他强调每个人的天赋潜能在解决心理困惑中的重要作用。在治疗过程中，他借用东方的寓言神话、谚语，以及生活中的类似事件或故事等手段来阐述其观点。积极心理治疗的特殊之处，就在于它在治疗过程中运用直觉和想象；在于运用故事作为治疗者与病人之间的媒介；在于不与病人的观念直接发生冲突的情况下，提出改变其观点的建议。由于观点的改变，病人最终放弃了自己的片面看法，对问题作出新的解释，进而使心中的郁闷困惑得以减轻或消除。故而，有人将积极心理治疗看成是一种强有力的心身健康调适技术，还有人将之称为有效的心身健康自助疗法。

第一节　积极心理治疗的基本理论

积极心理疗法强调心理社会因素的重要性，其基本理论主要包括三个方面：积极的概念、冲突的内容和五阶段疗法。

一、积极的概念

传统的心理治疗主要以治疗症状为目标，与传统心理治疗相比，积极心理治疗不去解释那些奇怪的症状和行为，而是寻找是什么原因使得这些症状或行为看起来那么奇怪。积极心理疗法既看到了紊乱的一面，同时也考虑到人们所具有的解决问题的天赋和潜能。在实践中，治疗者似乎是在询问某个人的症状，而实际上是要从中得知其“积极的”含义。如“脸红有什么积极作用”，“我从抑制中能得到哪些益处”，“失眠和睡眠障碍起什么作用”，“我的焦虑会带来什么”，等等。表14-1列举了一些例子来说明传统的解释和积极的解释的区别。

表14-1　**传统解释与积极解释比较①**

行为表现	传统的解释	积极的解释
性欲缺乏	无法产生性快感	能不以身委人
抑郁	被动的情绪低落	能对冲突做出深刻的情绪反应
懒惰	没志气、不勤奋、性格软弱	能避免争强好胜
怕独处	跟自己处不来	说明要求与他人相处
脸红	自卑、害羞、恐惧	精神振奋、情绪高涨、遇事有投入感

① ［德］N. 佩塞斯基安. 日常生活中的心理治疗. 北京：社会科学文献出版社，1998：2.

以上这些积极解释开辟了新的治疗途径。由于积极心理治疗立足于现实，允许对这些症状另行评估，使得治疗者易于进入病人的内心世界，同时也使得病人更易于处理那些与疾病有关的，而又未曾暴露的心理社会问题。

二、冲突的内容

(一)冲突的根源

积极心理治疗理论认为，如果人的能力在其发展中受到阻碍，就会出现冲突的可能性。受到阻碍的能力，则可能成为个体内心和人际关系领域中冲突和紊乱的根源。这些冲突和紊乱可以表现为恐惧、好斗、多疑、强迫、抑郁以及各种心理疾病。这些冲突和紊乱是在个体与环境的互动过程中产生的。

人际冲突的深层原因在于人们的“自我行为模式”和“他人行为模式”的不合拍或缺乏一致性所致。佩塞斯基安归纳了一套对人们的心理起决定作用的社会规范来描述这些行为模式。这些规范包括：爱、榜样、忍耐、时间、交往、性、信任、希望、信仰、怀疑、肯定、统一，以及准时、清洁、条理、服从、礼貌、诚实、忠诚、正义、勤奋、节俭、可靠、准确、认真等。人们可以把对心理起决定作用的社会规范当做现实能力加以系统的把握和调节。佩塞斯基安认为每个人的现实能力可以分为两大类，即第一能力和第二能力。第一能力涉及爱的能力(即原发能力)，包括：爱(感情)、榜样、耐心、时间、交往、性、信任、希望、信仰、怀疑、肯定、统一。第一能力是贴近“自我”的感情领域，首先在人际关系中得到发展，患者与其关系人(父母、老师、伙伴等)的关系，直接影响着患者的第一能力的发展。第二能力是认识能力(即继发能力)，主要包括：准时、清洁、条理、服从、礼貌、诚实、忠诚、正义、勤奋、节俭、可靠、准确、认真。第二能力反映着个体所属社会群体的规范，在伙伴关系的相互评价中起重要作用。第二能力发生紊乱时所引起的情绪变化和体验常常会使人们产生不良的心身状况，例如，对伙伴的不准时、不清洁、不守信、不踏实、不忠诚等体验，除了会导致人际冲突之外，还会给冲突的一方在心身方面带来不良影响。

现实能力是产生心理冲突和人际关系冲突的根本因素。这些现实能力及其所反映的价值体系，既是人们对他人的要求，也是其自身遵守的行为规范。如一个妻子准时、守信、爱整洁，当她发现丈夫在上述方面和自己不合拍或不一致时，就会产生不良的心理感受，这种不合拍的状况，有可能导致人际冲突，甚至导致婚姻破裂。

(二)冲突的四个方面

佩塞斯基安在研究了 18 种不同的文化背景对冲突的处理方式之后，将冲突归纳为四个方面。也就是说，当人们感到烦躁不安、压力沉重、被人误解、生活紧张而没有意思时，便会以下面四种方式表达出来：

(1)躯体感觉：以心身疾病的方式或以觉察自己躯体的方式来反映冲突。

(2)成就：与个体的自我概念相结合，可以采取逃避到工作中去的方式。

(3)交往：与家庭、伴侣及社会群体的关系，往往由传统方式及个人的学习经验所决定。

(4)未来：人们可以从幻想中谋求冲突的解决，从想象中达到愿望的实现。

以上所述处理冲突的四个方面，能向治疗师反映出患者的情绪紊乱情况。一个人在实际生活中，若是逃避到疾病(身体)中去，逃避到工作(成就)中去，逃避到交际或孤独(沟通)中去或者逃避到梦幻(幻想)中去，因而使处理冲突的四种形式的“天平”失衡，就会有身体或心理疾病反应。每当这时，我们将询问一个人同以下几个方面的关系(图 14-1)：他同自己的关系怎样？他同自己的伴侣以及周围的社会关系怎样？

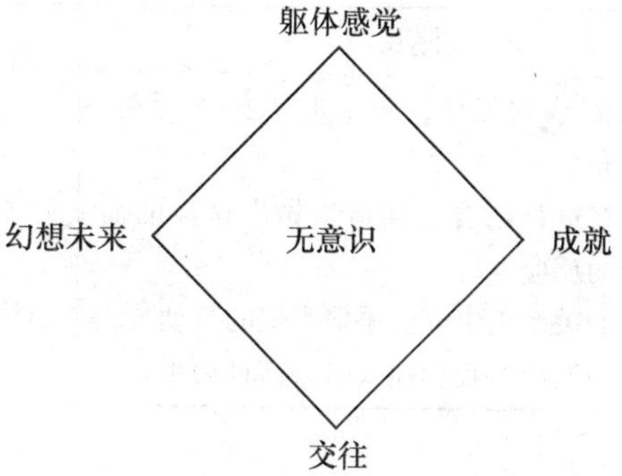

图 14-1　四种解决冲突的方式①

三、五阶段疗法

五阶段疗法主要以解决冲突为中心目标，以现实能力(爱的能力、认识的能力)为依据。分为观察和保持距离阶段、调查阶段、处境鼓励阶段、语言表达阶段、扩大目标阶段。

(一)观察和保持距离阶段

此阶段的治疗以患者为中心，治疗师要帮助患者获得从一定的距离来看待自己处境的能力，在治疗中，患者往往会对自己的处境及冲突伙伴只做一般化的陈述，诸如：“我反感他、讨厌他”，“他让我无法忍受，我们两个合不来”，等等。这样的叙述只是充满了消极的感情色彩，并没有同具体的行为方式以及出现这些行为方式的场合联系起来，所以治疗师要帮助患者克服上述情况，要求患者观察并记录自己的具体的冲突场合，填写在冲突场合中的实际反应与可选反应记录表，放弃对冲突伙伴的批评态度，开始在伙伴关系方面的重新学习过程。

由于患者在冲突情境、冲突关系中只看到冲突而看不到冲突以外的其他东西，因此患者在观察和保持距离阶段进行重新学习的目的，就是要找到其他的可选态度和行为方式。实际反应和可选反应比较法，就是一种在治疗师指导下的患者自我控制法。这种患者自我控制法，能帮助患者找到其他可选态度和行为方式。表 14-2 左起第一栏(冲突场景)中举出了一个冲突场合模式：我在何时、何地、对谁、在何种条件下为何感到恼怒或不快？中间一栏(实际反应)中描述了我在上述场合做出了怎样的反应：我的感觉怎样，我采取了什么行动，我说了和想了些什么？在这一栏中，患者还回答这样一个问题：我在这种场合为何恰恰做出这样的而不是别的反应？我的关系人(父母、兄弟姐妹、老师、上司)中谁

① ［德］N. 佩塞斯基安. 日常生活中的心理治疗. 北京：社会科学文献出版社，1998：3.

会采取类似的行动？最后，患者还要回答这样一个问题：我的反应给我和他人带来何种后果？第三栏(可选反应)说明患者认为自己本来可以做出哪些更好的反应。在这一栏中也可以提出这样一个问题：假使我做出这些反应，它会导致什么结果？

表 14-2　**实际反应和可选反应示意表①**

冲突场景	实际反应	可选反应
我在何时、何地、对谁、在何种条件下为何感到恼怒或不快	我的感觉怎样，我采取了什么行动，我说了和想了些什么 我在这种场合为何恰恰做出这样的而不是别的反应 我的关系人中谁会采取类似的行动 我的反应给我和他人带来何种后果	我本来可以做出哪些其他更好的反应 假使我做出这些反应，它们会导致什么结果

(二)调查阶段

调查阶段以患者为中心。患者根据鉴别分析调查表，确定自己及冲突伙伴在哪些行为领域具有积极品质，在哪些行为领域具有消极品质，得到自己和伙伴在品性、行为方式和能力方面较为系统而全面的图像(如表 14-3 所示)。

表 14-3　**鉴别分析调查表(DAI)简式②**

现实能力	病人　+　−	配偶　+　−	自发回答
准时			
清洁			
整洁			
服从			
礼貌			
诚实			
忠诚			
公正			
节俭			
勤奋成就			
可靠性			
爱			
耐心			
时间			
信任/希望			
交往			
性			
信仰			

说明："+"表示积极；"−"表示消极；积极或消极的程度，往往用多个"+"或"−"表示。

① ［德］N. 佩塞斯基安. 积极家庭心理治疗. 北京：社会科学文献出版社，1998：349.
② ［德］N. 佩塞斯基安. 积极心理治疗. 北京：社会科学文献出版社，1998：184.

治疗师根据患者完成的鉴别分析调查表，从现实能力的角度，针对患者对冲突伙伴或冲突场合的态度进行鉴别，向患者说明，患者在体验和行为方面产生紊乱的原因，主要是由于片面地重视个别的现实能力，而忽视了其他的现实能力。有许多患者往往认为自己的态度是由个性决定的，无法改变的。治疗师要帮助患者分析这些态度的生活史来历，了解产生这些观念和误解的背景，这样患者会逐渐认识到自己的态度和行为方式是可以控制和改变的。随着患者弄清自己孕育冲突、制造痛苦压力的态度和行为方式的发展史前提，他就越来越能控制这些态度和行为方式了。因为他懂得了这样一个道理，就是如同他过去能在自己的生活史过程中形成自己的冲突一样，现在他也能影响和解决自己的冲突。总之，在调查阶段，通常以访谈形式进行调查，目的就是要设法了解患者(或亲人、朋友)出现的冲突哪些是属于积极的，哪些是属于消极的。由此而探索冲突与现实能力之间的联系。例如：您最近 5~10 年期间都遇到了哪些事(包括健康、职业、家庭等方面)？请您讲出 10 件事。您对这些事件做出了怎样的反应？您是从哪儿学会做出这种反应的？

(三)处境鼓励阶段

在处境鼓励阶段，患者直接充当自己周围环境，尤其是自己冲突伙伴的治疗师。所以这个阶段的治疗工作以患者为中心。治疗师和患者一起确定进行处境鼓励的基础。

在处境鼓励阶段，患者脱离了自己的患者角色(这种角色只是让他充当忍受者和痛苦者)，成为心理治疗的中心。由于他脱离了患者的角色，所以他能对自己周围的人发挥治疗职能，从而改变了自己疾病的社会性质：原来是他周围的人促使他生病，现在他反过来促使周围的人变得健康。

为了让患者同自己的伙伴建立起新型的、信任的关系，要求患者学习强化冲突伙伴身上的积极品质。具体做法是放弃对冲突伙伴的消极行为的批评，只对对方表现出来的积极行为进行鼓励。可以尝试在 3 天或 1 周内，患者对自己伙伴的积极行为进行场景鼓励。对于伙伴的某些消极行为表现出视而不见。这种做法旨在有目的地让伙伴明确地养成一种新的行为。例如，一位患者过去一直对自己伙伴的不讲条理感到不满，可是现在他对自己的伙伴进行鼓励，从而使其伙伴有时候注重有条理地整理床铺和东西的摆放了。鼓励会使伙伴注意到，如果他讲条理，那可能是一件颇为令人愉快的事情，他会受到夸奖，于是他最后会把自己讲条理的行为迁移到许多其他的方面，进而促使自己的行为方式越来越完善。

(四)语言表达阶段

语言表达不仅是达到目的的手段，而且它本身就有治疗的效果。用“语言”这个工具可把握冲突及其条件并寻求解决办法。在进行治疗谈话时，患者谈论自己的问题，而治疗师则向他提供一些新的概念和思想，让他运用这些新概念、新思想更好地把握自己的冲突。另外，治疗师通过讲故事来打动患者的思想认识。通过所有这些措施，可以扩大和提高患者的语言表达能力。

事实上，人际关系出现障碍，在大多数情况下正是由于语言这种重要的沟通工具所造成的误解。语言表达阶段的特点，就是让冲突伙伴们努力消除他们之间存在的误解。礼貌与诚实的关系是语言表达阶段的关键冲突。治疗师在这个阶段要帮助患者确立以“礼貌—诚实”这个关键冲突为核心，并设计具体的内容鉴别和练习规划。为了让患者摆脱把冲突憋闷在心里不说或者曲解冲突的状况，患者按照确定的规则，逐步练习同自己的伙伴进行沟通。他们既谈论自己积极的品性和行动，也谈论自己消极的品性和经历。治疗师不仅仅是让患者掌握一些有效的新技术以克服人际沟通的障碍，而且还要向患者揭示他的冲突的具体内容以及这些冲突所涉及的现实能力。

（五）扩大目标阶段

在扩大目标阶段，治疗师针对因神经症而使价值观视野受到的限制，针对人际关系方面的种种障碍，针对目标和自发性所受到的限制，对患者进行相应的治疗。治疗的关键在于扩大患者的价值视野。患者学着重新塑造自己的生活，重新看到那些他在神经症的困扰之前曾经追求过，但后来却被排挤到次要位置的目标；或者去努力追求和尝试那些崭新的，过去从未体验过的目标。治疗师要特别注意发挥患者个人的主动性，患者要从完全脱离治疗的意义上，学着独立采取行动并塑造自己的发展（如表 14-4 所示）。

表 14-4　限制目标和扩大目标的实例①

现实能力领域	限制目标	扩大目标
勤奋、成就交往、时间、信仰、理智、性生活等	“过去对我来说只有一件事是最重要的，那就是工作。就连我的妻子儿女，我也是把他们放在第二位。”（一位44岁的企业领导人的自述，他患有肠胃病）	“我现在明白了，我拥有的时间比我原来所愿意相信的要多。所以我总是抽出时间来读书，或者和家里人一起做点事。有一段时间，性生活对我完全成了次要的事情，因此我妻子很不高兴，现在就连性生活也恢复正常了。”（与妻子和子女的关系得到了加强）

第二节　积极心理治疗的特点和程序

一、积极心理治疗的特点

（一）自助

积极心理治疗理论认为，患者不是被动地接受治疗师的指导和帮助，他自己也可以帮助自己，使自己从困境中走出来。在其他的心理治疗中，往往把治疗师看成是治疗实践的核心人物。而在积极心理治疗中，却把患者看成是治疗实践的主人，患者通常在治疗师的指导和影响下，逐渐摆脱了自己的患者角色并成为自己和自己周围环境的治疗者。

（二）涉及面广泛

疾病的产生不仅与患者自身有关，而且也反映了患者所处的家庭、学校、工作环境以及社会等多种因素的影响。因此，在解决和治疗患者的疾病和障碍时，要从多方面变量因素的角度去分析和思考。

（三）跨文化形式

我们每个人都有自己的教育天地，故而在同他人打交道时都有自己的跨文化问题。这

① ［德］N. 佩塞斯基安. 积极心理治疗. 北京：社会科学文献出版社，1998：419.

是因为每个人既是群体中的一员，又是单个的个体。作为单个的个体来说，都置身于他所生长的文化环境之中，不同的抚养条件、不同的教育环境等，造就成千差万别的文化基础。正是这种每个人由于教养而形成的个人天地，就造成自己与别人的跨文化问题。

(四)注重冲突内容(现实能力)的调查

冲突内容的调查是积极心理治疗的治疗手段的基础。积极心理治疗力求解答“人们有哪些共同点？又有哪些不同点?”为了解决这个问题，制定了一个冲突内容的调查表，其中包括了个人、家庭及社会问题。

(五)理论上交替

积极心理治疗是针对冲突内容(现实能力)着手进行治疗的，所以它接纳所有的治疗方法，而且根据具体情况选择使用，并使之互相补充。故此，积极心理治疗提供的治疗思想能使各种治疗流派和治疗方法合理地相辅相成。

(六)家庭关系的相对性

积极心理治疗中的积极家庭治疗是一种特殊形式的治疗观点。虽然是以家庭为中心，治疗的时候又不局限于把家庭作为治疗单位，而是将家庭中的各个成员看成是单独的个体。因为家庭中的每个人的社会化过程有较大的差异性，正是这种差异性有可能带来相应的心理、社会问题。

二、积极心理治疗的程序

在治疗时，积极的程序可以从以下三个方面入手：

(一)观察他人(或自己)的家庭、工作和症状

寻找冲突可根据人格、交往、守时、整洁、忠诚、情感等现实能力进行分析和诊断，如夫妻之间出现矛盾冲突，究其原因往往并不是什么大的原则问题。在很多时候有可能就是由于现实能力中的诸如守时、整洁等规范彼此不够和谐。因此，注意观察这些细节，并指导夫妻中有问题的一方不断完善自己的行为规范，这样将有利于解除夫妻之间的不和谐问题，并完善夫妻双方的心身状况。

(二)对症状进行积极的解释

对患者出现的症状可采取重新解释、积极解释、改变看法等方式。佩塞斯基安说：“疾病的积极意义有助于患者逐渐了解自己的能力，把注意力从对疾病的关注转移到对整体的关心上去。”有人害怕孤独，从积极方面解释，说明他需要与别人共处。这种对症状的重新解释和改变看法，会使患者逐渐离开原来的症状，从而处于一种“积极”的状况，即症状减轻、心理免疫力增强。所有这些都涉及两个方面：症状的积极解释及对患者能力的关注。

(三)“患者”的重新评价

由于对症状的积极解释，患者自己也能充当治疗者，使患者在家庭或相应环境中的地位改善了。如此一来，家庭或环境中的其他成员也跟患者一样，有机会不断地提高或进步，使得家庭或相应的群体展露出新的重要性。在这种情况下，患者和家庭成员一起分担疾病的功能就显示出来了，这种活动的结果会使患者或其他成员不再被各种症状所困扰，并知道这些冲突产生的原因，并懂得积极地去应对它。

第三节　积极心理治疗与心身疾病

一、积极心理治疗与心身疾病

积极心理治疗致力于人们的日常生活心理。日常的东西并不是不重要的东西。那些几乎是单调重复发生的事情，恰恰持久地影响着我们对周围环境的体验和反应。冲突和紊乱并不是从无中一下蹦出来的，它们是人的潜在能力对周围世界的积极或消极影响的应答。

从人们所患的心身疾病中，我们可以得出许多关于某个患者可能在人际关系方面出现冲突的提示。就某个基本特征而言，这个问题表现为患者的价值观念、行为方式与社会伙伴们的价值观念、行为方式以及社会规范之间存在着紧张关系。这种人际紧张，如果没有采取科学的方法加以解决，久而久之，则会导致心身障碍或心身疾病。

二、积极心理治疗的疗效

积极心理治疗方法对酒精及其他物质的依赖、婚姻问题、教育问题、抑郁症、恐怖症、性障碍、心身疾患均有效。一般来说，经过 6~10 次访谈即可明显改善甚至治愈。随访 1 年发现，绝大多数病人情况良好，尤其是酒精及其物质依赖者的效果更加显著。

积极心理治疗从全方位地看待事物，看到事物的方方面面，而不仅仅是某一层面。因此，能够消除患者消极的想象，把患者理解为具有自助能力的个体。

积极心理治疗的五个阶段(观察/距离阶段、调查阶段、处境鼓励阶段、语言表达阶段、扩大目标阶段)在具体实施过程中，并非是一成不变的，而是要因人而异。依据患者的年龄、冲突状况、内部和外部的动力，可对治疗阶段进行调整。依据患者的具体情况，而分别选择相适宜的心理治疗方法。

与传统的治疗形式相比，积极心理治疗强调人的自身潜能或自动效能，已显示其独特性和优越性。佩塞斯基安从 5 万次访谈的研究中得到结论，治疗者只是把患者带到水边，至于喝不喝水，则完全在于每个患者自己。

第四节　现实能力举例及鉴别分析调查表的使用

一、现实能力举例

积极心理治疗的基本概念是：每个人均具有两种现实能力，即认识的能力(知觉)和爱的能力(情绪或情感)。

由于对现实的认识而派生出：守时、有序、整洁、礼貌、诚实、节俭等。由于爱而派生出：耐心、交往、信心、信任、希望、信仰、怀疑、确定和团结。

(一)家庭和教育中的现实能力(冲突场合与内容)

(1)“你倒是起床啊，要不就迟到啦！你只有出生那次是准时的。”(准时、服从)

(2)“我交给你做的事你又忘了一半。”(可信性)

(3)“你姐姐把她的房间整理得干净利落。她是你的榜样。”(条理、榜样)

(4)“人家看见你这副模样到处乱跑，对我们会有什么想法?”(清洁、交往、礼貌)

(5)“你又逃避去教堂。”(服从、信仰)

(6)“我们的老师已经四次答应把作业发还给我们了。他每次都有新的借口。如果他认为这是一种好榜样，那他就大错特错了。”(一个12岁男学生的讲述，涉及的现实能力有诚实、可信性、礼貌、榜样、信任、忍耐等)

(二)人际关系中的现实能力

(1)“有人说他们两口子都是不守时、守信的人。我开始不相信，通过接触一段时间之后，发现确实如此，他们要么满口答应帮助别人办事，结果把答应办的事忘到脑后，不了了之；要么迟迟不到约定的地点，让大家苦巴巴地等他们到来。”(时间、准时、信任、忍耐、礼貌、诚实)

(2)“我不想再和他发展友谊了，在单身宿舍里，他总是随便用别人的茶杯、牙膏、肥皂等，当别人向他借用东西的时候，他要么说东西坏了；要么就直接拒绝。”(自私、交往、礼貌)

(3)“举止文雅对他来说可真是难得，他喝汤的时候总是发出声响，吃饭时他把刀叉伸到碗里，后来又用手指甲在牙齿间剔来剔去。”(礼貌、交往、清洁)

(4)“每当别人请客，她总是不带礼物登门，也从来不说回请别人。这次她迁新居，终于邀请大家去吃晚饭。可是有什么吃的呢?不过是一点花生、瓜子、香肠、蛋糕和茶而已。这些东西最好留给她自己享用。我一会儿就说自己有点胃不舒服，然后不多久就离开了她家。”(吝啬、节俭、交往、时间、礼貌、诚实)

(5)“我的母亲总是要求我们记住她的生日，但她却总是记不住爸爸、哥哥和我的生日，每次上街，她就会给自己添置一些贵重的衣物、首饰等，然而极少考虑给爸爸买东西。爸爸虽说薪水较高，但穿的衣服非常陈旧，而且大部分已褪色。我和哥哥从内心对妈妈感到失望。”(自私、爱、情感、信任、可靠、希望、交往)

(三)职业生活中的现实能力

(1)“我这个主任真是做得辛苦极了，不论大事小事都要自己亲力亲为，当我分派工作让下属去做时，他们总是以生病了或家里有急事等理由尽量推掉。现在看来，‘领导’还真是一门科学和艺术。因为有些人的领导工作做得既轻松又有成效。”(成就、服从、忠诚、勤奋、交往等)

(2)“她非常怕吃亏，每当年初分派任务时，她总是挑肥拣瘦，选择最容易、最轻松、最好过关的事情做，而当年终分奖金时，她又缠着领导说个不停，唯恐自己的奖金比别人少。”(自私、公正、可靠、忍耐、信任、怀疑等)

(3)“我看到她经常和同事争吵，并不分场合地使性子和发脾气，开始我还以为是更年期的缘故，后来才知道她从年轻的时候就是如此。”(礼貌、爱、情感、忍耐、交往等)

(4)“谢天谢地！我终于有了一个好秘书。她把工作做得又干净又整齐。我的写字台也整理得井井有条。她很可靠，又善于和来访者打交道。如果她处理什么事，我就用不着多说什么了。文件和材料她都装订得好好的，不像她的前任们那样总是把文件和材料装订得不整齐。”(清洁、有条理、可靠、礼貌、交往、准时、信任)

二、鉴别分析调查表的使用

(一)鉴别分析调查表(DAI)

鉴别分析调查表主要归纳了人的继发能力(认识能力)和原发能力(爱的能力)，也就是现实能力的两个方面(见表 14-5)。

表 14-5　**鉴别分析调查表(DAI)**①

继发能力	原发能力
准时	爱/情感
清洁	榜样
整齐	忍耐
服从	时间
礼貌	性
诚实/公开	交往
忠诚	可靠
公正	信任
勤奋/成就	希望
节俭	信仰/宗教
信赖	怀疑
仔细	确信
认真	统一

现实能力的列表还可以继续列举下去，然而十三种继发能力和十三种原发能力已经包括了人际关系中最经常反复出现的行为范围。例如，我们将真诚和正直都算作诚实，将威望和成就算作勤奋，将伙伴关系中诚实算作忠诚，而在社会交往中则算作坦率和正直。

(二)鉴别分析调查表(DAI)的使用步骤

(1)资料：25 岁的教师，女，结婚 11 个月。

(2)症状：功能紊乱，包括心跳、窦性心律不齐、阵发性的心动过速、胃部不适、恐惧和抑郁。患者对婚姻不满意，感到自己和丈夫在许多方面合不来。

(3)测定鉴别分析调查表(见表 14-6、表 14-7)。

① ［德］N. 佩塞斯基安. 日常生活中的心理治疗. 北京：社会科学文献出版社，1998：19.

表 14-6①

现实能力	病人 +−	配偶 +−	自 发 回 答
准时	+++	+−	开车去接我丈夫时，我一等就是半小时。但若我偶尔迟到，他就不耐烦
清洁	++	++	没问题，丈夫和我都讲卫生
整洁	+	+++	我的看法是：房子应该像居家的样子。我丈夫则认为房子应当像书中的插图一样
礼貌	+++	+++	我们都觉得为对方着想很重要。我不想伤害丈夫，也没有从他那听到一句失礼的话

说明：(+)说明现实能力具有积极性；(−)说明现实能力具有消极性；多个(+)或(−)表示积极或消极的程度。

表 14-7②

现实能力	病人 +−	配偶 +−	自 发 回 答
服从	+−	+−	我想人们应相互适应和做出一定的牺牲，但某些人如同我父亲，要求绝对服从，我一点也不喜欢。我丈夫有同样的毛病，他总是想怎么样就怎么样，巴不得周围的人都按他的意志行事。而我却不愿这样做，因为我不想伤害别人的感情
忠诚	++	++	没问题，忠诚对我们夫妻俩来说都很重要
公正	+++	+++	丈夫如果对我不公正，我会感到极度不安。他在这点上和我同样敏感
节俭	+−	++	我赚的钱，我想要什么就买什么
勤奋/成就	+++	+++	我们俩都想在事业上取得成功
信赖感/可靠性	++	+−	说到他的工作，我丈夫是个可靠的人。当工作需要他的时候，他非常认真、负责。但当我期望从他那儿得到一些信赖时，他却做不到
耐心	−−	+−	这是我经常不具备的东西
时间	+++	−−−	我们没有很多的家庭生活。我丈夫值夜班。我早晨离家时，他在睡觉。当我回家时，他已经走了

① ［德］N. 佩塞斯基安. 积极家庭心理治疗. 北京：社会科学文献出版社，1998：186.

② ［德］N. 佩塞斯基安. 积极家庭心理治疗. 北京：社会科学文献出版社，1998：186.

续表

现实能力	病人 +−	配偶 +−	自　发　回　答
信任/希望	−	++	每当我想到我们婚姻时，我感到一片漆黑。我希望通过治疗能有所改变
交往	+++	−	我丈夫是个孤独的人，他很压抑，不接受别人。我们的生活相当孤独，尽管我乐意与人相处。为此我觉得挺苦恼
性	+++	+++	我喜欢，我丈夫也喜欢
信仰/宗教	+−	+−	我俩都是基督徒，但很少思考这类问题

(三)分析与治疗

1. 分析

从表14-7中看，准时、整洁、礼貌、时间和交往是此例情感压力的冲突区域。

准时：丈夫对此颇疏忽，但对患者则极为重要，因而她认为是不公正的。丈夫的疏忽是他们之间的信任危机。

整洁：可以看出夫妻俩对于整洁的要领完全不同。患者对于她丈夫书呆子式的性格，以及俩人在分享空间方面的观点相异十分不满。

礼貌：配偶双方的礼貌有时对于巩固双方的关系有一定的作用，这主要表现在这种仪式性的客气可防止彼此冲突的公开化。然而虽说礼貌可以防止或阻断攻击性，却同时有可能使冲突转向配偶双方的内心世界，还有可能拉大彼此间的心理距离。

时间："如果我丈夫不需要上夜班的话……"，妻子会认为这是一种体贴，因为这样丈夫就可以和自己一起共同消磨时间，减少自己的寂寞感。显然，"时间"方面带来的冲突，可以看到社会因素和经济因素的参与。

交往：患者认为她丈夫缺乏交往是保护他自己的一种方式(两者之间地位的差异)。她在这方面则颇为能干，与其丈夫的概念大相径庭而不能被满足。

在"交往"这个冲突区域里，要寻找冲突背后的真实原因，可以追溯患者和其丈夫的生活史(基本冲突)。我们可以向"你父亲(或母亲)最关注的是什么?""谁认为准时(或整洁等)最重要?"在分析实际冲突和基本冲突的基础上，我们就能了解冲突的根源。

2. 治疗

通过DAI的分析，找出配偶双方的主要冲突范围或领域，要正视双方充满冲突的要领及其行为背景。并学会如何有效地解决和影响冲突。治疗的目的在于了解行为(现实的冲突)和个人的经历(基本冲突)，以及它们的变化(与未来的关系)。

我们要关注患者和她丈夫的生活史以及带着他们人格烙印的相互关系。这样做可以使我们了解患者出生之前就已经存在的概念，以及患者在成长过程中社会环境对其人格发展的重要影响作用。这种追溯人的早期环境(寻找基本冲突)或追溯往事的方法是解决冲突根源的一种有效的积极方式。

对于上述病例，心理治疗师采用了配偶治疗，做了 6 个月共 15 个疗程后终止。在治疗停止一年后，对患者进行随访，结果表明患者症状消失。患者认为她的婚姻关系有显著转变。并认为“转变之点是我们扭转了我们俩人相互不适合的观点，同时我也发现日常生活是我们俩紧张的根源”。

总体来说，积极心理治疗是一种促进心身健康的新疗法。它把“教育和自我帮助”作为治疗中的重要的基本要素。因此，无论是教育问题、事业上的冲突，还是婚姻困难等问题均可通过“教育和自我帮助”的方式而得到解决或治疗。

附　录

附表一　性格稳定性测定①

问　题	是	中间	否
1. 你对任何事情都有耐心吗？	M	A	C
2. 你经常有不寻常的行为和表现？	B	V	A
3. 你傲慢、自大吗？	C	B	A
4. 你总是三思而后行吗？	Z	A	O
5. 你常感到十分自豪吗？	B	V	A
6. 你认为自己是一个很理智的人吗？	M	A	O
7. 你办事冒失吗？	B	C	Z
8. 你爱发火吗？	B	V	M
9. 你有个坏父亲吗？	C	B	A
10. 凡事你总想占理吗？	C	B	M
11. 你用心听别人讲话吗？	M	Z	A
12. 你认为自己的日常行为都十分通情达理吗？	M	A	O
13. 你认为自己是个性格外露的人吗？	M	B	A
14. 你十分敏感吗？	B	C	M
15. 你是个喜欢主观臆断的人吗？	C	B	Z
16. 你承认错误的态度诚恳吗？	A	M	C
17. 你喜欢冒险吗？	C	B	A
18. 你腼腆吗？	Z	A	C
19. 你勇敢吗？	B	Z	A
20. 你粗暴吗？	C	V	M
21. 你爱虚荣吗？	C	B	O
22. 你爱嫉妒吗？	C	B	A
23. 你对任何事情总持怀疑态度吗？	A	V	M

① 摘自《青年文摘》1988 年第 3 期。

24. 你工作能力强吗？	M	C	V
25. 你喜欢讨论问题吗？	B	C	A
26. 你好斗吗？	B	C	A
27. 你平易近人吗？	M	A	B
28. 你在有关天气、钱财、工作以及人与人的关系等问题上有先见之明吗？	C	M	V
29. 你和蔼可亲、性格开朗吗？	M	V	C

答案：

得9个以上A者：你能够适应各种环境，同各种人打交道。你回避各种冲突，讨厌各类争论。你有能力，但缺乏勇气。一般来说，你的通情达理是因为你善良，但有时也是因为你软弱，不管怎么说你是一个十分稳重的人。

得8个以上B者：你喜欢朝令夕改、易动感情，警惕性很高并有些神经质。应该承认你与外界取得联系的能力较强并容易与他人和解。你经常去干一些很难办的事情，但成功的少。

得8个以上C者：你有些傲慢无礼，总想得到最好的待遇并在一切方面超过他人。

得7个以上M者：你是自己感情的主人，你很有同情心，表达感情时稳重、理智。你和蔼可亲，有很多朋友。

附表二　心理年龄测定①

问　题	是	中间	否
1. 下决心后立即去做	0	1	2
2. 往往凭老经验办事	2	2	0
3. 对事情都有探索精神	0	2	4
4. 说话慢而啰唆	4	2	0
5. 健忘	4	2	0
6. 怕心烦、怕做事、不想活动	4	2	0
7. 喜欢参加各种活动	0	1	2
8. 喜欢计较小事	2	1	0
9. 日益固执起来	4	2	0
10. 对什么事都有好奇心	0	1	2
11. 有强烈的生活追求目标	0	2	4
12. 难以控制感情	0	1	2
13. 容易妒忌别人易悲伤	2	1	0
14. 见到不讲理的事不那么气愤	2	1	0
15. 不喜欢看推理小说	2	1	0
16. 对电影和爱情小说日益丧失兴趣	2	1	0
17. 做事情缺乏持久性	4	2	0
18. 不爱改变旧习惯	2	1	0
19. 喜欢回忆过去	4	2	0
20. 学习新事物感到困难	2	1	0
21. 十分注意自己的身体变化	2	1	0
22. 生活兴趣的范围变小了	4	2	0
23. 看书的速度加快了	0	1	2
24. 动作欠灵活	2	1	0
25. 清除疲劳感很慢	2	1	0
26. 晚上不如早晨和上午头脑清醒	2	1	0
27. 对生活中的挫折感到烦恼	2	1	0
28. 缺乏自信心	2	1	0
29. 集中精力思考有困难	4	2	0
30. 工作效率降低	4	2	0

① 夏国新. 实用管理心理学. 北京：中央民族学院出版社，1992：56.

对以上30个问题得出的积分，按下表查算自己的心理属于什么年龄范围：

测分积分	心理年龄范围
75分以上	60岁以上
65~75分	50~59岁
50~65分	40~49岁
30~50分	30~39岁
0~30分	20~29岁

附表三　心理适应力测定①

试题 1　我到一个新的工作单位后，对那里为维持生产秩序所做的规定、规则、制度并不感到陌生，并能很快同上下左右的人处得融洽。你是不是如此呢?

A. 是　　B. 不确定　　C. 否

试题 2　我一向用钢笔写字，换用圆珠笔书写时，感到别扭。你是不是如此呢?

A. 是　　B. 不确定　　C. 否

试题 3　我在大会上发言时的姿态、表情以及条理性、准确性并不比小会上差。你是不是这样?

A. 是　　B. 不确定　　C. 否

试题 4　我由上白班改为上夜班后，尽管我做出了努力，可工作效率总不如与我同时由上白班改为上夜班的人高________

A. 是　　B. 不确定　　C. 否

试题 5　我在学校里的考试成绩，大考比小考好，市统考成绩又总比学校大考好________

A. 是　　B. 不确定　　C. 否

试题 6　在会上，我有好几条理由不同意他的意见，我满以为能驳倒他，可让我站起来发言时，竟没有说清楚。刚坐下又想起来，但却晚了________

A. 是　　B. 不确定　　C. 否

试题 7　以前总是骑自行车上下班，改乘公共汽车上下班后也感到同样方便________

A. 是　　B. 不确定　　C. 否

试题 8　我外出住旅馆、招待所常失眠，甚至调换一下睡眠位置或枕头也影响睡眠________

A. 是　　B. 不确定　　C. 否

试题 9　在伸手不见五指的夜间，在坑坑洼洼、高低不平的小路上行走时，总比同伴们又稳又快________

A. 是　　B. 不确定　　C. 否

试题 10　改夏时制后，我在较长一段时间里感到不习惯________

① 齐丽. 自我测试 700 题. 吉林：长春出版社，1990：40.

A. 是　　B. 不确定　　C. 否

试题 11 和一位新舞伴跳舞，步伐也挺协调________
A. 是　　B. 不确定　　C. 否

试题 12 我只能在安静的环境里读书，外界环境喧闹、嘈杂时就分心________
A. 是　　B. 不确定　　C. 否

试题 13 尽管旁边有人一再催我抓紧时间，我也能有条有理地把事情做好________
A. 是　　B. 不确定　　C. 否

试题 14 我平时很少加班加点，偶因需要加班加点时，效率也不如平时好________
A. 是　　B. 不确定　　C. 否

试题 15 班里不少人说小张脾气执拗，不好相处，可我并没有这种感觉________
A. 是　　B. 不确定　　C. 否

得 分 表

试题＼答案	A	B	C
1	1	3	5
2	5	3	1
3	1	3	5
4	5	3	1
5	1	3	5
6	5	3	1
7	1	3	5
8	5	3	1
9	1	3	5
10	5	3	1
11	1	3	5
12	5	3	1
13	1	3	5
14	5	3	1
15	1	3	5

15~29 分…… A；　30~57 分…… B；　58~75 分…… C

诊断与建议

A. 你的心理适应能力强

你对生活中的千变万化应付自如，你像春天的一条嫩柳，移栽在哪里就能在哪儿生根、抽枝、吐芽、成荫。这种品质常常能使你心安理得，诸事如意。从长远看也有利于你的身心健康。

B. 你的心理适应能力中等

你对于事物的一般变化尚能较快适应；对于生活中发生的较大变化，则需要一个较长适应的过程。对此，应有心理上的准备，并努力锻炼缩短这个过程。

C. 心理适应能力差

你对生活中的变化，哪怕是不大的、无关紧要的变化，也感到不习惯、不适应，对一些大的变化还可能牢骚太盛，耿耿于怀。这会给你的精神带来苦恼，工作带来麻烦。多方面的不适应积累起来还有损于身心健康。不过你也不必悲观，适应能力不强，也是可以转化的，转化的条件是充分认识自己，不断地有意识地调整、锻炼自己。

附表四　气 质 测 定①

诚实准确地回答以下40个问题，就可以帮你判断自己具有哪种气质特征或气质类型。

1. 喜欢和朋友一起聊天。
2. 碰到生气的事儿憋在心里难受，只有发泄出来才觉得痛快。
3. 办事情想得周全，不干没有把握的事。
4. 说笑就笑，说哭就哭，刚才挺高兴，不一会儿又伤起心来。
5. 讨厌生活寂寞，喜欢和人来往。
6. 与人争辩时，能先发制人。
7. 自己心里高兴或不高兴，别人看不出来。
8. 处理问题时总思前想后，主意拿不稳。
9. 无论在生人或熟人面前，谈话都不感到拘束。
10. 说话喜欢直出直入，不喜欢转弯子兜圈子。
11. 聚精会神干一件事情时，不会被外界干扰。
12. 碰到不顺心的事时，不会被外界干扰。
13. 对某件事儿，想干的时候挺热心，不想干时就扔到一边。
14. 拿到一件工作，想一下子就干完。
15. 尽管工作枯燥、乏味，也能心安理得去完成。
16. 喜欢揣摩别人的心理活动，揣摩得还比较准确。
17. 在工作学习上容易接受别人提的意见。
18. 说干就干，发现错了也能认错。
19. 学骑自行车不如别人学得快，总不易掌稳车把。
20. 很少和周围人吵闹。
21. 对那些比较难的动作掌握得比较快。
22. 干起工作来有使不完的劲儿，简直不知道什么是疲劳。
23. 不喜欢那些坐不安、立不稳的人。
24. 人们常说我有点儿文质彬彬。
25. 在许多事情上爱出点子。
26. 有时看到孩子捣乱撒泼，冷不防给他(她)一巴掌。
27. 尽管遇到许多不顺心的事儿，也能忍下去。
28. 别人说我做事胆子小，遇事怵头怵脑。
29. 我身体虽很疲劳，只要休息一会儿就能很快恢复。
30. 能为知己朋友赴汤蹈火。
31. 不轻易答应给别人办事，一旦答应了就尽全力去办。
32. 不喜欢看那些打斗影片，喜欢看那些情节细腻、动人心弦的影片。

① 齐丽. 自我测试700题. 吉林：长春出版社，1990：31.

33. 对那些不愉快的事不去想它，能很快把它丢到脑后。
34. 羡慕敬仰那些“路见不平，拔刀相助”的侠客。
35. 遇事有主见，不爱随大流。
36. 担心别人看不起自己。
37. 到一个新单位能很快适应那里的环境。
38. 常为一件不大的事发脾气。
39. 回答老师提问时，不如别的同学来得快。
40. 有人说我小心眼儿，而我感到这并不公平。

评分方法

根据以上问题，对照下表，凡你认为符合自己情况的记2分，比较符合的记1分，介于符合与不符合之间的记0分，比较不符合的记负1分，完全不符合的记负2分。按此得分标准把每题得分加起来，算出各栏总分，就可以判断你的气质类型了。例如，你在胆汁质一栏得15分以上，其他三栏得分都相对较低，则为典型胆汁质。如果胆汁质一栏得分在14分以下，7分以上，其他三栏得分都低于以上分数，则为一般胆汁质。如果有两栏得分比较接近，而且又都明显超过另两栏得分，则为混合型气质，如多血质-黏液质混合型、黏液质-抑郁质混合型。如有三栏得分虽都不高但却比较接近，另一栏得分很低，则为三种气质混合型，如多血质-胆汁质-抑郁质混合型等。

对照表

类　型	题　号									
多血质	1	5	9	13	17	21	25	29	33	37
胆汁质	2	6	10	14	18	22	26	30	34	38
黏液质	3	7	11	15	19	23	27	31	35	39
抑郁质	4	8	12	16	20	24	28	32	36	40

诊断与建议

A. 多血质的人

你有热情、活泼、富有同情心、思想灵活、善于交际的好品格。但易出现浮躁、粗枝大叶、缺乏一贯性等不足，在生活、工作中应注意控制。

B. 胆汁质的人

你在生活工作中具有精力旺盛、开朗、刚强、勇敢、坦率的特点，但要防止、克服暴躁、任性、感情用事的缺点。如你在和这类气质的人相处时，要多听他们的意见，尽量避免激怒他们。

C. 黏液质的人

你沉着冷静、踏实肯干，但容易出现冷淡、固执、迟缓、感情淡漠等缺点。如你的朋友或妻子(丈夫)是这种气质时，要鼓励他(她)对别人热情相待，对他提出要求时要容他有较充分的思考时间，不要搞“突然袭击”。

D. 抑郁质的人

思想敏锐，想象力丰富，情感深刻，做事细心。但要注意防止出现多疑、孤僻、怯懦、郁闷等缺点。你如果和这样气质的人相处，要多给予帮助和关心，提高他们的勇气，不要在众人面前指责他们，更不要使他们当众出丑。

附表五　注意力测定①

大脑注意力的程度如何，是大脑是否健康的标准之一。自我鉴定大脑的注意力，对下面符合自己情况的，在括号内画“○”；反之打“×”。

1. 听别人说话时，常常心不在焉。(　　)
2. 学习时，常常想起毫无关联的事情。(　　)
3. 学习时，往往急于想干另外一项工作。(　　)
4. 一有担心的事，便终日萦绕在心。(　　)
5. 学习时，总觉得时间过得太慢。(　　)
6. 被别人指责时的情景始终不会忘记。(　　)
7. 有时忙这忙那，什么都想干似的度过一天。(　　)
8. 想干的事情很多，却不能专心于一件事情。(　　)
9. 听课时常常哈欠不断。(　　)
10. 说话时，有时会无意地说起其他的事情。(　　)
11. 在等人时，感到时间长得难熬。(　　)
12. 对刚看完的(笔记)会重新阅读好几遍。(　　)
13. 读书不能坚持 2 小时以上。(　　)
14. 一件事做得时间太久后，就会急躁地希望早点结束。(　　)
15. 学习时，对周围人的说话声音听得很清楚。(　　)

把“×”相加作为计分。0~3 分者注意力差；4~7 分者注意力稍差；8~11 分者注意力一般；12~13 分者注意力好；14~15 分者注意力为很好。

① 苏州大学教育科学部. 健康心理学. 北京：知识出版社，1992：322.

附表六　心理承受能力测定①

试题 1　我的童年是在父母溺爱下度过的________
A. 否　　B. 是　　C. 不全是

试题 2　我步入社会后路途坎坷，屡遭人白眼________
A. 是　　B. 否　　C. 不全是

试题 3　我在一次恋爱时被恋人甩掉后，几乎失去生活的勇气________
A. 否　　B. 是　　C. 不全是

试题 4　我的收入不高，但手头总感到宽裕________
A. 是　　B. 否　　C. 不全是

试题 5　让我和性情不同的人一起工作简直是活受罪________
A. 是　　B. 不一定　　C. 否

试题 6　我从来没有服用过安眠药物________
A. 否　　B. 不完全　　C. 是

试题 7　我的朋友贸然带一个讨厌的人来访，就立刻感到震惊________
A. 是　　B. 不确定　　C. 否

试题 8　本来原定加薪有我，可公布名单的时候不知为什么又换了另一个人。即使如此我也心情坦然并向他祝贺________
A. 否　　B. 不确定　　C. 是

试题 9　我看到那些奇装异服，听到那些乱糟糟的音乐，就感到恶心________
A. 不确定　　B. 否　　C. 是

试题 10　我认为一些新规定、新制度的颁布和实施，都是顺理成章、势在必行的事情________
A. 不确定　　B. 是　　C. 否

试题 11　我接连遇到几件不愉快的事情，一次比一次感到苦恼________

① 齐丽. 自我测试 700 题. 吉林：长春出版社，1990：253.

A. 不确定　　　　B. 否　　　　C. 是

试题 12　即使同我的“情敌”交谈，也能心平气和________

A. 不确定　　　　B. 是　　　　C. 否

得　分　表

答案 试题	A	B	C
1	5	1	3
2	5	1	3
3	5	1	3
4	5	1	3
5	1	3	5
6	1	3	5
7	1	3	5
8	1	3	5
9	3	5	1
10	3	5	1
11	3	5	1
12	3	5	1

12~22 分……A；　23~46 分……B；　47~60 分……C

诊断与建议

A. 心理承受力差

这可能和你一帆风顺的经历有关，你心灵脆弱，经受不住刺激，更经不起意外打击，即使稍不遂意也使你寝食不安，这是你一大弱点，心理承受力是可塑的，建议你主动扩大心理受压面，愉快接受生活挑战。同时也要少想个人得失，因为心理承受力，说到底是对个人利益损失的承受力，“心底无私量自宽”。

B. 心理承受力一般

在通常情况下不会有什么问题，至多有点烦恼。要注意的是在大的变故时，想得开，挺得住。

C. 心理承受能力强

你有不平凡的经历，能面对现实，对来自生活的冲击波应付自如，随遇而安，你是那种宰相肚里能撑船的人，有你这样的人做丈夫(妻子)，即使天塌下来也能顶得住。

附表七　心理健康自我测定①

针对自己的实际情况做客观的分析，坦率、准确地回答。凡是符合自己的内容，请在括号中画“○”，不符合的打“×”，毫无关系的画“／”，不清楚的画“▽”。请尽快回答，不要考虑太多。

1. 如果周围有喧闹声，不能马上睡着。(　　)
2. 常常怒气陡生。(　　)
3. 梦中所见与平时所想的不谋而合。(　　)
4. 习惯于与陌生人谈笑风生。(　　)
5. 经常地精神萎靡。(　　)
6. 常常希望好好改变一下生活环境。(　　)
7. 不破除以前的规矩。(　　)
8. 稍稍等人一会儿就急得不得了。(　　)
9. 常常感到头有紧箍感。(　　)
10. 看书时对周围很小的声音也会注意到。(　　)
11. 不大会有哀伤的心情。(　　)
12. 常常思考将来的事情并感到不安。(　　)
13. 一整天孤独一人时常心烦意乱。(　　)
14. 自以为从不对人说谎。(　　)
15. 常常有一发慌便完全失败的事情。(　　)
16. 经常担心别人对自己的看法。(　　)
17. 经常以为自己的行动受别人支配。(　　)
18. 做以自己为主的事情，非常活跃，全无倦意。(　　)
19. 常常担心发生地震和火灾等自然灾害。(　　)
20. 希望过与众不同的生活。(　　)
21. 自以为从不怨恨他人。(　　)
22. 失败后，会长时间地保持颓丧的心情。(　　)
23. 过度兴奋时常常会突然神志昏迷。(　　)
24. 即使近期发生了什么事故，也往往毫不在乎。(　　)
25. 常常为一点小事而十分激动。(　　)
26. 很多时候天气虽好却心情不佳。(　　)
27. 工作时，常常想起什么便突然外出。(　　)
28. 不希望别人经常提起自己。(　　)
29. 常常对别人的微词耿耿于怀。(　　)
30. 常常因为心情不好感到身体的某个部位疼痛。(　　)

① 苏州大学教育科学部. 健康心理学. 北京：知识出版社，1992：319.

31. 常常会突然忘却以前的打算。(　　)
32. 尽管睡眠不足或连续工作都毫不在乎。(　)
33. 生活没有活力，意志消沉。(　　)
34. 工作认真，有时却有荒谬的想法。(　)
35. 自认为从没有浪费时间。(　　)
36. 与人约定事情常常犹豫不决。(　　)
37. 看什么都不顺眼时常常感到头痛。(　　)
38. 常常听见他人听不见的声音。(　　)
39. 常常毫无缘由地快活。(　　)
40. 一紧张就直冒冷汗。(　　)
41. 比过去更讨厌今天，常常希望最好出些变故。(　　)
42. 自认为经常对人说真话。(　　)
43. 往往漠视小事而无所长进。(　　)
44. 紧张时脸部肌肉常常会抽动。(　　)
45. 有时认为周围的人与自己截然不同。(　　)
46. 常常会粗心大意地忘记约会。(　　)
47. 爱好沉思默想。(　　)
48. 一听到有人说起仁义道德的话，就怒气冲冲。(　　)
49. 自以为从没有被父母责骂过。(　　)
50. 一着急总是担心时间，频频看表。(　　)
51. 尽管不是毛病，常感到胸口发闷。(　　)
52. 不喜欢与他人一起游玩。(　　)
53. 常常兴奋得睡不着觉，总想干些什么。(　　)
54. 尽管是微小的失败，却总是归咎于自己的过失。(　　)
55. 常常想做别人不愿意做的事情。(　　)
56. 习惯亲切和蔼地与别人相处。(　　)
57. 必须在别人面前做事时，心就会激烈跳动。(　　)
58. 心情常常随当时的气氛变化很大。(　　)
59. 即使是自己发生了重大事情，也和别人那样思考。(　　)
60. 往往因为极小的愉悦而非常感动。(　　)
61. 心有所虑时常常情绪非常消沉。(　　)
62. 认为社会腐败，不管多么努力也不会幸福。(　　)
63. 自以为从没有与人吵过架。(　　)
64. 失败一次后，再做事情非常小心。(　　)
65. 常常有堵住嗓子的感觉。(　　)
66. 常常视父母兄弟如同路人一般。(　　)
67. 常常与初次相见的人愉快交谈。(　　)
68. 念念不忘过去的失败。(　　)

69. 常常因为事情进展不如自己想象的那样而发怒。(　　)

70. 自认为从没有生过病。(　　)

把你的回答(○、×、/、△)填入心理健康自我评分表中相应的提问号码里，其分值相应为"○"=2分，"×"=0分，"/"=1分，"△"=0分。然后把评分的结果横向相加计分，填在合计栏里。再把合计分填入心理健康一览表里。

计算的方法是，除去第7项虚构症，把第1项到第6项的症状类型标准分相加再乘以3的积即为指数。如有人焦躁神经症得分为2，歇斯底里为3，精神分裂症为2，躁郁症为4，抑郁症为2，神经质为2，合计为15，再乘以3等于45，此即为心理健康指数45。一般来讲，心理健康指数为18~32的人，心理健康，无不良征兆，关键是适应各种紧张；33~47的人，心理健康，但可能某一症状较高，如这一症状高于3时，就必须予以注意；48~61的人，心理健康水平一般，要积极找出标准分4分以上的症状类型的病因，及时治疗；62~76的人，稍有心理疾病，最好找专科医生诊断；77~90的人，一般已患有某种心理疾病，必须接受心理治疗。

心理健康自我评分表

提问号码										合计	类型
1	8	15	22	29	36	43	50	57	64		焦躁神经症
2	9	16	23	30	37	44	51	58	65		歇斯底里
3	10	17	24	31	38	45	52	59	66		精神分裂症
4	11	18	25	32	39	46	53	60	67		躁郁症
5	12	19	26	33	40	47	54	61	68		抑郁症
6	13	20	27	34	41	48	55	62	69		神经质
7	14	21	28	35	42	49	56	63	70		虚构症

参考文献

1. 陈仲庚. 实验临床心理学. 北京：北京大学出版社，1997.
2. 郭念峰. 临床心理学. 北京：科学出版社，1995.
3. 顾瑜琦，刘克俭. 健康心理学. 北京：北京科学技术出版社，2004.
4. 李兴民，王明旭. 现代行为医学. 北京：军事医学科学出版社，2000.
5. [美]Phillip L Rice. 健康心理学. 胡佩诚，等，译. 北京：中国轻工业出版社，2000.
6. 杨德森. 行为医学. 长沙：湖南科学技术出版社，1999.
7. 岳文浩，等. 医学心理学. 北京：科学出版社，2001.
8. 许又新. 神经症. 北京：人民卫生出版社，1993.
9. 张春兴. 现代心理学. 上海：上海人民出版社，2000.
10. 朱智贤. 儿童心理学. 北京：人民教育出版社，2004.
11. 龚耀先. 医学心理学. 北京：人民卫生出版社，1998.
12. 马骁. 健康教育学. 北京：人民卫生出版社，2004.
13. 龚幼龙. 社会医学. 北京：人民卫生出版社，2004.
14. 张拓红. 社会医学. 北京：北京医科大学出版社，2002.
15. 朱志先. 现代心身疾病治疗学. 北京：人民军医出版社，2002.
16. [德]诺斯拉特·佩塞斯基安. 积极心理治疗：一种新方法的理论和实践. 白锡堃，译. 北京：社会科学文献出版社，2004.
17. 姜乾金. 医学心理学. 北京：人民卫生出版社，2002.
18. 刘增垣，何裕民. 心身医学. 上海：上海科技教育出版社，2002.
19. 徐斌，吴爱勤. 护理心理学. 北京：中国科学技术出版社，1999.
20. 黄子杰. 预防医学. 北京：人民卫生出版社，2001.
21. 吕姿之. 健康教育与健康促进. 北京：北京医科大学出版社，2002.
22. 毛家舲，等. 心理学与心理卫生. 北京：科学技术文献出版社，1999.
23. 张宁. 医学心理学. 南京：东南大学出版社，2001.
24. 徐斌，王效道. 心身医学. 北京：中国科学技术出版社，2000.
25. [美]威廉·科克汉姆. 医学社会学. 杨辉，等，译. 北京：华夏出版社，2000.
26. 欧阳辉. 应用社会心理学. 北京：中国广播电视出版社，2004.
27. 沙莲香. 社会心理学. 北京：中国人民大学出版社，2002.
28. 梁友信. 劳动卫生与职业病学. 北京：人民卫生出版社，2000.
29. 易法健. 心理医生. 重庆：重庆大学出版社，1999.
30. 石林. 健康心理学. 北京：北京师范大学出版社，2001.

31. 戴晓阳. 护理心理学. 北京：人民卫生出版社，1999.
32. 王玲. 心理卫生. 广州：暨南大学出版社，1999.
33. 徐俊冕. 医学心理学. 上海：上海医科大学出版社，1996.
34. 朱熊兆，唐秋萍. 健康心理学. 天津：南开大学出版社，2006.
35. 徐声汉. 关注心理亚健康. 上海：第二军医大学出版社，2005.
36. 潘芳. 临床心理学. 天津：南开大学出版社，2005.
37. Shelley E Taylor. Health Psychology. McGraw-Hill Companies：McGraw-Hill Higher Education, 2003.
38. Davison G C, Neal J M, Kring A M. Abnormal Psychology. Johnwiley & Sons, Ins, 2004.
39. Benjamic L HanKin, John R Z Abela. Development of Psychopathology：a Vulnerability-stress Perspective. SAGE Publications, London, 2005.
40. Douglas A Bernstein, et al. Psychology. Boston：Hougliton company, 1991.
41. Lester A Lefton. Psychology. Boston：Ally and Bacon, 1994.